DIE ANSTALTEN FUR PSYCHISCH-KRANKE

IN DEUTSCHLAND, ÖSTERREICH, DER SCHWEIZ UND DEN BALTISCHEN LÄNDERN

VON

DR. HANS LAEHR

SIEBENTE AUFLAGE

BERLIN

DRUCK UND VERLAG VON GEORG REIMER

1912

Die Zahl der Anstalten, die in diesem Buche angefürt werden, hat sich seit der vorigen Auflage wiederum erheblich vermehrt. Nicht nur neue Anstalten sind eröffnet worden, sondern ich habe auch, dank vielfacher Hülfe, von manchen mir bis dahin entgangenen Anstalten — fast ausnahmlos kleineren Privatanstalten — erfahren und von ihnen nähere Auskunft erhalten. Außerdem sind Galizien, Bukowina und Dalmatien ia das Ländergebiet einbezogen, so daß jetzt alle österreichischen Anstalten, nur mit Ausschluß der ungarischen Reichshälfte, vertreten sind.

Als Anhang finden die Leser S. 247 einen Überblick über die Anstellungsverhältnisse der Ärzte an den deutschen öffentlichen Anstalten f. Ps.-Kr., den Herr Oberarzt Dr. Kurt Schroeder in Alt-Scherbitz auf Grund einer im Auftrag der Standeskommission des Deutschen Vereins für Psychiatrie unternommenen Umfrage ausgearbeitet und mir freundlichst für dies Buch zur Verfügung gestellt hat. Geht diese Bereicherung mehr den Psychiater an, so hoffe ich die Brauchbarkeit des Buches für den praktischen Arzt dadurch erhöht zu haben, daß ich unter die Angaben über die einzelnen Anstalten auch die Verpflegungsklassen und Verpflegungsätze aufnahm. soweit sie mir auf Befragen mitgeteilt wurden.

Diese Vermehrung des Inhalts mußte durch Kürzungen ausgeglichen werden, falls nicht die Bogenzahl und damit der Preis sich erhöhen sollte. Deshalb wurden namentlich die geschichtlichen Angaben über die einzelnen Anstalten, die schon in der vorigen Auflage gekürzt waren, noch mehr eingeschränkt und im allgemeinen nur die Veränderungen der letzten fünf Jahre aufgenommen. Da das hier Fehlende sich aus den früheren Auflagen ergänzen läßt, schien mir dieser

Abstrich am wenigsten bedenklich. Ferner habe ich die Erwähnung der Anstaltberichte und die Hinweise auf das große illustrierte Werk von Bresler [1]) unterlassen, da jemand, der Näheres über eine Anstalt wissen will, sich auch ohne besonderen Hinweis an diese Quellen wenden wird. Und endlich habe ich wieder eine größere Zahl der offenen Kuranstalten gestrichen, vor allem solche, die die Aufnahme Psychisch-Kranker ausdrücklich ausschließen.

Auf diese Art war es möglich, die Zahl der angeführten Anstalten von 568 auf 685 zu erhöhen, ohne den bisherigen Umfang des Buches zu überschreiten.

Wenn, wie ich hoffe, auch diese Auflage gleich den früheren sich in den einem solchen Nachschlagewerk gezogenen Grenzen als nützlich und zuverlässig erweisen wird, so ist dies das Verdienst der zahlreichen Helfer und Mitarbeiter, deren Mitteilungen ich nur zusammenzustellen hatte, und denen allen ich für ihre Mühe herzlichen Dank zurufe.

Schweizerhof zu Zehlendorf-Wannseebahn.
Dezemb. 1911.

Dr. Hans Laehr.

---

[1]) J. Bresler, Deutsche Heil- u. Pflegeanstalten für psychisch Kranke in Wort und Bild. Halle, Marhold, 1910 u. 1911.

Inhalt.

A. Verzeichnis der Anstalten in alphabetischer Ordnung.

I. Öffentliche Anstalten.

1. Für Psychisch-Kranke.

2. Für Schwachsinnige.

3. Für Epileptische.

4. Für Trunksüchtige.

5. Für Nervenkranke.

6. Heilerziehungsheim f. psychopath. Fürsorgezöglinge.

II. Privatanstalten.

1. Für Psychisch-Kranke.

2. Für Schwachsinnige.

3. Für Epileptische.

4. Für toxische Psychosen (Alkohol, Morphium usw.)

5. Heilerziehunganstalten.

6. Offene Anstalten für Nervenkranke.

B. Verzeichnis der Anstalten nach Ländern und Provinzen.

A. Verzeichnis der Anstalten
in
alphabetischer Ordnung.

Aachen, Rheinprovinz.

1. **Mariabrunn, Städtische** Anstalt f. weibl. Irre. Die Kranken der Armenverwaltung werden nach Düren weitergegeben, selbstzahlende Kranke auch dauernd verpflegt. Goethestraße.

Leit. Arzt Dr. Konr. Krapoll.

Bestand 1. 4. 11: 37 Fr. Verpflegt 1. 4. 10—1. 4. 11: 111 Fr. 9 Schwestern (v. hl. Borromäus). 3 Pflegklassen (7, 4, 2 M. tgl.).

1875 als städtische Anstalt eröffnet (bis dahin Eigentum der Alexianer. 1903 der jetzige neuerbaute Irrenpavillon bezogen.

2. Heil- und Pflegeanstalt der **Alexianer**-Genossenschaft f. männl. Geisteskranke u. Schwachsinnige. Alexianergraben 33.

Leit. Arzt Dr. Philipp Schöbel; 2. Arzt Dr. Thelen.

Bestand 1. 1. 11: 209 M. Verpflegt 1910: 292 M.

40 Brüder, 2 Pfleger. 3 Pflegklassen (6, 4, 2 M. tgl.).

Die Alexianerbrüder befassen sich seit Jahrhunderten mit der Pflege Geisteskranker, die hiesige Anstalt soll im 14. Jahrh. eröffnet sein. 1 ha. 215 Plätze.

Absberg, Kreis Mittelfranken, Kgr. Bayern.

Ottilienheim, Anst. f. geistesschwache Mädchen. Ebst. Langlau (Gunzenhausen-Pleinfeld).

Anstaltarzt Dr. Matth. Butzengeiger in Absberg.

1. 1. 1911: 40 Mädch. — 5 Franziskanerschwestern a. d. Mutterhaus Dillingen u. 3 Kandidatinnen. 3 Pflegkl. (500, 350, 250 M. jährl.).

19. 7. 1910 eröffnet in e. früheren Deutschordenschloß.

Ahrweiler, Rheinprovinz.

Privat-Heil- und Pflegeanstalt f. Gemüts- u. Nervenkranke. Ebst. Ahrweiler (Remagen-Adenau) 20 Min.

Dir. Arzt u. Bes. San.-R. Dr. Karl v. Ehrenwall. Abt. f. N.-Kr.: O.-A. Dr. Ad. Sorstmann; Ass.-A. Dr. E. Aug. Martin. Abt. f. Psych.-Kr.: O.-A. Dr. Friedr. Mörchen; Abt.-A. Dr. Auer.

Bestand 1. 1. 1911: 100 Kr. (43 m., 57 w.).
Verpflegt i. J. 1910: 247 „ (124 „ 123 „).

69 Pflegepers. (29 m., 40 w.). 1 Pflegklasse (9—15 M. tgl).

1877 eröffnet, 1880 v. Dr. v. Ehrenwall übernommen. Seit 1882 Neubau. Seit 1906 Inbetriebsetzung je e. Villa auf d. offenen u. d. geschlossenen Abt.; Neubau e. großen Badehauses m. elektrotherap. Einrichtung, Sälen f. heilgymnast. Übungen u. Beschäftigungstherapie; Errichtung e. Schwimmbades, Luft- u. Wellenbades; Vergrößerung d. Gärten u. Waldanlagen. 111 ha. 125 Plätze.

Allenberg, Prov. Ostpreußen.

Provinzial-Heil- u. Pflegeanstalt f. Geisteskranke. Ebst. Wehlau (Königsberg-Gumbinnen) 1,7 km.

Ärzte: Dir. San.-R. Dr. Wilh. Dubbers; Oberärzte Dr. Eug. Krebs, Dr. Art. Titius; Anstaltärzte Dr. Jul. Popp, Dr. Erich Pensky, Dr. Joh. Berg; Vol.-Arzt Mil.-Oberarzt Dr. Kurt Richter.

Bestand 1. 1. 1911: 943 Kr. (466 m., 477 w.).
Verpflegt i. J. 1910: 1293 „ (653 „ 640 „).

142 Pflegepersonal, einschl. 6 Oberpfl. (3 m., 3 w.).

3 Pflegklassen (1800; 1000; 400 M. j.).

Eröffnet 1. 9. 1852. Seit 1880 landwirtsch. Kolonie, seit 1891 Familienpflege (jetzt 80 Kr.). 1910 Errichtung e. Pflegerkolonie m. 36 Familienwohnungen. 116,7 ha. 890 Plätze.

Alsbach bei Darmstadt, Großherzogtum Hessen.

Kurhaus **Schloßberg,** Nervenheilanstalt m. Ausschluß v. Epilept. u. erregten Geisteskr. Ebst. Bickenbach (Darmstadt-Heidelberg).

Leit. Arzt u. Bes. Dr. Rud. Laudenheimer; 2. A. Dr. Thömmes.

1. 1. 1911: 27 Kr. (5 m., 22 w.); verpfl. i. J. 1910: 158 Kr.

3 Schwestern, 1 Pfleger. 1 Pflegkl. (8—25 M. tgl.).

Eröffnet 1901 als Neubau, vergrößert 1905. 2 ha. 28 Plätze.

Altona, Prov. Schleswig-Holstein.

1. Abt. f. Geisteskr. im **städtischen** Krankenhaus. Allee 167.

Oberarzt Dr. Walt. Cimbal; Ass.-A. Dr. Al. Brutzer.

Bestand 1. 1. 1911: 53 Kr. (30 m., 23 w.).
Verpflegt i. J. 1910: 650 „ (400 „ 250 „).

13 Pfleg. (6 m., 7 w.). 3 Pflegkl. (Alton.: 8; 5; 2,75; Ausw.: 10—12; 8; 5 M. tgl.).

Eröffnet 1. 9. 1861. 60 Plätze.

2. Städtische Irren-Pflegeanstalt. Norderstr. 23.

Arzt Dr. Walter Cimbal, O.-A. am städt. Kr.-H.

Bestand 1. 1. 1911: 98 Kr. (51 m., 47 w.).
Verpflegt i. J. 1910: 298 „ (157 „ 141 „).

6 Pfleg. (3 m., 3 w.). 1 Pflegklasse (1,10 M. tgl.).

Eröffnet 1. 1. 1887. 0,26 ha. 97 Plätze.

Damit wirtschaftlich verbunden 1. e. **Versorgungsanstalt,** in der auch noch c. 100 Geisteskr. u. -schwache, sowie Epilept. u. Blinde verpflegt werden (Geh. San.-R. Dr. Wilh. Henop; i. G. 290 Betten); 2. e. Kurhaus f. Meretrizen.

Alt-Scherbitz bei Schkeuditz, Prov. Sachsen.

1. Landes-Heil- u. Pflegeanstalt Rittergut **Alt-Scherbitz** f. Geisteskr. der Prov. Sachsen. Ebst. Schkeuditz (Halle-Leipzig) 15 Min.

Dir. Geh. San.-R. Dr. Albr. Paetz; Oberärzte Dr. Ad. Schmidt, Dr. Karl Demohn, Dr. Im. Hoffmann;

ordentl. Anstaltärzte Dr. Karl Schmidt, Dr. Emil Jach, Dr. Kurt Schroeder, Dr. Art. Sage, Dr. Fritz Bauer; Ass.-Ärzte Dr. Müller, Dr. Wagner.

Bestand.........1. 4. 1911: 1221 Kr. (632 m., 589 w.).
Verpflegt 1. 4. 10—1. 4. 11: 1556 „ (806 „ 750 „).
8 Oberpfl. (4 m., 4 w.), 201 Pfleg. (106 m., 95 w.).
3 Pflegklassen (Prov.: 6, 3, 1,50 M. tgl., Auswärt. mehr).

Nachdem im Frühjahr 1876 das 304 ha große Rittergut Alt-Scherbitz von der Prov.-Verwaltung f. c. 1 Million M. angekauft war, wurden verfügbare Wohnräume desselben am 28. 6. 1876 mit den ersten Kr. aus Nietleben belegt. Der Anstaltbau wurde vom Geh. San.-R. Prof. Dr. Köppe († 30. 1. 1879), damals Dir. von Nietleben, begonnen u. von Dir. Dr. Paetz, der bereits mit den ersten Kranken von Nietleben nach Alt-Scherbitz als 2. Arzt übergesiedelt war, nach eigenen Plänen in verschiedenen, bis 1906 währenden Bauperioden fortgeführt. Die Anstalt ist der erste Repräsentant des modernen Systems der kolonialen Irrenanstalten u. ist dadurch für spätere Bauten des In- u. Auslandes vorbildlich geworden. Neu u. eigenartig in der Einrichtung der Anstalt waren

1. die unmittelbare Vereinigung einer großen landwirtschaftlichen Kolonie mit einer nach den modernsten Grundsätzen der freien Behandlung eingerichteten Zentralanstalt auf dem gemeinsamen Gelände eines großen Landguts, im Gegensatz zu der früheren Trennung der geschlossenen Anstalt von den landwirtschaftlichen Kolonien;

2. der hier zuerst durchgeführte grundsätzliche Verzicht auf das Korridor-System u. alle durch dasselbe mehr weniger erforderten Beschränkungen durch Mauer u. Gitter;

3. die gleichfalls zuerst in Deutschland nach schottischem Vorgang in ausgedehntem Maße bewirkte grundsätzliche Durchführung des Offen-Tür-Systems. —

1225 Plätze. — Paetz, Kolonisierung d. Gkr. in Verbindung m. d. Offen-Tür-Systems, ihre histor. Entwicklung u. d. Art ihrer Durchführung auf Rittergut Alt-Scherbitz; Berlin, Jul. Springer.

2. Siechenasyl Kaiser Wilhelm-Augusta-Stiftung, früher f. unheilbare, nicht gemeingefährliche Geisteskr., welche wegen körperl. Gebrechlichkeit oder Unzulänglichkeit der heimischen

Verhältnisse in besondrem Grade hilfbedürftig sind. Zur Entlastung der Prov.-Anstalten ist jedoch das Asyl durch Anfügung von 4 Krankengebäuden zu einer Pflegeanstalt f. insoziale Kr. erweitert worden.

Errichtet 1883—85 aus Mitteln, welche aus Anlaß der goldnen Hochzeit Wilhelms I. u. d. Kaiserin Augusta (1880) in d. Provinz Sachsen gesammelt waren.

(D. Krankenbestand des Asyls u. der Pflegeanstalt f. insoziale Kr. ist in obigen Zahlen einbegriffen.)

Alzey, Großherzogtum Hessen.

Landes-Irrenanstalt. Ebst. Alzey (Bingen-Worms; Mainz-Kaiserslautern).

Dir. Dr. Ludw. Römheld; O.-A. Dr. Alb. Wagner, Ass.-A. Dr. Wilh. Schmeel.

Bestand.........1. 4. 1911: 401 Kr. (208 m., 193 w.).
Verpflegt 1. 4. 10—1. 4. 11: 539 „ (284 „ 255 „).

70 Pfleg. (35 m., 35 w.). — 3 Pflegkl. (1400—6000; 8—1200; 400—650 M. jährl.).

Eröffnet 1908. 23,5 ha. Normale Belegzahl: 400 Kr.

Amelsbüren, Prov. Westfalen.

Alexianer-Heil- u. Pflegeanstalt **Haus Kannen** f. männl. Geisteskr. Ebst. Mecklenbeck (Wanne-Münster) 6 km, Ebst. Hiltrup (Hamm-Münster) 8 km.

Leit. Arzt San.-R. Dr. Aug. L. Dercken; 2. A. San.-R. Dr. Aug. Weddige.

Bestand 1. 1. 11: 359 M.; verpflegt i. J. 1910: 378 M.

Pflegepersonal: 45. — 3 Pflegklassen (1500—2000 M. jährl.; 800—1000 M. jährl.; 1,50 M. tgl.).

Gegründet 1887. 43 ha. Viele Neubauten mit Unterstützung der Prov.-Behörden. Normalbelegzahl: 374 Kr.

Andernach a. Rh., Rheinprovinz.

1. **Provinzial**-Heil- u. Pflegeanstalt f. Geisteskr. Ebst. Andernach (linksrheinische Bahn) 10 Min.

Dir. San.-R. Dr. Nik. L a n d e r e r; O.-Ä. Dr. Paul W e r n e r, Dr. Wilh. M e y e r, Anst.-Ä. Dr. Max R ä t h e r, Dr. Gotth. W e r n e r.

Bestand.........1. 4. 1911: 578 Kr. (302 m., 276 w.).
Verpflegt 1. 4. 10—1. 4. 11: 831 „ (440 „ 391 „).

2 Oberpfl. (1 m., 1 w.), 8 Stationspfl. (4 m., 4 w.), 86 Krankenpfl. (44 m., 42 w.).

4 Pflegklassen (Rheinl.: 10; 5; 3; 1,80; Auswärt.: 11; 6; 4; 2,20 M. tgl.).

Eröffnet 15. 10. 1876 unter Geh. Med.-Rat Dr. Nasse. In den letzten 10 J. Modernisierung der Anstalt in sanitärer Hinsicht u. Erweiterung durch Neubauten. 19 ha (10 ha in landwirtsch. Anstaltbetrieb). 500 Plätze. — Die Prov.-Irren-, Blinden- u. Taubstummenanstalten in der Rheinprovinz, Düsseldorf 1880; Grafenberg, Merzig u. Andernach in ihrer Entwicklung, Entstehung u. Verfassung, Düsseldorf 1904.

2. I r r e n - P f l e g e anstalt **St. Thomas.**

Dir. San.-R. Dr. Moritz W e i c h e l t; O.-A. Dr. Jul. M ü l l e r; 3. Arzt Dr. S c h w e n k e.

Bestand.........1. 4. 1911: 586 Kr. (285 m., 301 w.).
Verpflegt 1. 4. 10—1. 4. 11: 637 „ (305 „ 332 „).

60 Pfleg. (30 m., 30 w.). — 3 Pflegklassen (3,50; 2,50; 1,50 M.; auf Kosten der Armenverbände 1,30 M. tgl.).

Eröffnet 1833 f. unheilbare Kr. des Reg.-Bez. Koblenz; früher Kloster, dann adliges Damenstift. Jetzt Aufnahme aus d. ganzen Rheinprovinz nach Abkommen mit der Prov.-Verwaltung. Kuratorium von 5 Mitgliedern (einschl. d. Direktors). Die Anstalt hat seit 1894 d. Rechte einer jurist. Person. 590 Plätze. — Dr. Weichelt, Psych.-Neur. Wchnschr. 1909—10, Nr. 43.

Ansbach, Kreis Mittelfranken, Kgr. Bayern.

Kreis-Heil- u. Pflegeanstalt für G e i s t e s k r a n k e.

Dir. Dr. Ad. H e r f e l d t; O.-A. Dr. Oskar O e t t e r; Anst.-Ä. Dr. Friedr. U t z, Dr. Friedr. S c h w a r z, Dr. Georg H u s s e l.

Bestand 1. 1. 1911: 586 Kr. (276 m., 310 w.).
Verpflegt i. J. 1910: 782 „ (393 „ 389 „).

100 Pfleg. 3 Pflegklassen (Mittelfranken: 5; 3,20; 1,50 (Armenpflege: 1,30); übr. Bayern 6; 4,20; 3; Ausl. 7; 5,20; 3,50 M. tgl.).

Eröffnet 1. 5. 1902. 99,5 ha. 626 Plätze. Soll auf 1000 Plätze erweitert werden. — Die Kreisirrenanstalten des Kreises Mittelfranken, Verl. d. Kgl. Reg. v. Mittelfranken (12 M.).

Aplerbeck, Prov. Westfalen.

Provinzial-Heilanstalt für G e i s t e s k r a n k e. Ebst. Aplerbeck (Dortmund-Unna) 2 km. Elektr. Bahn nach Dortmund.

Dir. San.-R. Dr. Gerh. B a c k e n k ö h l e r; O.-Ä. Dr. Mor. M u e r m a n n, Dr. Paul P o h l m a n n; Abt.-A. Dr. Friedr. W i n t e r; Ass.-A. Dr. Franz D r a e c k; Vol.-A. —.

Bestand.........1. 4. 1911: 633 Kr. (341 m., 292 w.).
Verpflegt 1. 4. 10—1. 4. 11: 848 „ (452 „ 396 „).

50 Pfleger, 53 Diakonissen (f. Frauenabt., Küche, Wäscherei).

3 Pflegklassen (Westf.: 1800—2160; 900—1260; 450—540; Ausw.: 3600, 1800, 1080 M. j.).

5. 4. 1895 eröffnet. Pavillon-System; 11 Abteilungen mit offnen Türen. Landwirtschaftlicher Betrieb u. Werkstätten zur Beschäftigung der Kr. 22 Wohnungen f. Pfleger u. Handwerker m. Verpflichtung zur Aufnahme von 1—2 Kr. in Familienpflege. 59 ha. 670 Plätze.

Arnsdorf, Kreis Dresden, Kgr. Sachsen.

Landesanstalt f. G e i s t e s k r. Ebst. Arnsdorf (Dresden-Bautzen). Im Bau.

Dir. Obermed.-R. Dr. Eug. S c h u l z e.

Attl, Oberbayern.

Anstalt der **Barmherz. Brüder** d. bayrischen Provinz f. männl. Unheilbare, bes. E p i l e p t i s c h e u. S c h w a c h s i n n i g e. Ebst. Wasserburg (Rosenheim-Mühldorf) 2 St.

Anstaltarzt Dr. Ludw. A d a m in Wasserburg am Inn.

Bestand am 31. März 1906: ca. 180 M. (i. J. 1911 keine Auskunft zu erhalten).

Eröffnet 1873 auf e. Höhe d. l. Innufers. 3 Pensionsklassen.

Aue bei Schmalkalden, Prov. Hessen-Nassau.

Pensionat f. Schwachsinnige. Ortstraße Aue-Schmalkalden. Ebst. Schmalkalden (Zella St. Blasii-Wernshausen).

Besitzer Dr. phil. Em. Dönges in Darmstadt. Anstaltarzt Dr. Pancritius in Schmalkalden.

1. 1. 1911: 105 Zöglinge (50 m., 55 w.); verpfl. i. J. 1910: 113 Z. 16 Pflegepersonen. — 2. u. 3. Pflegklasse (3. Kl.: 300 M.).

1873 zu Fischhaus bei Meiningen eröffnet, 1883 nach Aue verlegt. Mehrere Häuser m. Gärten, Wiesen, Hofraum. 110 Plätze.

Aulhausen b. Aßmannshausen, Prov. Hessen-Nassau.

St. Vincenzstift, Bildung- u. Pflegeanstalt f. geistesschwache Kinder. Ebst. Aßmannshausen a. Rh.

Leiter Dir. Schumacher. Arzt Dr. G. Hilf in Lorch.

1. 1. 1911: 220 Kinder (134 m., 86 w.); verpfl. i. J. 1910: 269 K. Pflegepers.: 36. — 1 Pflegklasse (1,32 M. tgl.).

Eröffnet 1. 4. 1893. Die Anstalt besitzt d. Rechte e. jurist. Person u. ist Eigentum d. Bischofs v. Limburg a. d. L. Pflege durch Schwestern der Genossenschaft der armen Dienstmägde Jesu. 228 Plätze.

Baden-Baden.

Sanatorium Dr. Ebers, offene Anstalt f. Nervenkrankheiten u. chronische Intoxikationen (Alk., Morph., Kok., Nikotin). Markgraf Bernhardstr. 30.

Dr. Paul Ebers (Besitzer), San.-R. Dr. Theod. Zacher, Dr. Fr. Jos. Hindelang.

Eröffnet 1900. 1 Pflegkl. (v. 10 M. tgl. an). 50 Plätze.

Ballenstedt am Harz, Anhalt.

Sanatorium Dr. Bunnemann f. Nervenleidende u. Erholungbedürftige. (Speziell: Psychoanalyse u. Psychotherapie ähnlich Prof. Dubois-Bern.) Ebst. Ballenstedt-Schloßbahnhof 15 Min.

Arzt: San.-R. Dr. Otto Bunnemann (Besitzer).

1. 1. 1911: 16 Kr. (3 m., 13 w.); verpfl. i. J. 1910: 166 Kr.

Gegründet 1879 durch San.-R. Dr. Wiedemeister, 1894 von

Dr. Bartels, 1901 von Dr. Bunnemann übernommen. 1 Pflegkl. (8—12 M. tgl.). 0,7 ha. 25—30 Plätze.

Bamberg, Oberfranken, Bayern.

Städtische Heil- u. Pflegeanstalt **St. Getreu.** Ebst. Bamberg 45 Min.

Dir. Dr. Amandus Bott; Ass.-A. Dr. Konr. Zirkel.

Bestand.........1. 4. 1911: 138 Kr. (57 m., 81 w.).
Verpflegt 1. 4. 10—1. 4. 11: 240 „ (113 „ 127 „).

11 Schwestern, 18 Pfleg. (9 m., 9 w.). 3 Pflegklassen (Bamberger 4,50; 2,75; 1,50; Bayern 5,50; 3,50; 2; Nichtbayern 6; 4; 2 M. tgl.).

Seit 4. 4. 1805. Med.-Dir. A. Marcus änderte das früher dem Benediktinerkloster St. Michaelsberg gehörige, 1803 säcularisierte Gebäude in eine Irrenanstalt des Hochstifts Bamberg um. Seit 1863 im Besitz der Stadt. Neubauten zuletzt 1908—9. Jetzt 160 Betten.

Basel, Kanton Baselstadt.

Kantonale Heil- u. Pflegeanstalt **Friedmatt,** Psychiatr. **Klinik.**

Dir. Prof. Dr. G. Wolff; 2. A. Dr. O. Hinrichsen; Ass.-Ä. Dr. K. Kirschbaum, Dr. W. Morgenthaler.

Bestand 1. 1. 1911: 285 Kr. (143 m., 142 w.).
Verpflegt i. J. 1910: 511 „ (262 „ 249 „).

60 Pfleg. (30 m., 30 w.). — 3 Pflegklassen (Baseler 7—8; 3—4; 1,50; Schweizer 10; 5—6; 2,50—3,50; Ausländer 12; 6,50—7,50; 3—4 fr. tgl.).

Eröffnung der in Villenform neu erbauten Anstalt 29. 10. 1886 an Stelle der früheren Irrenabt. d. städtischen Spitals. 10 ha. 250 Plätze.

Bautzen, Kgr. Sachsen.

Abteilung f. Geisteskr. bei d. Kgl. **Landesstrafanstalt.**

Dir. Dr. Ad. Hofmann.

1. 1. 1911: 70 M.; verpfl. i. J. 1910: 88 M.

Eröffnet 20. 2. 1908 zur Entlastung v. Waldheim. D. Abt. hat m. d. Strafanstalt nur wirtschaftl. Zusammenhang, ist aber sonst völlig unabhängig. 70 Plätze, davon 5 Pl. zur Beobachtung v. Gefangenen.

Bayreuth, Oberfranken, Bayern.

1. Kreis-Heil- u. Pflegeanstalt. Ebst. Bayreuth 10 Min. Dir. Dr. Jos. Hock; O.-Ä. Dr. Gust. Wagner, Dr. Jos. Fritz; Anst.-A. Dr. Val. Hock; Ass.-Ä. Paul Reiß, Dr. Ed. Margerie.

Bestand 1. 1. 1911: 637 Kr. (358 m., 279 w.).
Verpflegt i. J. 1910: 787 „ (438 „ 349 „).

4 Oberpfleg. (2 m., 2 w.); 112 Pfleg. (66 m., 46 w.).

3 Pflegkl. (Kreisangehörige 4,50; 2,75; 1,10—1,80; Nicht-Kreisang. 5,50; 3,50; 2; Nicht-Bayern 6,50; 4,50; — M. tgl.).

16. 5. 1870 eröffnet als Ersatz f. St. Georgen (1789—1870). 29,6 ha. 550 Plätze. — Allg. Ztschr. f. Psych. Bd. 12, S. 575.

2. Hofrat Dr. Würzburgers Kuranstalten: 1) **Mainschloß** f. Nervenkr., Kreislaufstör., Entziehungskuren usw. 2) **Herzoghöhe** f. Gemüts- u. Nervenkr.

Dir. Arzt Hofrat Dr. Alb. Würzburger; O.-A. Dr. Bernh. Beyer; 1 Ass.-A.

Bestand.........1. 4. 1911: 87 Kr. (36 m., 51 w.).
Verpflegt 1. 4. 10—1. 4. 11: 153 „ (67 „ 86 „).

43 Pfleg. (19 m., 24 w.). 1 Pflegkl. (8 M. tgl.).

Gegründet 1867 v. Dr. Simon Würzburger († 1895). 1894 auf eine am Westende der Stadt über d. Maintal gelegene Anhöhe verlegt. 1907 Mainschloß eröffnet. — 8,2 ha. 118 Betten.

Belgard a. d. Persante, Prov. Pommern.

1. Pommersches Trinkerrettungshaus **Johannishaus** der inneren Mission. Ebst. Belgard (Stettin—Danzig).

Hausarzt: Dr. Kleikamp. — Hauseltern.

Bestand 1. 4. 1911: 21 M.; verpflegt 1. 4. 10—1. 4. 11: 55 M.

1898 in Elisenhof eröffnet, 1902 nach Belgard, Körliner Str., verlegt. 3 Pflegklassen (M. 3,50; 2; 1,60 tgl.). 7,6 ha.

2. Maria Martha-Haus f. a l k o h o l kr., pflegebedürftige u. alleinstehende Frauen. Eröffnet Juni 1911.

Vorst. Superintendent Klar. Arzt Dr. K l e i k a m p.

3 Pflegkl. (5; 2,50; 1,50 M. tgl.). 1 ha. 30—40 Plätze.

Bellelay, Kanton Bern.

Kantonale Pflegeanstalt f. G e i s t e s k r., I d i o t e n u. E p i l. Ebst. Tarannes (Biel-Basel) 8 km. Tgl. 2 mal Post.

Ärzte: Dir. Dr. Hugo H i ß; 2. Arzt Dr. Otto T e u t s c h - l ä n d e r.

Bestand 1. 1. 1911: 325 Kr. (134 m., 191 w.).
Verpflegt i. J. 1910: 345 „ (148 „ 197 „).

Pflegepers.: 36 (15 m., 21 w.). 1 Pflegkl. (1 fr. u. mehr).

Eröffnet 1. 1. 1899. 950 m hoch; rauhes Klima. Seit 1904 auch Abt. f. 12 bildungunfähige Kinder. 250 ha. 300 Plätze.

Bendorf a. Rh., Rheinprovinz.

1. Dr. Erlenmeyersche Anstalten f. G e m ü t s - u. N e r - v e n kranke. Ebst. Bendorf, Engers (rechtsrhein. Bahn) oder Sayn (Westerwaldbahn). Elektr. Bahn von Koblenz.

Bes. Erlenmeyersche Erben. Dir. Geh. San.-R. Dr. Albr. E r l e n m e y e r ; 2. A. Dr. Max S o m m e r ; 1—2 Ass.-Ä.

Drei von einander getrennte selbständige Anstalten:

I. Heilanst. f. Gemüts- u. Geisteskr., sowie f. Alkoholisten, Morphiumkr., Epileptiker. Platz f. 60 Kr.

II. Wasser-Heilanstalt Rheinau f. Nervenkr., Arteriosklerotiker, Herzkr., Erholungbedürftige, leichte Fälle v. Alkoholismus u. Morphinismus. Platz f. 40 Kurgäste.

III. Kolonie Albrechtshof, landwirtschaftl. Anstalt f. 40 geisteskr. Pfleglinge. Wirtschaftsareal 110 ha.

Gegründet 1848 v. San.-R. Dr. Erlenmeyer († 1877). — 145 ha. — Psych.-Neurol. Wchnschr. 1905, Nr. 37.

2. Dr. Colmantsche Heil- u. Pflegeanstalt f. w e i b l. N e r - v e n - und G e m ü t s kranke.

Leit. Arzt Dr. Karl C o l m a n t; 2. A. Dr. Karl W i e g a n d.

1. 1. 1911: 191 Fr.; verpflegt i. J. 1910: 209 Fr.

Pflegepersonal: 20. 4 Pflegkl. (300; 180; 90 M. mon.; 1,25 bis 1,50 M. tgl.).

Gegründet 1870. 3 Abt.: a) Villa Flora f. 1. u. 2. Pensionskl.; b) Zentralanst. f. Pensionäre 3. Kl.; c) Pflegeanst. f. Gemeindekr.

Bergquell — Frauendorf bei Stettin, Prov. Pommern.

Privat-Heil- u. Pflegeanstalt f. Gemüts- u. Nervenkr. Ebst. Frauendorf (Stettin-Jasenitz) 5 Min.

Dir. Arzt u. Bes. Dr. Max Niesel; Ass.-A. Dr. Ike.

1. 1. 1911: 42 Kr. (14 m., 28 w.); verpfl. 1910: 119 Kr.

23 Pfleg. (7 m., 16 w.). 4—10 M. tgl. Pension.

1. 10. 1882 eröffnet v. Dr. Zenker, 1. 1. 1911 v. Dr. Niesel übernommen. Seit 1907 elektr. Lichtanlage. 7,6 ha. 70 Plätze.

Berlin.

1. Psychiatrische u. Nervenklinik (mit Poliklinik) des Kgl. Charité-Krankenhauses.

Dir. Geh. Med.-R. o. Prof. Dr. Th. Ziehen; Ass.-Ä. Prof. Dr. Maxim. Köppen, Priv.-Doz. Dr. Ed. Forster, Dr. Kutzinski, Stabsarzt Dr. Noack, Dr. Borchardt, Dr. Seige, Stabsarzt Dr. Stier (Poliklinik).

Bestand.........1. 4. 1911: 208 Kr. (111m., 97 w.).

Verpflegt 1. 4. 10—1. 4. 11: 2438 „ (1301 „ 1137 „).

2 Schwestern, 71 Pfleg. (38 m., 33 w.). — 3 Pflegkl. (12,50; 6,50; 3 M. tgl.).

Besteht seit 1798. Ursprünglich nur zur Heilanstalt bestimmt, bis 1892 einzige Aufnahmestation der Geisteskr. d. Stadt Berlin. Neubau 1898—1903. 12,3 ha. 200 Plätze.

2. Irren- u. Idiotenanstalt der **Stadt** Berlin **Dalldorf.** Post Wittenau, Bez. Berlin. Ebst. Wittenau (Kremmener Bahn); Straßenbahn Britz-Dalldorf, Linie 28.

Dir. Geh. Med.-R. Dr. Wilh. Sander; O.-Ä. San.-R. Dr. Friedr. Kortum, Prof. Dr. Hugo Liepmann, Dr. Emil Bratz; Anst.-Ä. Dr. Ferd. van Vleuten, Dr. Paul Bernhardt, Dr. Leop. Schayer; Ass.-Ä. Dr. Siegfr. Heine, Dr. Kurt Hildebrandt, Dr. Hugo Krahmer, Dr. Gust.

Blume, Dr. Alex. Zweig, Dr. Otto Schulze, Dr. Bonavent. Scherwinzky.

Bestand 1. 4. 11: Irrenanst.	1136 Kr.	(645m.,	491w.).
Idiotenanst.	169 „	(118 „	51 „).
In Priv.-Anst. gegeben ...	1487 „	(750 „	737 „).
In Familienpflege	399 „	(227 „	172 „).
Zusammen	3191 „	(1740 „	1451 „).
Verpflegt 1. 4. 10—1. 4. 11:	4457 „	(2611 „	1846 „).

Irrenanst.: 12 Oberpfleg. (7 m., 5 w.); 216 Pfleg. (116 m., 100 w.).

Idiotenanst.: 1 Oberpfleg. (1 m., —); 24 Pfleg. (7 m., 17 w.).

1. Verpfl.-Kl. (Irrenanst. 3,20 M. tgl.; Idiotenanst. 2,40 M. tgl.).

1. 2. 1880 eröffnet f. 1020 Kr., aber von Anfang an überfüllt, obwohl Privatanstalten in steigendem Maße mitbenutzt wurden. 10 Krankengebäude, dazu 2 „Koloniegebäude“ 15 Min. von der Anstalt entfernt in der Nähe des Gutshofes, 6 größere u. drei kleinere Verwaltungsgebäude. Seit Okt. 1881 die Idiotenanstalt, auf d. Anstaltgelände, aber außerhalb der Einfriedigung der Irrenanstalt. Erziehungsinspektor Herm. Piper, 4 Lehrer, 4 Lehrerinnen. 65 ha. Irrenanst.: 1150 Plätze (630 m., 520 w.), Idiotenanst.: 240 Plätze. — Ideler u. Blankenstein: D. städt. Irrenanst. zu Dalldorf, Berlin 1883, J. Springer.

3. Irrenanstalt **Herzberge** der **Stadt** Berlin in Lichtenberg b. Berlin. Ebst. Lichtenberg-Friedrichsfelde (Vorortbahn); Frankfurter Allee (Ringbahn); Straßenbahnlinie 71.

Dir. Geh. Med.-R. Prof. Dr. Carl Moeli; O.-Ä. San.-R. Dr. Reinh. Otto, Dr. Wilh. Falkenberg, Dr. Ernst Klipstein; Anst.-Ä. Dr. Franz Schmidt, Dr. Paul Seelig; Ass.-Ä. Dr. Caesar Vieregge, Dr. Kurt Hasse, Dr. van de Kamp, Dr. Sünner, Dr. Rob. Höfft, Dr. Erw. Hagedorn, Dr. Harry Marcuse, Dr. Glombitza, Dr. Lua.

Bestand 1. 4. 1911:	1234 Kr.	(732 m.,	502 w.).
Verpflegt 1. 4. 10—1. 4. 11:	3447 „	(2502 „	945 „).

11 Oberpfl. (7 m., 4 w.,) 248 Pfleg. (154 m., 94 w.).

1 Pflegkl. (3,20 M. tgl.).

Eröffnet 12. 6. 1893. ca. 95 ha. 1200 Plätze. — Moeli: D.

Anst. Herzberge der Stadt Berlin in Lichtenberg, Berlin 1896, Enslin.

4. Irren anstalt der **Stadt** Berlin zu **Buch**. Ebst. Buch (Vorortbahn Berlin, Stettiner Bahnhof—Bernau) 15 Min.

Dir. San.-R. Dr. Alfr. Richter; O.-Ä. Dr. Rich. Werner, Dr. Paul Junius, Dr. Franz Sklarek, Dr. Friedr. Reich; Anst.-Ä. Dr. Waldemar Eicke, Dr. Karl Birnbaum, Dr. Georg Adam; 9 Ass.-Ä.

Bestand ....1. 4. 1911: 1719 Kr. (866 m., 853 w.).
Verpflegt 1. 4. 10—11. 4. 11: 2739 „ (1528 m. 1211 „).

Pflegerpersonal: 324. — 1 Pflegkl. (3,20 M. tgl.).

Eröffnet 1. 5. 1906. 1800 Plätze.

5. Berliner **städtische** Anstalt f. Epileptische **Wuhlgarten.** Ebst. Biesdorf (Ostbahn).

Dir. Dr. Otto Hebold; O.-Ä. Dr. Herm. Schmidt, Dr. Ernst Veit, Dr. Paul Matthies; Anst.-Ä. Dr. Karl Hempel, Dr. Karl Westphal, Dr. Friedr. Welzel; Ass.-Ä. Dr. Karl Kurtz, Dr. Herm. Berg, Dr. Koch.

Bestand .... 1. 4. 1911: 1257 Kr. (715 m., 542 w.).
Verpflegt 1. 4. 10—1. 4. 11: 2107 „ (1385 „ 722 „).

Pflegepersonal: 200. — 1 Pflegkl. (3,20 M. tgl.).

Eröffnet 16. 11. 1893. Die Kinder bewohnen ein eigenes Haus und erhalten Unterricht von 1 Erziehungsinspektor, 2 Lehrern u. 2 Lehrerinnen. Die Erwachsenen bewohnen größtenteils offene Landhäuser, zudem f. M. u. Fr. je 1 geschlossenes Haus m. 160 Betten. 1015 ha. 1350 Plätze. Allg. Ztschr. f. Psych., Bd. 46, S. 125; Hygien. Rundschau 1897; Berl. klin. Wchschr. 1905, Nr. 33; Letchworth, care and treatment of epileptics, 1900, S. 216.

6. Irrenabteilung des **Kgl. Zellengefängnisses Moabit,** Berlin NW.40, Lehrterstr. 3, zur Beobachtung von Personen, bei denen im Strafvollzug Zeichen geistiger Störung aufgetreten sind, und zu ihrer Behandlung bis zur Dauer von 5—8 Monaten.

Leit. Arzt Med.-R. Dr. Art. Leppmann; 2. A. Dr. Friedr. Leppmann.

Bestand 1. 1. 1911: 50 M.; verpflegt i. J. 1910: 179 M.

Pflegepersonal: 12. 50 Plätze.

Eröffnet 1888 als Umbau e. zu Beamtenwohnungen benutzten Hauses. 3 Gemeinschafts-Abt., außerdem Zellen. — Leppmann, Med.-Beamten-Zeitung 1893, Protokoll der Hauptversammlung.

Bernau, Prov. Brandenburg.

Dr. Wieners' **Privatheilanstalt** f. gemütskranke Herren. Ebst. Bernau (Berlin—Stettin).

Bes. u. leit. Arzt Dr. Aloys Wieners; Ass.-A. Dr. Löwenhardt.

Bestand 1. 1. 1911: 83 M.; verpflegt i. J. 1910: 108 M.

Pflegepers.: 12. — 3 Pflegekl. (250 M., 150 M., 120 M. mon).

Gegründet 1890 von Dr. Matzdorf, 1907 von Dr. Wieners übernommen. Seitdem neu eingerichtet. c. 1,5 ha. 85 Plätze.

Bernburg, Herzogtum Anhalt.

Landes-Heil- u. Pflegeanstalt f. Geisteskranke. Ebst. Bernburg (Köthen-Güsten) 20 Min.

Dir. Geh. Med.-R. Dr. Rich. Neuendorff; O.-A. Dr. Gust. Heyse; Ass.-A. Dr. Karl Kluth; 1 Med.-Prakt.

Bestand 1. 1. 1911: 415 Kr. (191 m., 224 w.).
Verpflegt i. J. 1910: 504 „ (235 „ 269 „).

2 Oberpfleger, 10 Diakonissen, 56 Pfleg. (28 m., 28 w.).

4 Pflegekl. (1500, 1200, 800, 400 M. [Armenverband 300 M.]; Nicht-Anhaltiner 50% Zuschlag).

Eröffnet 1. 10. 1875. 57,4 ha. 430 Plätze. Landwirtschaftliche Kolonie.

Bethel bei Bielefeld, Prov. Westfalen.

Bielefelder Anstalten der **inneren Mission** zu Bethel. Ebst. Bielefeld c. 25 Min.; elektr. Straßenbahn.

I. Anstalt Bethel.

1. Abt. f. Epileptische (in erster Linie evang.) aus Westfalen, Rheinprovinz, Hannover, Schleswig-Holstein, Hessen-Nassau, Großh. Hessen, Lippe-Detmold, Lippe-Schaumburg, Waldeck, Bremen u. Hamburg. 46 Anstalthäuser, teils in unmittel-

barer Nähe Bielefelds, teils in Eckardtsheim (Ebst. Kracks), bieten c. 2100 Kr. Wohnung u. Beschäftigung.

2. Abt. f. Gemütsleidende.

a) Haus Morija in Bethel f. c. 60 m. Kr. gebildeter Stände. 2 Pflegkl. (1500—3000 M.).

b) Haus Jericho in Eckardtsheim f. 70 M. einfachen Standes. 1 Pflegkl. (2—2,50 M. tgl.).

c) Haus Mahanaim in Bethel f. 70 w. Kr. 1 Pflegklasse (2—2,50 M. tgl.).

3. Zweiganstalt Eckardtsheim f. männl. Pfleglinge. Ebst. Kracks (Bielefeld—Paderborn).

a) Thekoa f. 44 minderbemittelte Alkoholkr. (1,50 M. tgl.). Als Ergänzung u. Wartestation dient d. Halbpensionärabt. d. Arbeiterkolonie Wilhelmsdorf (75 Pfg. tgl.).

b) Heilstätte Friedrichshütte f. 40 bemittelte Alkoholkr. (2,25—5 M. tgl.).

c) Ararat f. 16 M., die ländl. Stille u. Arbeit, sowie ärztl. u. seelsorg. Pflege u. Leitung bedürfen (400 M. jährlich.).

d) Sanat. Eichhoff f. 30 Herren zur Pflege u. Erholung. Geisteskr. u. Epil. ausgeschlosesn. (5 M. tgl. u. mehr).

II. Diakonissenhaus Sarepta.

a) Haus Magdala f. 35 w. Gemütskranke d. gebildeten Stände. 2 Pfl.-Kl. (1500—3000 M. jährl.).

b) Haus Bethesda, Pensionat f. 50 alleinstehende, gesunde od. nur leicht nervöse Damen d. gebildeten Stände. 2 Häuser. 2 Pfl.-Kl. (900—3000 M. jährl.). Dazu als Filiale das Damenheim in Lemgo m. 12 Plätzen (900—1500 M. jährl.).

c) Christinenheim, Pensionat f. 8 alleinstehende Frauen u. Mädchen (auch m. leichteren nervösen Leiden (1,50—2,50 M. tgl.).

III. Westfälische Diakonenanstalt Nazareth. —

Andere Arbeitgebiete der drei Anstalten: Arbeiterkolonien Wilhelmsdorf u. Freistatt, sowie Lungenheilstätten, Pensionärheime, Erziehungshäuser, allg. Krankenhaus usw.

Leit. Arzt d. ges. Anstalten Geh. San.-R. Dr. Paul Huchzermeier; O.-Ä. Dr. Karl Blümcke, Dr. Ernst Winckler,

Dr. Friedr. Jungclaus, Dr. Karl Volland, Dr. Arnold Dickel, Dr. Herm. Feldmann, Dr. Walt. Steinbiß (Prosektor), Dr. Wittenberg; Dir. A. in Sarepta Dr. Paul Wentz; außerdem Ass.-Ä. u. Praktikanten.

Bestand 1. 1. 1911: 2051 Epil., 240 Geisteskr., 103 Nervenkr., 77 Alkoholkr. usw.; verpfl. i. J. 1910: 2293 Epil., 351 Geisteskr., 197 Nervenkr., 200 Alkoholkr. usw.

D. Anstalten sind Privat-Wohltätigkeitanstalten m. d. Rechten e. jurist. Person. An d. Spitze jeder Anst. e. weiterer Vorstand (Verwaltungsrat) u. e. engerer Vorstand. Präses aller 3 Vorstände: Fabrikant W. Wolf in Gütersloh; Stellvertreter: P. F. v. Bodelschwingh in Bethel. — Gründungsjahr: Bethel 1867, Sarepta 1869, Nazareth 1883. — Areal: Bethel in Bethel c. 229 ha, in Eckardtsheim c. 408 ha, in Freistadt c. 1530 ha; Sarepta in Bethel c. 25 ha; Nazareth in Bethel c. 3,4 ha, in Eckardtsheim c. 31 ha. — Gebäudezahl insgesamt c. 450.

Beutelsbach i. R., O.-A. Waiblingen, Kgr. Württemberg.

Privatanstalt f. Schwachsinnige u. andere Hülflose. Ebst. Beutelsbach (Stuttgart-Aalen) 4 Min.

Bes. u. Leiter Ad. Romberg. Arzt Dr. Schaufler in Endersbach.

1. 1. 1911: 39 Schwachs. (23 m., 16 w.); verpfl. 1910: 58 S. 4 Pfleg. (2 m., 2 w.). 4 Pflegkl. (1200; 800; 600; 500 M. j.). Eröffnet 1832. 0,8 ha. 42 Plätze.

Schloß **Biberstein,** Kanton Aargau.

Vereinsanstalt f. schwachsinnige (bildungfähige) Kinder auf Schloß Biberstein b. Ebst. Aarau (Olten-Brugg).

Anstaltarzt u. Direktionsmitglied: Dr. Konr. Frey-Aarau. 1. 1. 11: 56 Zögl. (34 m., 22 w.); verpfl. i. J. 1910: 63 Z. Pflegepersonal: 7. — 1 Pflegklasse (von 300 fr. jährl. an).

Eröffnet 13. 10. 1889 durch Privatwohltätigkeit. 1,1 ha. 60 Plätze.

Biedermannsdorf bei Wien. Niederösterreich.

Stephanienstiftung, Asyl f. Erziehung u. Pflege schwachsinniger Kinder; Eigent. des Vereins „Stephanie-Stiftung" in Wien. Ebst. Biedermannsdorf (Wien-Aspang) 15 Min.

Dir. H. Witzmann. Arzt Dr. Rob. Ritter v. Neupauer.

Bestand 31. 5. 1911: 121 Kinder (68 m., 53 w.).

Eröffnet 28. 11. 1883. Fast nur bildungfähige Kinder.

3gliedr. Vorschule u. 5 klassige Volksschule. 1 Pflegklasse.

Bischweiler, Unter-Elsaß.

1. Bezirkspflegeanstalt. Ebst. Bischweiler (Straßburg-Hagenau) 12 Min.

Anstaltarzt Dr. Emil Faullimmel.

I. J. 1910 waren unter 745 Insassen: 177 Geisteskr., 87 Idioten, 38 Epil., 12 Alkoholiker.

35 Pfleg. 1 Pflegkl. (0,42—1 M. tgl.).

Eröffnet 1. 4. 1888 f. alle Personen des Bezirks, die der öffentl. Wohltätigkeit anheimfallen.

2. Sonnenhof, evang. Anstalt zur Erziehung u. Pflege Geistesschwacher. Ebst. Bischweiler (Straßburg-Hagenau.)

Anstaltarzt Dr. Emil Faullimmel in Bischweiler.

Bestand 1. 1. 1911: 203 Pfl. (120 m., 83 w.).

Verpflegt i. J. 1910: 215 „ (128 „ 87 „).

Pflegepersonal: 28. 1 Pflegklasse (600 M.; f. unbemittelte u. unterstützte Els.-Lothr., die keine bes. Pflege brauchen, 300 M.)

Gegründet 1876 in Oberhofen; seit 1885 Knabenanstalt mit Landwirtschaft in Bischweiler, Mädchenabteilung in Oberhofen. 3 ha. 225 Plätze.

Kloster **Blankenburg,** Großherzogt. Oldenburg.

Bewahr. u. Pflegeanstalt f. unheilbare Geisteskr. (auch Epilept. u. Sieche). Ebst. Oldenburg i. Gr. 6 km.

Dir. G. zur Loye. Arzt San.-R. Dr. E. Laux in Oldenburg.

Bestand 1. 1. 1911: 218 Kr. (110 m., 108 w.).

14 Pfleg. 1 Pflegklasse (450—500 M. j.).

1632 aus e. Nonnenkloster zu e. Asyl f. unbemittelte Sieche u. Gebrechliche umgestaltet, seit 1786 Anstalt f. unheilbare Gkr., Epil., Sieche u. Gebrechliche. Untersteht d. Kommission f. d. Verwaltung d. Fonds u. milden Stiftungen in Oldenburg. 90 ha. 219 Plätze.

Blankenburg am Harz, Herzogtum Braunschweig.

1. Kuranstalt **Müller-Rehm** f. Nervenleidende u. Erholungbedürftige.

Ärzte: Dr. Friedr. Rehm, Dr. Alfr. Gast.

1. 4. 1911: 38 Kr. (13 m., 25 w.); verpflegt i. J. 1910: 191 Kr.

Pflegepersonal: 12. 1 Pflegklasse (220—360 M. mon.).

Eröffnet v. Dr. Otto Müller († 1900) 1861 in Helmstedt, 1865 n. Bl. verlegt. Älteste offene Heilstätte f. Nervenleid. in Deutschland. 2,5 ha. 60 Plätze.

2. Sanatorium **Eyselein.** Offene Nervenheilanstalt.

Arzt Dr. Walter Matthes.

1. 4. 11: 65 Kr. (28 m., 37 w.); verpflegt 1. 4. 10—1. 4. 11: 271 Kr.

Pflegepersonal: 5. 1 Pflegklasse (10—12 M. tgl.).

1876 als Familienpension f. Nervenleidende gegründet. 3 ha.

3. Villa Daheim. Besitzerin Fr. Auguste Jahn.

Hausarzt: San.-R. Dr. Lüddeke.

Offene Anstalt f. nervenkr., f. leicht geisteskr. u. f. unheilbare, ruhige geisteskr. Damen (8—10). Seit März 1888 (früher Frl. Siegling).

Blankenburg, Fürstentum Schwarzburg-Rudolstadt.

Villa Emilia bei Blankenburg im Schwarzatal (Thüringen). Offene Heilanstalt f. Nervenkr. u. f. Gemütskr., soweit sie in offener Anst. behandelt werden können.

Leit. Arzt u. Besitzer Dr. Wolfg. Warda; 2. Arzt Dr. H. Weber; 3. Arzt Dr. G. Ackermann.

1. 1. 11: 26 Kr. (7 m., 19 w.); verpflegt i. J. 1910: 318 Kr.

Pflegepersonal: c. 17. 1 Pflegklasse (8—18 M. tgl.).

1870 v. Dr. Schwabe neuerbaut, 1884 v. Dr. Bindseil, 1898 v. Dr. Warda übernommen. 6 ha. Normale Belegzahl: 50—55 Kr.

Blankenhain, Großhzgt. Sachsen.

1. Karl-Friedrich-Hospital. Großherzogl. Sächs. **Landes-Irren-Heilanstalt m. landwirtschaftl.** Kolonie, familiärer Verpflegung und Siechenabteilung. Ebst. Blankenhain (Weimar-Blankenhain).

Ärzte: Dir. Dr. Ad. Lüderitz; Oberarzt Dr. Hans Hellbach; Ass.-Arzt Dr. Jonas.

Bestand 1. 1. 1911: 583 Kr. (276 m., 307 w.).
Verpflegt i. J. 1910: 665 „ (318 „ 347 „).

44 Pfleg. (23 m., 21 w.). 3 Pflegkl. (4; 2,30; 1,25 M.; Ausländer: 5; 3; 2 M.).

1. Okt. 1840 als Asyl für körperlich gebrechliche oder geistesschwache Personen gegründet, 1854 nach Bl. in ein früher gräflich Gleichensches Schloß verlegt. 1902 Ankauf d. Freiguts Krakau f. Koloniezwecke. 575 Plätze.

2. Sanat. **Dr. Werner** f. nerven- u. psychisch kr. Frauen.

Arzt Dr. Hugo Werner. 1. 1. 1911: 6 Fr.
2 Pfleg. 2 Pflegklassen (180; 150 M. mon.).
Eröffnet 1903. 0,2 ha. 8 Plätze.

Bohnitz bei Prag, Kgr. Böhmen.

Landes-Irrenanstalt. Ebst. Selc (Prag-Bodenbach).

Dir. Dr. Joh. Hraše; Prim.-Ä. Dr. Ant. Rupicka, Dr. Ant. Eiselt, Dr. Dom. Wallenfels, Dr. Aug. Riegel; Ord. A. Dr. Wzl. Havel; Sek.-Ä. Dr. Jarom. Frus, Dr. Lad. Riedl, Dr. Wzl. Posedĕl.

Bestand 1. 1. 1911: 1048 Kr. (756 m., 292 w.).
Verpflegt i. J. 1910: 1152 „ (836 „ 316 „).

1 Pfleg. auf 7 Kr. (in d. schwereren Abt. 1: 5, in d. krimin. Abt. 1: 2½ Kr.). Vorläufig 1 Pflegkl. (2 k tgl.).

Eröffnet 1910 (vorher schon einzelne Häuser belegt). Pavillonbau auf der Hochebene oberhalb des r. Moldauufers m. Aussicht auf d. höheren Teile Prags u. d. böhm. Mittelgebirge. 3 Häusergruppen: Zentralanst. f. 1400 Kr., Kolonie f. 300 Kr., Pensionat f. 200 Kr. D. Zentralanst. allein besitzt 38 Wachabt. 2 besondere Häuser f. Tuberkulöse (je 60 Betten) u. eins f. kriminelle Kr. 303 ha.

Bois de Cery bei Prilly, Kanton Waadt.

Heil- und Pflegeanstalt für den **Kanton Waadt,** Psychiatr. **Klinik** d. Univ. Lausanne. Ebst. Lausanne ¾ Std.; auch Prilly oder Jouxtens (Sekundärbahn Lausanne—Bercher).

Dir. Prof. Dr. A. Mahaim; 2. A. Dr. H. Preisig; Ass.-Ä. Dr. H. Schmid, Dr. B. Barabochkine, Dr. L. Legend.

Bestand 1. 1. 1911: 513 Kr. (245 m., 268 w.).
Verpflegt i. J. 1910: 866 „ (460 „ 406 „).

92 Pfleg. (47 m., 45 w.). — 3 Pflegkl. (7—20; 3,50—5; bis 3 fr. Ausländer nur 1. Kl.; in Waadt wohnhafte Ausländer auch 2. Kl.).

Die alte Anstalt (Champ de l'Air in Lausanne) bestand seit 15. 5. 1810; die neue wurde März 1873 unter Dir. Dr. Rist für 350 Kr. eröffnet, 600 m hoch gelegen mit prachtvoller Aussicht auf Genfersee, Jura und Alpenkette von Freiburg bis Genf. Univ.-Klinik seit 1890. — 50 ha. 560 Plätze.

Bojanowo, Prov. Posen.

Trinkerheilstätte **Gottes Freude** des Bez.-**Vereins** g. d. M. g. Getr. Ebst. Bojanowo (Breslau-Posen) 20 Min.

Vorst. Pastor Leibrandt. Arzt Dr. L. Frost.

Eröffnet 1907. 1 Pflegkl. (1—1,50 M.). 5,7 ha. 15 Plätze.

Bonn, Rheinprovinz.

1. Kgl. Univ.-Klinik u. **Poliklinik** f. Psychisch- u. Nervenkranke.

Dir. Prof. Dr. Alex. Westphal; O.-A. Priv.-Doz. Dr. Art.

Hübner; Ass.-A. Priv.-Doz. Dr. Georg Stertz. Vol.-A. Dr. Strakosch.

Bestand.........1. 4. 1911: 36 Kr. (19 m., 17 w.).
Verpflegt 1. 4. 10—1. 4. 11: 423 „ (293 „ 130 „).

6 Pfleg. (3 m., 3 w.). 4 Pflegkl. (10; 6; 3,60; 2,30 M. tgl.; Unfallverletzte zur Beobachtung 3 M. tgl.; Kinder 1,75 M. tgl.).

Eröffnet 1. 10. 1908. Die Klinik steht auf dem Gelände der Prov.-Heil- u. Pflegeanst. 40 Betten.

2. Provinzial-Heil- u. Pflegeanstalt. Cölner Straße. Ebst. Bonn Hauptbhf. (linksrhein. Bahn) 20 Min.; Bonn-Ellerstraße (Uferbahn Cöln-Bonn) 5 Min.

Dir. Prof. Dr. Alex. Westphal; O.-Ä. San.-R. Dr. Friedr. Umpfenbach, Dr. Max Lückerath, Dr. Rud. Schütte; Anst.-A. Dr. Wiehl; Ass.-Ä. Dr. Förster, Dr. Bastin; Vol.-A. —.

Bestand.........1. 4. 1911: 922 Kr. (455 m., 467 w.).
Verpflegt 1. 4. 10—1. 4. 11: 1410 „ (731 „ 679 „).

124 Pfleg. (63 m., 61 w.). 4 Pflegkl. (wie Prov.-A. Andernach).

Eröffnet 12. 1. 1882 unter Dir. Geh. Med.-R. Nasse, nach dessen Tode (19. 1. 1889) Geh. Med.-R. Dr. C. Pelman Direktion u. Professur übernahm. 1. 10. 1904 folgte Prof. A. Westphal. — c. 22,5 ha. Normale Belegzahl 860 Kr.

3. Städtische Pflegeanstalt f. Geisteskr. u. Epilept. Cölner Str. 231. Ebst. Bonn 10 Min.

Arzt San.-R. Dr. Friedr. Umpfenbach, O.-A. d. Prov.-Heilanst.

1. 4. 1911: 174 Kr. (55 m., 119 w.); verpfl. 1. 4. 10—1. 4. 11: 236 Kr.

24 Pfleg. (2 m., 22 w.). 1 Pflegklasse (2 M. tgl).

Eröffnet Herbst 1866. 4,52 ha. 185 Plätze.

4. Dr. Hertzsche Privat-Heil- u. Pflegeanstalt f. Geistes- (ca. $^2/_3$) u. Nervenkranke (ca. $^1/_3$ der Gesamtzahl). Kreuzbergweg 4. Besitzer: Erben des Geh. San.-R. Dr. C. R. Hertz.

Leit. Arzt Prof. Dr. Rob. Thomsen; Hausärzte Dr. Al. Wilhelmy, Priv.-Doz. Dr. Max Wassermeyer; Ass.-A. Dr. Tichauer.

Bestand 1. 1. 1911: 100 Kr. (35 m., 65 w.).
Verpflegt i. J. 1910: 196 „ (87 „ 109 „).
52 Pfleg. (20 m., 32 w.). 1 Pflegkl. (11—12 M. tgl.).
Eröffnet 19. 7. 1849. Juni 1861 in d. jetzige Anstaltgelände verlegt. Dr. Hertz († 1897) war Leiter bis 1886, dann Dr. Freusberg, nach dessen Tode seit Juni 1888 Prof. Dr. Thomsen. 3 ha. 102 Plätze.

5. San.-R. Dr. Anton Schmitz' Heilanstalt f. Nervenkranke, Morphium- u. Alkoholentwöhnung. Lennéstr. 24. Eröffnet 21. 10. 1887. Etwa 15 Kr.

6. Ärztliches **Heilpädagogium** u. Jugendsanatorium. Lotharstraße 106.
Arzt u. Bes. Dr. H. Hennes, Spezialarzt f. Nervenkr. u. Sprachleidende.
1. 8. 1911: 5 Zögl. (4 m., 1 w.).
3 Lehr- u. Pflegepers. 1 Pflegkl. (400—600 M. viertelj.).
Eröffnet 1. 6. 1911. Während d. Herbstferien Sonderkurse f. stotternde Schüler. 20 Plätze.

7. Heimstätte f. weibl. Alkoholkr. Lungstrassche **Stiftung.** Weberstr. 110, 112. Ebst. Bonn 10 Min.
Vorst. Henriette Scheffer. Arzt Dr. Heinr. Cramer.
1. 1. 1911: 11 Fr.; verpfl. i. J. 1910: 22 Fr.
3 Pflegkl. (5; 2—3; 1 M. tgl.).
Eröffnet 15. 5. 1889 v. Bertha Lungstras. 20 Betten.

Borsdorf bei Leipzig, Kgr. Sachsen.

Heim f. Alkoholikerinnen in Verbindung m. e. Diakonissenhaus. Eigent. d. Vereins f. **Innere Mission** zu Leipzig. Ebst. Borsdorf (Leipzig—Riesa).
Ärzte Dr. Max E. Schmidt u. Dr. Chr. E. Greef.
1. 4. 1911: 11 Fr.; verpflegt 1. 4. 10—1. 4. 11: 26 Fr.
Eröffnet 1898. 2 Pflegkl. (60; 30 M. mon.). 14 Plätze.

Brandenburg a. H., Provinz Brandenburg.

Abteilung f. 40 geistig minderwertige Gefangene an d. **Kgl. Strafanstalt.**
Seit 1907.

Branitz, Kreis Leobschütz, Oberschlesien.

Heil- u. Pflegeanstalt **St. Marienstift** f. Nerven- u. Gemütskr. Ebst. Nassiedel (Kandrzin-Troppau) oder Lobenstein (Troppau-Jägerndorf).

Dir. Dr. Georg Spyra; Ass.-Ä. Dr. Heinr. Möckel, Dr. Franz Wosnik, Dr. Hübner.

Bestand 1. 1. 1911: 656 Kr. (291 m., 365 w.).
Verpflegt i. J. 1910: 816 „ (358 „ 458 „).

52 Ordenschwestern v. St. Marienstift Breslau, 20 Pfleger.

4 Pflegklassen (5; 4; 2—3; 1,30—1,50 M. tgl.).

Eröffnet 25. 3. 1904. 5-gliedriges Kuratorium unter Konsist.-R. J. Nathan. 10 ha. 710 Plätze.

Braunschweig, Herzogtum Braunschweig.

1. **Städtisches** Krankenhaus m. Abt. f. Geisteskr.

Arzt San.-R. Dr. Rob. Müller.

Abt. eröffnet Herbst 1910. 1. 1. 1911: 18 Kr. (9 m., 9 w.).

5 Pfleg. 3 Pflegkl. (8; 4; 2,50 M. tgl.). 0,05 ha. 18 Plätze.

2. **Luisenstift,** Heil- u. Unterrichtanstalt f. unterrichtfähige epileptische Kinder v. 7—15 J. Eigent. e. **Vereins.**

Arzt Geh. San.-R. Dr. Osw. Berkhan in Braunschweig.

1. 4. 1911: 12 K. (6 m., 6 w.); verpfl. 1. 4. 10—1. 4. 11: 19 K.

2 Pflegerinnen. 1 Pflegklasse (Landeskinder 550; Auswärt. 1050 M. j.).

Eröffnet 1908. Schulunterricht, Handfertigkeit- u. Gartenarbeiten. 0,7 ha. 30 Plätze.

Brauweiler, Landkreis Cöln, Rheinprovinz.

Bewahrhaus für m. Geisteskr. im Anschluß an d. **Provinzial-Arbeitsanstalt.** Ebst. Lövenich od. Groß-Königsdorf (Cöln-Aachen) 4,5 km.

Leit. Arzt O.-A. Dr. Gust. Bodet; Ass.-A. Dr. Heinr. Richen.

1. 4. 1911: 63 M.; verpfl. 1. 4. 10—1. 4. 11: 89 M.

22 Pfleg. 1 Pflegklasse (2,50 M. tgl.).

Eröffnet 1908 haupts. f. geisteskr. Verbrecher u. verbrecher. Geisteskr., doch werden auch andre Kr., zumal Korrigenden d. Arbeitsanst., zur Beobachtung aufgenommen. 64 Plätze.

Breitenau bei Schaffhausen, Kanton Schaffhausen.

Kantonale Heil- u. Pflegeanstalt. Ebst. Schaffhausen ¼ St.

Dir. Dr. Hans B e r t s c h i n g e r; 2. A. Dr. Em. O b e r h o l z e r; 1 Ass.-A.

Bestand 1. 1. 1911: 242 Kr. (117 m., 125 w.).
Verpflegt i. J. 1910: 376 „ (180 „ 196 „).

Pflegepersonal: 38. 3 Pflegkl. (Selbstzahl. Kantonbürger: v. 5 fr. an; v. 2,50 fr. an; v. 1,30 fr. an. Armengenössige: 1 fr. Nicht-Kantonbürger: v. 6 fr. an; v. 4 fr. an; 3 fr. tgl.

Eröffnet 1. 7. 1891 f. 130 Kr. auf stillem Hochplateau m. Aussicht ins Gebirge. Durch Anbau bes. Wachabteilungen f. Fr. (1906) u. f. M. (1910) vergrößert. 7,2 ha. 250 Plätze.

Freie Hansestadt **Bremen.**

1. St. Jürgenasyl f. G e i s t e s - u. N e r v e n kr. in Ellen bei Hemelingen. Ebst. Sebaldsbrück (Bremen-Hannover), Oberneuland (Bremen-Hamburg) je 3 km. Zur elektr. Straßenbahn Bremen-Sebaldsbrück 3 km.

Dir. Dr. Anton D e l b r ü c k; O.-A. Dr. Otto R e h m; Sek.-A. Dr. Walt. de la M o t t e; Ass.-A. Dr. Herm. G o o s, Dr. Fanja D o c t o r o w i t s c h, Dr. Walt. v. W y ß.

Bestand 1. 1. 1911: 554 Kr. (300 m., 254 w.).
Verpflegt i. J. 1910: 1016 „ (574 „ 442 „).

66 Brüder, 64 Schw. 3 Pflegkl. (Brem.: 10; 7; 2,30—4,50; Ausw.: 12; 9; 3,50—6 M. tgl.).

Eröffnet 1904. Agrikole Anst. im Pavillonstil. 1 Verwahrungshaus m. 30 Betten f. verbrecherische Gkr. Seit 1905 ist auch d. ärztl. Aufsicht über d. seit 1779 unter spezieller Aufsicht e. Armenaufsehers bestehende Fam.-Pfl. in d. Umgebung Ellens v. Dr. Engelken-Rockwinkel auf d. St. Jürgenasyl übergegangen. D. Fam.-Pfl. (auch bei verheirateten Pflegern) umfaßt i. G. 160 Kr. 72 ha.

512 Plätze. — Beschreibung: Bremen in hygien. Beziehung, Bremen, G. Winter, 1907.

2. Beobachtungsabt. an d. **städt.** Krankenanstalt f. zweifelhafte Fälle, Nachtaufnahmen, Deliranten u. Epileptiker.

Dir. Arzt Dr. Stövesandt.

1. 1. 1911: 11 M.; verpfl. i. J. 1910: 380 M.

5 Br., 2 Schw. — 3 Pflegkl. (Bremer: 9; 4,75; 2,70; Fremde 11,50; 7,50; 4 M. tgl.).

1911 Neubau f. 40 M., dadurch die bisherige Beobachtungstation künftig f. Fr. verfügbar.

3. **Privat**-Heil- u. Pflegeanstalt **Rockwinkel** b. Bremen f. Nerven- u. Gemütskr. Ebst. Oberneuland (Bremen-Hamburg) 15 Min.

Besitzer u. Dir.: Dr. Walt. Benning.

1. 1. 1911: 16 Kr. (6 m., 10 w.); verpflegt 1910: 32 Kr.

Pflegepersonal: 8. 1 Pflegklasse (240—360 M. mon.).

1764 v. einem früher in Indien stationierten holländ. Militärarzt gegründet f. 3—5 Kr., seitdem stets vom ältesten Sohn des Vorgängers fortgeführt. Vom Urenkel des Gründers, Dr. Herm. Engelken, 1. 9. 1910 in den Besitz des jetzigen Leiters. Seitdem völlig erneuert. 3 Villen. 4 ha. 40 Plätze.

4. **Haus Reddersen,** Erziehungsheim f. Geistesschwache in Bremen-Horn.

Anstaltarzt: Dr. Herm. Peltzer.

1. 4. 1911: 88 K. (43 m., 45 w.); verpfl. 1. 4. 10—1. 4. 11: 101 K.

Pflegepersonal: 11. 1 Pflegkl. (500 M. jährl.).

Gegründet 1898 vom **Verein** f. d. Bremische Idiotenanst. 1,5 ha. 90 Plätze.

5. **Privat**-Lehr- u. Erziehungsinstitut f. schwachbegabte Kinder beiderlei Geschlechts v. Schulvorsteher A. Wintermann u. Marg. Imhof, Bremen, Uthbremerstr. 35.

31. 3. 1906: 46 Kinder (1911 keine Mitteilung zu erhalten).

Damit verbunden d. seit 1903 bestehende Lehrschule f. Gärtner in Huchtingen b. Bremen unter A. Wintermann f. 20 j. Leute (16—23 J.).

Bremgarten, Kanton Aargau.

St. Josephsanstalt, kath. Privatanstalt f. schwachsinnige u. taubstumme Kinder mit Schule. Ebst. Bremgarten (Brugg-Bremgarten; Dietikon-Bremgarten).

Ärzte: Dr. Kuhn, Dr. Resch.

Bestand 1. 1. 1911: 243 Zög.(120 m., 123 w.).
Verpflegt i. J. 1910: 293 „ (153 „ 140 „).

Pflegepersonal: 45. 6 Pflegkl. (5—7 fr.).

Gegründet 1889 durch e. **Verein** in e. neurestaurierten Kapuzinerkloster. 1900 Neubau f. nicht-bildungfähige Kinder. 4 Schulabt. f. Schwachsinnige, 5 f. Taubstumme. 260 Plätze.

Breslau, Provinz Schlesien.

1. **Kgl. Psychiatrische u. Nervenklinik** d. Universität. Auenstr. 42 a.

Dir. Geh. Med.-R. Prof. Dr. Karl Bonhöffer; O.-A. Prof. Dr. Paul Schröder; Ass.-Ä. Priv.-Doz. Dr. Franz Kramer, Dr. Otto Klieneberger, Dr. Stöcker, Dr. Seclert, Dr. Hirt, Mil.-Stabsarzt Dr. Casten.

Bestand.........1. 4. 1911: 109 Kr. (61 m., 48 w.).
Verpflegt 1. 4. 10—1. 4. 11: 856 „ (563 „ 293 „).

25 Pfleg. (13 m., 12 w.). 3 Pflegkl. (8; 5; 0,90—3 M. tgl.).

Eröffnet 1. 4. 1907. Damit verbunden eine Nervenpoliklinik (jährl. c. 2000 Kr.). — 2,5 ha. 80—120 Betten.

2. Irrenabteilung am **Kgl. Strafgefängnis.** Kletschkaustr. 31.

Leit. Arzt: Nervenarzt Dr. Peter Rixen.

1. 1. 1911: 38 M.; verpflegt i. J. 1910: 114 M.

1 Oberaufseher, 7 Aufseher. 45 Plätze.

Eröffnet 1. 4. 1898. Adnex d. Strafgefängnisses zur Beobacht. u. Behandl. v. m. Strafgefangenen aus d. Oberlandesgerichtsbezirk Breslau. Aufenthalt in d. Regel nicht üb. 6 Mon., höchstens 1 J. Die in d. Irrenabt. verbrachte Zeit wird auf d. Strafzeit angerechnet. Nach Abschluß d. Beobachtung entweder Zurückversetzung in d. geordneten Strafvollzug oder Überweisung in e. öffentl. Irrenanst. Die Zahl der aus den Gefängnissen u. Strafanst. des Oberlandesgerichtsbezirks Breslau überwiesenen Strafgefangenen ist in d. letzten J. stetig gestiegen. 1/3 der Aufgenommenen werden als wieder strafvollzugfähig nach Heilung od. Besserung in d. geordneten Strafvollzug zurückgebracht, 2/3 scheiden wegen Geisteskrankh. aus d. Strafvollzug aus. Die zur Beobachtung kommenden Psychosen gehören überwiegend zu den degenerat. Seelen störungen.

3. Städtische Heilanstalt f. Nerven- u. Gemütskr. Breslau XII, Einbaumstr.

Primärarzt San.-R. Dr. Ernst Hahn; O.-A. Dr. Fritz Chotzen; Ass.-Ä. Dr. Nicolauer, Dr. Schlesinger, Dr. Christian Müller.

Bestand.........1. 4. 1911: 191 Kr. (101 m., 90 w.).
Verpflegt 1. 4. 10—1. 4. 11: 1068 „ (696 „ 372 „).
3 Oberpfl. (2 m., 1 w.), 49 Pfleg. (25 m., 24 w.). 2 Pflegkl.

Eröffnet als Neubau 28. 10. 1888. Bis dahin Irrenabteilung des städt. Allerheiligenhospitals. 4 ha. 220 Plätze.

Brieg, Reg.-Bez. Breslau, Prov. Schlesien.

Provinzial-Heil- u. Pflegeanstalt f. Geisteskr. Ebst. Brieg (Breslau-Oppeln).

Dir. San.-R. Dr. Herm. Petersen; O.-A. Dr. Joh. Dinter; Abt.-Ä. Dr. Alfons Rother, Dr. Konr. Langer.

Bestand.........1. 4. 1911: 545 Kr. (267 m., 278 w.).
Verpflegt 1. 4. 10—1. 4. 11: 626 „ (300 „ 326 „).
68 Pfleg. (35 m., 33 w.). 2 Pflegkl. (2,10; 1,80 M. tgl.).

Um 1750 wurden d. ersten Geisteskr. im Brieger Zuchthaus untergebracht. 1818 richtete man hierfür d. hierfür ganz ungeeignete, 1680 erbaute Kapuzinerkloster ein, das 1829 in die Verwaltung der Prov.-Stände überging u. der aus Arzt u. Verwalter bestehenden „Administration“ unterstand (damals 120 Kr.). Seit 1843 wohnt d. Arzt in d. Anstalt. 1879 ward dem Dir. allein die Leitung übertragen. 1882 ward das 2 km entfernte Bauergut Briegischdorf Nr. 2 (27 ha) gepachtet (1886 gekauft) u. f. 60 m. Kr. eingerichtet. Größere Umbauten zuletzt 1908 u. 09. Neubau eines Waschküchengebäudes m. Station f. 30 Fr. Allmählich wurde der Besitz in Briegischdorf vergrößert, so daß d. Kolonie jetzt 115 m. u. 12 w. Pflegl. enthält. Seit 1903 Familienpflege, jetzt 24 M. u. 20 Fr. in 20 Pflegestellen. 111 ha. 500 Plätze. — Alter: Gründung u. Entwickl. d. Prov.-Irrenanst. zu Brieg, Brieg 1879.

Bruchsal, Großhzgt. Baden.

Irrenabteilung des **Landesgefängnisses** Bruchsal zur Heilung und Pflege aller während des Strafvollzugs geisteskrank gewordenen oder während desselben als geistig minderwertig erkannten Gefangenen aus allen badischen Zentralgefängnissen.

Hausarzt: Dr. Heribert Hauser.

Bestand 1. 4. 1911: 23 M.; verpflegt 1. 4. 10—1. 4. 11: 41 M.

Pflegepersonal: 9. 2 Pflegkl. 40 Plätze. 0,33 ha.

1864 ward als Zubehör zum Zellengefängnis Bruchsal eine „Hilfstrafanstalt“ eröffnet f. mit körperl. oder geist. Leidenszuständen behaftete Gefangene. Außerdem sollten über 70 Jahre alte Gefangene und solche, welche nach 6 jähriger Einzelhaft derselben nicht weiter unterworfen würden, in ihr untergebracht werden. 1871 ward die Anstalt als Hilfstrafanstalt aufgehoben und die geisteskr. Gefangenen im „Hauptkrankenhaus“ untergebracht. 1903 ward die jetzige „Irrenabteilung“ in Betrieb genommen, ein Neubau mit Raum für Ruhige, Halbruhige, Unruhige und Epileptiker. Das bisher für die Geisteskr. benutzte „Hauptkrankenhaus“ dient seitdem als Abt. für die Gebrechlichen. — Dr. Gutsch, „Die Hilfstrafanstalt Bruchsal“, Heidelberg 1867; Ribstein, „Kriminal-Irrenanstalten und Invalidengefängnisse“ im Handbuch d. Gefängniswesens von v. Holtzendorff u. v. Jagemann (hier auch d. ganze einschlägige Lit.).

Bruck a. d. Mur, Steiermark.

Pius-Institut d. **Barmherz. Schwestern** v. hl. Kreuze zur Pflege, Erziehung u. Unterricht schwachsinniger u. taubstummer Kinder. Ebst. Bruck (Wien-Graz) 20 Min.

Hausarzt Dr. Karl Schmid jun.

1. 1. 1910: 217 Schwachs. (111 m., 106 w.); verpfl. i. J. 1910: 250 Schwachs.

50 Schwestern. 3 Pflegklassen (6; 2—3; 1,20 k tgl.).

Eröffnet 1879. 80 Pflegl. vom Landesausschuß Niederösterreich. 6 ha. 230 Plätze.

Brünn, Mähren.

1. Mährische **Landes**-Irrenanstalt. Irrenanstaltstr. Vom Bhf. 30 Min.; v. d. Endstation d. elektr. Straßenb. „Kröna“ 15 Min.

Dir. Dr. Alfr. Hellwig; Prim.-Ä. Dr. Alois Papirník, Dr. Alois Dočkal; Anst.-A. Dr. Matth. Weber; Sek.-Ä. Dr. Carl Liebscher, Dr. Ant. Opluštil, Dr. Arth. Schönfeld, Dr. Carl Kulhanek.

Bestand 1. 1. 1911: 687 Kr. (375 m., 312 w.).
Verpflegt i. J. 1910: 1270 „ (714 „ 556 „).

105 Pfleg. (58 m., 47 w.). 3 Pflegkl. (6; 4; 2 k tgl.).

Eröffnet 1. 11. 1863. 16 ha. 600 Plätze.

2. Beobachtungs-Abt. in d. **Landes**krankenanstalt zu Brünn.

Prim.-A. Dr. Alfr. Hellwig, Dir. d. Landesanstalt; Sek.-A. Dr. Adalb. Pátek.

1. 1. 1911: 10 Kr. (5 m., 5 w.); verpfl. 1910: 622 Kr. (368 m., 254 w.).

3 Schwestern, 4 Pfleger.

Eröffnet 1899. Durch e. Ende 1910 begonnenen Umbau zweckentsprechend umgestaltet. 38 Plätze.

3. Städt. Kaiser Franz Josef-Versorgungsanstalt. Giskrastr. Für Alterschwache u. körp. Kr. bestimmt, beherbergt d. Anst. unter den 600 Pflegl. auch c. 125 mittellose, ortzuständige Gkr. 3 ha.

Franz. Buchholz bei Berlin, Prov. Brandenburg.

Dr. Muchas Heil- u. Pflegeanst. f. weibl. Gemüts- u. Nervenkr. Hauptstr. 57. Ebst. Blankenburg (Vorortbahn Berlin-Bernau).

Leit. Ärzte Dr. Herm. Mucha; Dr. Franz Lehmann.

1. 1. 1911: 92 Fr.; verpflegt: i. J. 1910: 174 Fr.

2 Oberpfleg.; 16 Pfleg. 3 Pflegkl. (7—10; 4—5,50; 2,25 M. tgl.).

Frühere Müllersche Pflegeanst., 1902 durch Dr. Mucha übernommen u. in Heil- u. Pfl.-Anst. umgewandelt. 1909 Eröffnung e. offenen Anst. f. 20 Kr. 1 u. 2. Kl.; 1910 Neubau f. 32 Kommunalkr. 2 ha. 100 Betten.

Bütgenbach, Kreis Malmedy, Rheinprovinz.

St. Josefhaus zur Pflege v. Kranken u. Idioten. Privatanst. d. charitativen **Vereinigung** zu Cöln-Nippes, G. m. b. H. Ebst. Bütgenbach (Aachen-St. Vith). ½ St.

Arzt: Dr. Hasbach.

Eröffnet 1887. Plätze f. 40 Idioten; 1 Pflegkl. (1,20 M. tgl.). Pflege durch 8 Schwestern v. hl. Vinzenz v. Paula. 2 ha.

Bunzlau, Rb. Breslau, Prov. Schlesien.

Provinzial-Heil- u. Pflegeanstalt. Ebst. Bunzlau (Kohlfurt-Liegnitz) 2 km.

Dir. San.-R. Dr. Clemens Neißer, O.-A. Dr. Wilh. Ziertmann, Abt.-Ä. Dr. Hugo Heilemann, Dr. Erich Cantor; Ass.-A. Dr. Paul Ullmann.

Bestand 1. 1. 1911: 712 Kr. (392 m., 320 w.).
Verpflegt i. J. 1910: 883 „ (472 „ 411 „).

2 Oberpfl. (1 m., 1 w.); 2 erste Pfleg. (1 m., 1 w.); 87 Pfleg. (50 m., 37 w.). 2 Pflegkl. (2,10; 1,80 M. tgl.).

Eröffnet 17. 9. 1863. 1886 Familienpflege im Nachbardorf Looswitz, später auch f. w. Kr. Jetzt Erweiterungsbauten. 1913 vollendet, sollen sie Raum f. 1100 Kr. bieten. 161 ha. Z. Z. 873 Plätze (einschl. 58 Familienpflegl.). — Allg. Ztschr. f. Psych., Bd. 23, S. 147.

Burgkundstadt, Oberfranken, Kgr. Bayern.

Josephsanstalt f. weibl. Geistesschwache u. Epileptiker zunächst aus Oberfranken. Ebst. Burgkundstadt (Hof-Lichtenfels). Schul-, Beschäftigungs- u. Pflegeabt.

Hausarzt: Dr. Josef Bullinger.

1. 1. 1911: 153 Pflegl.; verpflegt i. J. 1910: 168 Pfl.

21 Schwestern vom hl. Franziskus zu Dillingen. 3 Pflegkl. (720; 300—360; 260 M. jährl.).

Eröffnet 27. 11. 1895 als Glied der Wagnerschen Wohltätigkeitanst. (Dir. Sem.-Insp. Dr. Jos. Funk in Dillingen). 0,7 ha. 160 Betten.

Buttelstedt, Großhzt. Sachsen-Weimar.

Pensionat f. nerven- und gemütskranke Damen, 1 St. von Weimar; Ebst. Buttelstedt (Weimar-Rastenberg).

Besitzer: E. Baltz: Arzt: San.-R. Dr. A. Lange in Weimar.

Bestand 1. 1. 1911: 5 Fr.; verpflegt i. J. 1910: 6 Fr.

1 Pflegerin. Pension 1200—1600 M. jährl.

Gegründet 1. 7. 1850 von Dr. Baltz in Grimma, verlegt nach Buttelstedt 1. 10. 1879. 1 ha. 7 Plätze.

Capellen bei Geldern, Rheinprovinz.

Anstalt **St. Bernhardin** f. jugendl. u. erwachsene weibl. Schwachsinnige. Ebst. Issum (Wesel-Venlo) 1 St.

Bes. Graf Hoensbroech zu Schloß Haag. Arzt Geh. Med.-R. Dr. Fr. A. Brand in Geldern.

1. 1. 1911: 170 w. Kr.

50 Pflege-, 5 Lehrschwestern (Franziskanerinnen v. Nonnenwerth). 3 Pflegkl. (3,50; 1,50—2; 1,15 M. tgl.).

Eröffnet 1882. 9 ha. 200 Plätze.

Casvegno bei Mendrisio, Kanton Tessin.

Kantonale Irrenanstalt. Ebst. Mendrisio (Lugano-Chiasso).

Dir. Dr. Bruno Manzoni; 2. A. Dr. Giulio Fossati; 3. A. —.

Bestand.........1. 4. 1911: 323 Kr. (184 m., 139 w.).
Verpflegt 1. 4. 10—1. 4. 11: 494 „ (291 „ 203 „).

51 Pfleg. (27 m., 24 w.). 3 Pflegklassen.

Eröffnet 24. 10. 1898. 20 ha. 315 Plätze.

Charlottenburg, Provinz Brandenburg.

1. **San.-R. Dr. Edels** Heilanst. f. Gemüts- u. Nervenkr. Berlinerstr. 15-18; Charlottenburger Ufer 75-79. Stadtbahnhof Tiergarten.

Leit. Ärzte Dr. Max Edel, Dr. Paul Edel; Ob.-A. Dr. Gust. Emanuel; Ass.-A. Dr. Heinsius; Leiterin d. serol. Laborat. Fr. Dr. Gatz-Emanuel; 1 Med.-Prakt.

Bestand 1. 1. 1911: 393 Kr. (202 m., 191 w.).
Verpflegt i. J. 1910: 979 „ (529 „ 450 „).

88 Pfleg. (44 m., 44 w.). 3 Priv.-Kl. (300; 240; 180 M. mon.); 1 Kommun.-Kl.

Gegründet 24. 2. 1869 vom jetzigen Besitzer. 399 Plätze.

2. **Dr. Weilers** Kuranstalten f. Nerven- u. Gemütskr. zu Westend, Nußbaumallee 34.

Bes. u. Leiter San.-R. Dr. Jul. Weiler; O.-A. Prof. Dr. Herm. Pfister; Ass.-Ä. Dr. Artmann, Dr. Köppen.

Bestand 1. 1. 1911: 90 Kr. (38 m., 52 w.).
Verpflegt i. J. 1910: 290 „ (146 „ 144 „).

Pflegepers.: 65. — 1 Pflegkl. (Haus f. Gemütskr. 8—25; offne Sanat. 14—30 M. tgl.).

1. 10. 1888 eröffnet; seit 1890 unter ärztl. Leitung v. Dr. Weiler (seit 1899 Besitzer). Haus f. Gemütskr. m. 70 Betten u. 2 offne Sanat. f. Nervenleidende, Stoffwechselkr. u. Erholungsbedürftige (Kurhaus Westend u. Villa Sibylle) m. 40 Betten. 1,7 ha.

3. **Privat**-Pflegeanst. f. geisteskranke Männer v. Joh. Achtziger zu Charlottenburg, Bismarckstr. 65.

Hausarzt: San.-R. Dr. Bruno Schaefer in Charlottenburg.

1. 1. 1911: 46 M.; verpflegt i. J. 1910: 57 M.

4 Pfleger. 2 Pflegekl. (3; 2,25 M.). 47 Betten. Besteht seit 1887.

4. **Privat**-Pflegeanst. f. geisteskranke Frauen v. Fr. Aug. Paufler zu Westend, Nußbaumallee 40.

Hausarzt San.-R. Dr. Bruno Schaefer zu Charlottenburg.

1. 1. 1911: 34 Fr.; verpflegt i. J. 1910: 40 Fr.

1 Oberpfleg.; 3 Pfleg. — Privat- (v. 100 M. mon. ab) u. Kommunalkr.

1892 eröffnet. 0,2 ha. 34 Betten.

Chemnitz, Kgr. Sachsen.

1. **Königl.** Landes erziehungs anstalt Chemnitz-Altendorf f. Blinde u. erziehungfähige Schwachsinnige. Ebst. Chemnitz 20 Min.

Dir. Reg.-R. Müller. Arzt O.-A. Dr. Alb. Kellner. Leiter d. Schwachs.-Abt.: Schuldir. Nitsche.

Bestand 1. April 1910: 212 Blinde, 513 Schwachsinnige.

Eröffnet 29. 8. 1905 als Kolonie. Für die Schwachsinnigen 12 Schul-, 8 Vorschulklassen, Fortbildungsklassen u. Arbeitabteilungen. Die bildungunfähigen Schwachsinnigen sind in e. Pflegeabt. vereinigt. 80 ha.

2. **Städtische** Nervenheilanstalt. Dresdener Str. 178. Ebst. Chemnitz ½ St.

Dir. San.-R. Dr. Ernst Hüfler; Ass.-Ä. Dr. Thilo, Dr. Müller, Dr. Bierschenk.

Bestand 1. 1. 1911: 210 Kr. (97 m., 113 w.).
Verpflegt i. J. 1910: 593 „ (343 „ 250 „).

Pflegepers.: 51. — 2 Pflegkl. (7; 2—2,75 M. [v. 7.—12 Mon.: 5,60; 1,60—2,20; v. 13. Mon. ab: 4,90; 1,40—2 M.] f. Chemnitzer; 11; 4,25 M. f. Auswärtige).

Eröffnet 12. 4. 1905. 6,3 ha. 326 Betten.

Chêne-Bougeries bei Genf, Kanton Genf.

Villa Sismondi, Privatanstalt f. Geisteskr. Ebst. Genf oder Chêne-Bougerie.

Leit. Arzt Priv.-Doz. Dr. A. Papadaki.

1. 1. 1911: 25 Kr. (7 m., 18 w.,); verpfl. i. J. 1910: 69 Kr.

12 Pfleg. 1 Pflegklasse (15—20 fr. tgl.).

Gegründet 1887 im früheren Hause des Historikers Ch. de Sismondi, das jetzt Morphiumkr. aufnimmt. 3 Neubauten f. Psych.-Kr. 1,6 ha. 25 Plätze.

Chrischona, Kanton Basel-Stadt.

Trinkerheilstätte **Pilgerhütte** der **Pilgermission.** Ebst. Grenzach (Basel-Schaffhausen) 1 St.

Vorst. J. Braun. Arzt Prof. Dr. Streckeisen in Basel.

1. 1. 1911: 25 M.; verpfl. i. J. 1910: 56 M.

1 Pflegklasse (12 fr. wöchentl.). 25 Plätze.

Cloppenburg, Herzogtum Oldenburg, Großh. Oldenburg.

St. Vincenz-Haus, Bildungsanstalt f. Schwachsinnige. Kath. **Stiftung.** Ebst. Cloppenburg (Oldenburg-Osnabrück).

Hausarzt: Dr. Bernh. Bitter.

Bestand 1. 1. 1911: 105 Kinder (60 m., 45 w.); verpfl. 1910: 116 Kinder.

6 Lehr-, 10 Haushaltungschwestern U. L. Frau. 1 Pflegkl. (300; Nicht-Oldenb.: 450 M. j.).

Eröffnet 1887. 2 ha. 110 Plätze.

Cöln a. Rh., Rheinprovinz.

1. Psychiatrische Klinik der **städt.** Krankenanstalt **Lindenburg** in Cöln-Lindenthal. Hauptbhf. Cöln 4 km; Haltestelle Lindenburger Allee d. Cölner Straßenbahnlinien 1 u. 2.

Dir. Ärzte Prof. Dr. Gust. Aschaffenburg, Doz. Dr. Heinr. Fuchs; Ass.-Ärzte Stabsarzt Dr. Partenheimer, Dr. Brügelmann, Dr. Savels.

Bestand.........1. 4. 1911: 98 Kr. (45 m., 53 w.).

Verpflegt 1.4. 10—1. 4. 11: 1206 „ (719 „ 487 „).

2 Oberpfl. (1 m., 1 w.); 34 Pfleg. (17 m., 17 w.). 3 Pflegkl. (8; 5; 3; Auswärtige 10; 7,50; 4 M. tgl.).

Als Irrenanst. 1854 durch Lennartz gegründet, seit 1872 städtisch, seit 1. 3. 1900 Stadtasyl u. Beobachtungstation f. psychisch-nervöse Zustände. 116 Plätze.

2. Irrenabteilung bei dem **Kgl. Gefängnis** zur Beobachtung geistig abnormer Strafgefangener u. Feststellung ihrer Strafvollzugfähigkeit.

Leit. Arzt Gerichtsarzt Dr. Friedr. Plempel.

1. 4. 1911: 24 M.; verpfl. 1. 4. 10—1. 4. 11: 84 M.

Eröffnet 1. 10. 1900. 31 Plätze.

3. Provinzial-Pflegeanstalt Cöln-Lindenthal, Gleuelerstr. 42. Hauptbhf. Cöln 4 km; Haltest. Schallstr. d. Cölner Straßenbahnlinien 1 u. 2.

Ärzte Dr. Franz Adams, Dr. Ludger Nockher.

1. 1. 1911: 194 M.; verpflegt i. J. 1910: 209 M.

24 Pfleger. 1 Pflegklasse (Selbstzahler 1,80; Prov.-Kr. 1,50 M. täglich).

Eröffnet 1888 als Privatpflegeanstalt der Alexianergenossenschaft, 23. 10. 1908 v. d. Provinz pachtweise übernommen. 2,2 ha. 183 Plätze.

4. Vincenz-Kinderheim d. Schwestern v. **hl. Kreuz** f. schwachsinnige Mädchen. Cöln-Ehrenfeld, Vogelsangerstr. 98.

Arzt Dr. Ludger Nockher.

1. 1. 1911: 126 Kr.; verpflegt i. J. 1910: 138 Kr.

11 Schwestern, 3 Pfleg. 2 Pflegkl. (?; 1,20 M. tgl.).

Eröffnet 15. 1. 1910. Fast alle Pflegl. v. Rhein. Landarmenverband untergebracht. 128 Plätze.

Colditz, Kreishauptmannschaft Leipzig, Kgr. Sachsen.

Landes-Pflegeanstalt. Ebst. Colditz (Muldetalbahn).

Dir. Obermed.-R. Dr. Max Böhme: Ob.-A. Dr. Ernst Böttcher; Anst.-Ä. Dr. Joh. Mascher, Dr. Vikt. Vogel, Dr. Alb. Stemmler.

Bestand 1. 1. 1911:	587 Kr.	(301 m., 286 w.).
Verpflegt i. J. 1910:	627 „	(329 „ 298 „).

I. Allg. 1 Pfleg. auf 5 Kr. 3 Pflegkl. (wie Großschweidnitz).

12. 11. 1829 siedelte Dr. Hayner mit 335 Geisteskr. aus Schloß Waldheim in das im Stadtbereich der Stadt Colditz an d. Mulde gelegene, seit 1753 vom Hofe nicht mehr benutzte, landesherrliche Schloß über, das 1802—29 als Landarmenhaus benutzt war. 1852 bis 1893 „Versorghaus" f. d. unheilb. m. Geisteskr. 1868 gründete Dir. Dr. Voppel in dem 20 Min. entfernten Dorfe Zschadraß nach Griesingers Vorschlag e. „Meierei" zur freieren Verpflegung u.

landwirtschaftl. Beschäftigung der Kr., die 1894 selbständig wurde. Seit 1893 ist Colditz bestimmt f. solche unheilb. Geisteskr. aus d. ganzen Kgr., die tief verblödet, chronisch tobsüchtig, siech od. ihres Vorlebens wegen nicht geeignet zur gemeinsamen Verpflegung m. unbescholtenen Kr. sind. — 10 ha. 589 Plätze.

Colmar, Oberelsaß.

Bezirks-Siechenanstalt zur Unterbringung v. Personen, die geistig od. körperl. unheilbar erkrankt sind. Ebst. Colmar $2\frac{1}{4}$ km.

Ärzte: Dir. Dr. Gaston Wehrung; Ass.-A. Dr. Rob. Hamburger.

1. 4. 11: 315 Gkr. (178 m., 137 w.); verpfl. 1910: 352 Gkr.

7 Ordenschwestern; 21 Pfleg. (13 m., 8 w.). 3 Pflegkl. (4; 2,40; 1 M. tgl.).

Gegründet 1. 10. 1895. 9 ha. 420 Betten (310 f. Geisteskr. u. -schwache).

Conradshöhe bei Tegel, Prov. Brandenburg.

Privat-Pflegeanst. f. ruhige gemütskr. Damen **Haus Conradshöhe.** Tegelorter Weg, Ecke Ahornallee. Dampfschiff v. Tegel (Strand) n. Conradshöhe (2 Min. v. d. Anstalt) 35 Min.

Besitzerinnen Geschw. Lentz; Arzt Dr. P. Bernhardt in Dalldorf.

Bestand 1. 1. 1911: 50 Fr.; verpflegt i. J. 1910: 76 Fr.

1 Ob.; 6 Pfleg. — Privatkr. (120—240 M.) u. Kommunalkr.

Eröffnet 1906. 1,3 ha. 50 Betten.

Conradstein bei Preußisch-Stargard, Westpreußen.

Provinzial-Irrenanstalt. Ebst. Pr.-Stargard (Schneidemühl-Dirschau) 1,5 km.

Dir. Geh. Med.-R. Dr. Rich. Kroemer; O.-Ä. Dr. Jul. Braune, Dr. Bruno Neugebauer, Dr. Arthur Ketz;

Anst.-A. Dr. Osk. Kurrer; Ass.-Ä. Dr. Carl Graichen, Dr. Otto Schmechel, Dr. Alb. Keil.

Bestand.........1. 4. 1911: 1473 Kr. (774 m., 699 w.).
Davon in Familienpflege: ....160 „ (91 „ 69 „).
Verpflegt 1. 4. 10—1. 4. 11: 1767 „ (941 „ 826 „).

Pfleg. 175 (97 m., 78 w.). 3 Pflegkl. (1500; 1000; 400 M. jährl. f. Prov.-Angehörige).

1895 eröffnet. 1901 Familienpflege eingerichtet u. 2 Landhäuser f. je 30 M. auf d. Vorwerk Dorotheenhof erbaut. 5 Wohnhäuser m. 13 Wohnungen f. verheir. Pfleger. 332 ha (davon 209 ha Ackerland). Normale Belegzahl ca. 1300.

Coswig bei Dresden, Kgr. Sachsen.

Privat-Heilanstalt **Lindenhof** f. Gemüts- u. Nervenkr. Ebst. Coswig (Dresden-Leipzig, Dresden-Meißen, Dresden-Röderau-Berlin) 20 Min.

Bes.: Erben des San.-R. Dr. Pierson. Ärzte: Dir. Dr. Friedr. Lehmann; O.-A. Dr. Carl Bertololy; Anst.-A. Dr. Gottfr. Lohse.

Bestand 1. 1. 1911: 89 Kr. (44 m., 45 w.).
Verpflegt i. J. 1910: 189 „ (102 „ 87 „).

4 Oberpfl. (2 m., 2 w.); 1 Gesellsch.-Dame; 42 Pfleg. 1 Pflegkl. (300—750 M. mon.).

1845 v. Dr. Bräunlich gegründet, 1850—67 v. Dr. Mathiae fortgeführt. 1874 v. Dr. O. J. B. Wolff neueröffnet, 1884 v. Dr. F. Jäckel, 1890 v. Dr. Reg. H. Pierson († 13. 8. 1906), der damals d. Privat-Irrenanst. in Pirna m. c. 70 Kr. leitete, übernommen u. umgebaut. 1906 übernahm Dr. Lehmann d. Leitung. - 10 ha.

Crefeld, Rheinprovinz.

1. Privat-Heil- u. Pflegeanstalt d. **Alexianer**brüder f. männl. Geisteskr. Oberdießemerstr. 136. Ebst. Crefeld 15 Min.

Dir. Arzt Dr. Moritz Wahn; 2. Arzt Dr. Rob. Rumpe.
1. 1. 1911: 263 M.; verpflegt i. J. 1910: 273 M.

Pflegepers.: 32. 3 Pflegkl. (6—10; 3—5; 2 M. tgl.).

Eröffnet 1870. Eigentum d. Alexianergenossenschaft (Aachen). Teils Prov.-Kr.; teils direkte Aufnahmen. 13 ha. 270 Betten.

2. Pflegeanstalt **Königshof** f. weibl. Geisteskr. Eigent. d. Ordens d. **Augustinerinnen** (Mutterhaus Neuß). Ebst. Crefeld 15 Min.

Dir. Arzt Dr. Rud. Kirch; 2. A. Dr. Wolfers.

1. 4. 1911: 210 Kr.; verpfl. 1. 4. 10—1. 4. 11: 238 Kr.

23 Schwestern. 3 Pflegklassen.

Eröffnet 1893. 3,3 ha. 210 Plätze.

Czernowitz, Bukowina.

Allg. öffentl. **Landes-**Irrenanstalt. Ebst. Volksgarten 0,8 km.

Dir. Dr. Constant. Zurkan; Prim.-A. Dr. Leon Kobylanski; Ord. Dr. Alfr. Ramler; Sek.-A. Dr. Ilie Piticariu.

Bestand 1. 1. 1911: 512 Kr. (286 m., 226 w.).
Verpflegt i. J. 1910: 885 „ (510 „ 375 „).

54 Pfleg. 3 Pflegklassen (7; 5; 1,90 k tgl.).

Eröffnet 1902. 1911 2 neue Pavillons fertiggestellt. 13 ha. 390 Plätze.

Dahmen b. Vollrathsruhe, Großh. Mecklenburg-Schwerin.

Blaukreuzheim, Heilstätte f. alkoholkr. u. erholungbedürftige Männer. Ebst. Vollrathsruhe (Neustrelitz-Rostock) 7,5 km.

Bes. u. Vorst. Baron v. Tiele-Winkler. Hausvater J. Wein. Arzt Dr. Wilh. Ehrich.

1. 4. 1911: 7 M.; verpfl. 1. 4. 10—1. 4. 11: 16 M.

Eröffnet 1. 10. 1906. 1 Pflegkl. (300 M. j.). 7,6 ha. 10 Plätze.

Danzig, Prov. Westpreußen.

Städtische Irrenstation, v. 1. 6. 1911 ab im Neuen städt. Lazarett.

Ärzte: Prof. Dr. Ad. Wallenberg; Ass.-A. Dr. Klebs.

1. 1. 1911: 25 Kr. (8 m., 17 w.); verpfl. i. J. 1910: 306 Kr. (185 m., 121 w.).

2 Oberpfl. (1 m., 1 w.), 12 Pfleg. (6 m., 6 w.). 2 Pflegkl. (10; 2 M. f. Danziger; 13; 4 M. f. Auswärt.).

Eröffnet 1868 zur Aufnahme Geisteskr. u. Epil. bis zur Unterbringung in d. Prov.-Anst. Zunächst im Stadtlazarett, 1870—1911 m. d. städt. Arbeithause (Töpfergasse) vereinigt. 41 Plätze.

Darmstadt, Großhzgt. Hessen.

Alicestift, Großh. Anstalt zur Erziehung u. Pflege v. schwach- u. blödsinnigen Kindern v. 5. bis 18. Lebensjahre. Ebst. Darmstadt $1/2$ St. (Elektr. Bahn bis zum Stift).

Arzt: Med.-R. Dr. Ludw. Lehr in Darmstadt.

Bestand 1. 1. 1911: 186 Kinder (126 m., 60 w.).
Verpflegt i. J. 1910: 213 „ (140 „ 73 „).
19 Pfleg. (4 m., 15 w.). 1 Pflegkl. (350—750 M. jährl.).

Eröffnet 1869 durch e. Verein, 1882 vom Staat übernommen. Z. Z. in d. Anstaltschule, an der Insp. Reller u. 4 Lehrer wirken, 106 Zögl. (72 m., 34 w.). 3,6 ha, außerdem 12 ha gepachtet. 186 Plätze.

Deggendorf, Kreis Niederbayern.

1. **Kreis**anstalt f. Geisteskranke. Ebst. Deggendorf (Plattling-Eisenstein).

Ärzte: Dir. Dr. Ed. Kundt; O.-A. Dr. Em. Scheiber; Anst.-Ä. Dr. Heinr. Vogler, Dr. Alfr. Heckel; Ass.-Ä. Dr. Jos. Wiesmüller, Dr. J. Wucher.

Bestand 1. 1. 1911: 694 Kr. (401 m., 293 w.).
Verpflegt i. J. 1910: 922 „ (546 „ 376 „).

2 Oberpfl. (1 m., 1 w.); 94 Pfleg. (49 m. 45 w.). 3 Pflegkl. (4; 2,50; 1,20 M. tgl. f. Kreisinsassen; 4,50; 3; 2 M. tgl. f. Kr. aus andern bayr. Kreisen; 5; 3,50; 2 M. tgl. f. Kr. aus d. übr. Deutschl.; 7; 5; 2 M. tgl. f. Ausländer).

Eröffnet 11. 9. 1869. 17,8 ha. Normale Belegzahl: 550 Kr. — Ast: Allg. Ztschr. f. Psych. Bd. 27, S. 341.

2. **Städtische** Anstalt f. weibl. Kretinen.

Arzt Bez.-A. Dr. Tischler.

1. 1. 1911: 125 Gkr., Epil., Id.; vpfl. 1910: 127.

8 Schw. (arme Franzisk.). 1 Pflegkl. (365—400 M. j.). Gegründet 1880.

Dessau, Herzogtum Anhalt.

Landes-Erziehunganstalt f. schwachsinnige Kinder. Vorsteher K. Gast. Arzt San.-R. Dr. Ziegert.

1. 1. 1911: 61 K. (41 m., 20 w.); verpfl. i. J. 1910: 72 K.

7 Pfleg. 1 Pflegklasse (240 M. j.).

Eröffnet Okt. 1888. 2 ha. 60 Plätze.

Deybach, Kreis Schwaben, Kgr. Bayern.

Kretinenanstalt d. Schwestern v. **hl. Franziskus** zu Dillingen zur Erziehung u. Pflege v. weibl. Geistesschwachen, Epilept. u. Kretinen. Ebst. Lautrach (Memmingen-Legau) 12 Min.

Vorst. Sem.-Insp. J. Funk in Dillingen. Arzt Bez.-A. Dr. Gust. Ziegler in Aichstetten.

1. 4. 1911: 264 Fr.; verpfl. 1. 4. 10—1. 4. 11: 270 Fr.

22 Schwestern, 17 Pfleg. 3 Pflegkl. (?; ?; 300 M. j.).

Eröffnet 13. 9. 1869 in Glött, 1889 n. Deybach verlegt. 1908 Neubau f. d. Schulabteilung. 31,5 ha.

Dinker, Kreis Soest, Prov. Westfalen.

Blaukreuzhof, Heilstätte f. Alkoholkr. Ebst. Vellinghausen (Kleinbahn) 3 km; Welver (Hamm-Soest) 7 km.

Bes. u. Vorst. Diedr. Goebel. Arzt San.-R. Dr. Ad. Hawerkamp in Dinker.

1. 1. 1911: 34 Kr. (33 m., 1 w.); verpfl. i. J. 1910: 117 Kr.

Eröffnet 1906. 2 Pflegkl. 17,8 ha. 40 Plätze.

Dobrzan (Dobřan), Kgr. Böhmen.

Landes-Irrenanstalt. Ebst. Dobrzan (Pilsen-Eisenstein). Dir. Dr. Jos. Zasteřa; Dir. Prim.-A. Dr. Wilh. Sedloň; Prim.-Ä. Dr. Em. Nový, Dr. Jos. Ludikar; Ord. A. Dr. Miloslav Seifert; Sek.-Ä. Dr. Ladislaus Horák, Dr. Theod. Novák, Dr. Franz Maličký, Dr. Wenzel Reichel, Dr. Zdenko Mysliveček.

Bestand 1. 1. 1911: 1853 Kr. (1008m., 845 w.).
Verpflegt i. J. 1910: 2442 „ (1340 „ 1102 „).
258 **Pfleg.** (141 m., 117 w.). 3 Pflegklassen (8; 4; 2 k tgl.).
Eröffnet 13. 4. 1880 auf e. Anhöhe nahe Dobrzan. Pavillonsystem. 1902 Villendependance f. 230 arbeit. Kr. Neuerdings: Wasserturm, 2 Villen f. Ärzte u. Beamte, Umbau d. Infektionspavillons u. d. beiden Pavillons f. Unruhige. 112 ha. 1755 Plätze.

Dorpat (Jurjew). Livland.

Klinik f. N e r v e n - u. G e i s t e s kr. d. Kais. **Universität.** Selbständige Heil- u. Pflegeanstalt.

Dir. Prof. W. v. T s c h i s c h; Ass.-Ä. Priv.-Doz. Dr. M. B r e s o w s k y, Dr. H. J a c o b s o n, Dr. H. B u d u l, C. S c h w a l b e.

1. 1. 1911: 87 Kr. (49 m., 38 w.); verpfl.: i. J. 1910: 407 Kr.
1 Oberin, 20 Pfleg. (10 m., 10 w.). 3 Pflegkl. (70—80; 45—55; 24—55 Rbl. mon.).

Seit 1881 als Klinik (Prof. Emminghaus, Prof. Kräpelin, Prof. v. Tschisch). Ursprünglich v. e. Komitee aus Mitteln d. Stadt Reval, d. livl. u. estländ. Ritterschaft u. A. erbaut u. 1880 v. d. Krone angekauft.

Dorsten, Provinz Westfalen.

Maria Lindenhof, Privatanstalt f. männl. E p i l e p t i k e r. Ebst. Dorsten (Oberhausen-Cösfeld; Essen-Winterswijk) 10 Min.

Leitender Arzt: Dr. Julius D o r n e r.

1. 1. 1911: 301 M.; verpflegt i. J. 1910: 363 M.
35 Brüder, 18 weltl. Pfleg. 1 Pflegkl. (meist Prov.-Kr.).
1887 eröffnet. Eigentum der Genossenschaft d. b a r m h e r z i g e n B r ü d e r zu Montabaur. 320 Plätze.

Dresden, Kgr. Sachsen.

1. Ab. f. G e i s t e s kr. am **Garnisonlazarett.** N., Marienallee.
Ärzte Oberstabsarzt B e n n e c k e u. Stabsarzt K r ü g e r.
1. 1. 1911: 7 M.; verpfl. i. J. 1910: 76 M.

1 Stat.-Aufseher, 3 Pfleger, 3—6 San.-Soldaten.

Eröffnet 16. 4. 1909 vorwiegend zur Beobachtung. Länger dauernde Krankheitsfälle werden in d. Landesanstalten abgegeben. 12 Plätze (davon 1 f. Offiz.).

2. Städt. Heil- u. Pflegeanstalt, Dresden A., Löbtauerstr. 31. Sie besteht aus 3 ärztlich selbständigen Abt.:

1. Abt. (Beobachtungstation) f. Geisteskr., Krampfkr. u. Deliranten bis zur Entlassung od. Unterbringung in Abt. 2 od. 3.

Dir. Arzt Geh. San.-R. Dr. Sigbert Ganser; O.-A. Dr. German. Flatau; Anst.-A. Dr. Otto Öhmig; Ass.-Ä. Dr. Wilh. Kaiser, —.

Bestand 1. 1. 1911: 117 Kr. (48 m., 69 w.).
Verpflegt i. J. 1910: 1283 „ (731 „ 552 „).

2 Pflegklassen (Dresd.: 7,25—13,25; 1,80—3; in Dresden erkrankte Ausw.: 7,25—13,25; 4 M. tgl.).

2. Abt. nimmt aus Abt. 1 alle Gkr. auf, heilb. u. unheilb., die dauernder od. längerer Anstaltbehandlung bedürfen.

Dir. Arzt Dr. Paul Nitsche; O.-A. Dr. Campbell; Ass.-Ä. Dr. Hugo Steynes, Frl. Dr. Cordes.

Bestand 1. 1. 1911: 551 Kr. (232 m., 319 w.).
Verpflegt i. J. 1910: 986 „ (455 „ 531 „).

Der 2. Abt. sind angegliedert

A. d. seit 1904 eingerichtete Familienpflege (jetzt 4 M., 72 Fr.; Pflegkostensatz: 1,20—1,50 M. tgl.);

B. eine Zweiganstalt in Klingenberg.

Diese, zunächst als Trinkerheilstätte gedacht, dient jetzt vor Allem zur Aufnahme v. harmlosen m. Gkr. d. Hauptanstalt, die hier wie d. Alkoholiker m. landwirtsch. Arbeiten beschäftigt werden. Klingenberg hat 27 Betten u. ist fast immer voll belegt.

3. Abt., ursprünglich f. chron. körperl. Kr., allmählich mehr u. mehr m. harmlosen chron. Gkr. durchsetzt. Sie nimmt außer Gkr. d. Abt. 1 u. 2 auch chron. körperl. Kr. aus d. Dresdener Kr.-Häusern od. direkt aus d. Wohnungen auf.

Dir. Arzt San.-R. Dr. Gust. Hecker; O.-A. Dr. Franz Schob; Ass.-Ä. Dr. Geyer, Dr. Wolf.

1. 1. 1911: 630 Kr. (296 m., 334 w.); verpfl.: i. J. 1910: 1142 Kr.

In Abt. 2 u. 3: 2 Pflegklassen (4—5; 1,20—2 M. tgl.).

In d. ganzen Anstalt 12 Oberpfleg. (5 m., 7 w.). 220 Pfleg. (90 m., 130 w.).

5,2 ha. Nicht erweiterungfähig, daher neue Anst. f. Gkr. geplant.

3. Luisenhaus in Dresden-Löbtau, Zweiganstalt d. **städt.** Heil- u. Pflegeanst., f. harmlose G e i s t e s s c h w a c h e.

Arzt San.-R. Dr. Rob. Q u e n z e l. — 2 Oberpfl. (m.), 11 Pfleg. (7 m., 4 w.). 2 Pflegkl. (wie Abt. 2 u. 3 d. Hauptanst.).

Eröffnet 1903. 191 Betten.

4. W. Schroeters Erziehungs- u. Unterrichtanstalt f. g e i s t i g Z u r ü c k g e b l i e b e n e, Dresden-N., Oppellstr. 44.

Hausarzt Dr. H. B ö h m i g; Konsult. Arzt Geh. San.-R. Dr. G a n s e r.

1. 4. 1911: 30 Zögl. (21 m., 9 w.); verpfl. 1. 4. 10—1. 4. 11: 33 Z. (23 m., 10 w.).

4 Pfleg.; 4 Lehrkräfte. 1 Pflegklasse (1400 M. jährl.).

Eröffnet 3. 12. 1873 v. W. Schroeter (†); 1. 4. 1910 in Besitz u. Leitung v. Dir. Trillitsch. Bes. prakt. Beschäftigung (Handfertigkeitunterricht). 0,35 ha. 30 Betten.

Düren, Rheinprovinz.

Provinzial-Heil- und Pflegeanstalt für d. Rb. Aachen, Kreis Bergheim (Rb. Cöln) u. Kreis Grevenbroich (Rb. Düsseldorf), verbunden m. e. Bewahrhaus f. 48 i r r e V e r b r e c h e r aus d. ganzen Rheinpr. Ebst. Düren (Cöln-Aachen) 10 Min.

Dir. San.-R. Dr. Wilh. F a b r i c i u s; O.-Ä. San.-R. Dr. Ad. S c h r e i b e r, Dr. Karl B e c k e r, Dr. Josef G e l l e r; Ass.-Ä. Dr. Alb. L e n n e p e r, Dr. Jul. W e i n g ä r t n e r, Dr. Joachim L i n z b a c h.

Bestand.........1. 4. 1911: 736 Kr. (415 m., 321 w.).

Verpflegt 1. 4. 10—1. 4. 11: 984 „ (567 „ 417 „).

2 Oberpfleg. (1 m., 1 w.); 12 Stationspfleg. (7 m., 5 w.); 109 Pfleg. (68 m., 41 w.).

2 Pflegkl. (3; 1,80 M. tgl. f. Rheinländer; 4; 2,20 M. tgl. f. Andre; 1,50 f. Landarme; 2,50 M. im Bewahrhaus).

Eröffnet 1. 5. 1878 mit Schließung d. Anst. Siegburg. 1900 Pavillon f. irre Verbrecher. 31,6 ha. Normale Belegzahl: 698 Kr.

Düsseldorf, Rheinprovinz.

Departemental - Irren anstalt. Öffentl. Wohltätigkeitanstalt f. unheilb. Gkr. sämtlicher Gemeinden d. Reg.-Bez. Düsseldorfs. Seit 1902 auch städt. Asyl zur vorläufigen Unterbringung v. Gkr.

Dir. San.-R. Dr. Heinr. Neuhaus. Über 500 Kr.

Eröffnet 24. 11. 1826. Wird voraussichtlich im Okt. 1911 mit Eröffnung der Prov.-Anst. Bedburg bei Cleve geschlossen.

Dziekanka bei Gnesen, Provinz Posen.

Provinzial-Irren anstalt f. d. Rb. Bromberg u. 7 Kreise des Rb. Posen. Ebst. Gnesen.

Dir. San.-R. Dr. Joh. Kayser; O.-Ä. San.-R. Dr. Karl Frhr. v. Blomberg, Dr. Otto v. Domarus; Anst.-A. Dr. Franz Hoegg; Ass.-A. Dr. Gero Wildt.

Bestand.........1. 4. 1911: 708 Kr. (380 m., 328 w.).
Verpflegt 1. 4. 10—1. 4. 11: 845 „ (447 „ 398 „).
106 Pfleg. — 3 Pflegkl. (1500—2000; 720—840; 300—432 M. j.).

Eröffnet 1894. 26,25 ha. 720 Plätze. — Kayser, Allg. Ztschr. f. Psych. Bd. 52, S. 681; Kayser, Psych.-neurol. Wchnschr. 1904, Nr. 23.

Eberbach am Neckar, Großhzgt. Baden.

Haus Rockenau. Offene Heilanst. f. nervöse Erschöpfungzustände u. f. Alkohol- u. Morphiumkranke.

Leit. Arzt u. Besitzer: Dr. Carl Fürer; 2. Arzt —.
1. 1. 1911: 22 Kr. (20 m., 2 w.); 1910: 75 Kr. (59 m., 16 w.).
3 Pfleg. (2 m., 1 w.). 1 Pflegkl. (12—22 M.).

Eröffnet 1. 2. 1897. Fast völlig isoliert, Wald u. Fluß in nächster Nähe. Jetzt 22 Betten. Erweiterungbau f. 10 Kr. begonnen. 5 ha.

Ebernach a. d. Mosel, Rheinprovinz.

Pflegeanstalt der **Franziskanerbrüder** f. männl. G e i s t e s kr. Ebst. Cochem a. d. Mosel.

Vorst. Br. L. Feldmann. Dir. Arzt Med.-R. Dr. Franz T h i e l e zu Cochem; Ass.-A. Dr. Aug. B l o m e zu Ebernach.

1. 1. 1911: 329 M.; verpfl. i. J. 1910: 350 M.
40 Pflegebrüder. 2 Pflegkl. (2,50; 1,30 M. tgl.).
Eröffnet Okt. 1889. 22,5 ha. 350 Plätze.

Eberstadt, Prov. Starkenburg, Großhzgt. Hessen.

Provinzial-P f l e g e anstalt f. 1. Personen, die infolge körperl. Gebrechen dauernder Pflege bedürfen, 2. solche unheilbar g e i s t i g G e s t ö r t e, die äußerer Führung zugänglich, ohne besondre Mühe von Untugenden frei zu halten sind, inbezug auf ihre geistigen u. leiblichen Bedürfnisse im Vergleich zu d. körperl. Siechen keine Sonderstellung einnehmen u. sich in d. geordneten Betrieb d. Hauses ohne bes. Einrichtungen u. ohne Störung einfügen lassen. Ebst. Eberstadt (Darmstadt-Heidelberg) 2 km.

Ärztlicher Direktor Dr. Carl T e x t o r.

Bestand 1. 1. 1911: 406 Kr., davon 181 Geisteskr. (82 m., 99 w.).
Verpflegt i. J. 1910: 535 Kr., davon 215 „ (106 m., 109 w.).

2 Oberpfl. (1 m., 1 w.); 16 Pfleg. (8 m., 8 w.). 1 Pflegkl. (f. Selbstzahler 1,50 M. tgl.).

Eröffnet 1. 11. 1903. 6,36 ha. 425 Plätze.

Eberswalde, Prov. Brandenburg.

Brandenburgische **Landes-**I r r e n anstalt. Ebst. Eberswalde (Berlin-Stettin) 15 Min.

Dir. San.-R. Dr. Karl Z i n n; O.-Ä. Dr. Franz V i e d e n z, Dr. Joh. **H o f f m a n n**; Anst.-Ä. Dr. Ernst J e ß, Dr. Herm. **R i e m a n n**, Dr. Alfons **M i c h a l k e**, Dr. Max G i l l w a l d, Dr. **S c h u l z e**, Dr. **K u n z**, Dr. D e f f g e; 2 Med.-Prakt.

Bestand 1. 1. 1911: 1011 Kr. (480 m., 531 w.).
Verpflegt i. J. 1910: 1302 „ (645 „ 657 „).

6 Oberpfl. (3 m., 3 w.); 180 Pfleg. (100 m., 80 w.). — 4 Pflegklassen (2100; 1500; 800; 600 M. j. f. Prov.-Angehör.; 2800; 2000; 1066; 800 M. j. f. Andre).

1865 als Neubau eröffnet. Seit 1884 Wirtschaftsgehöft mit jetzt 17 Kr. Familienpflege seit 1901, jetzt auf 12% des Gesamtbestandes ausgedehnt. 1907 Ankauf e. Bauernhofs in d. 9 km entfernten Dorfe Chorinchen f. 5 Kr. u. Bau e. Stationshauses f. e. verh. Pfleger zur Beaufsichtigung d. Familienpflege auf d. Lande; Neubau v. Ärztewohnungen u. Einrichtung der bisherigen zu offenen Pensionärabt. 1910 Gebietserweiterung. 1911 Bau e. bes. Pensionäranst. m. 4 Kr.-Häusern u. 150 Betten, sowie Umänderung der alten Pensionärabt. in Abt. f. Kr. d. 3. u. 4. Kl. — 100 ha. Normale Belegzahl: 868 Kr.

Ecksberg b. Mühldorf a. Inn, Kreis Oberbayern.

Anstalt f. Unterricht, Beschäftigung u. Pflege v. Kretinen, Idioten und schwachsinnigen Epilept. beiderlei Geschlechts u. jeden Alters; kath. ohne Ausschluß Andersgläubiger. **Stiftung.** Ebst. Mühldorf am Inn (München-Simbach) 3/4 Stunden.

Vorstand: geistl. R. Fastlinger, Pfarrer in Altmühldorf.

Arzt Dr. Lutz, Bezirksarzt in Mühlsdorf.

Bestand 1. 1. 1911: 309 Kr. (159 m., 150 w.).
Verpflegt i. J. 1910: 351 „ (191 „ 160 „).

Pflege durch 40 Schwestern vom 3. Orden d. hl. Franziskus.

1 Pflegkl. (350 M. jährl.). 141 ha. Gegründet 1852.

Egg, Kanton Zürich.

Obere Halden, Pflegeanstalt f. Geisteskr.

Bes. u. Vorsteher Heinr. Jucker. Arzt Dr. Schröder.

1. 1. 1911: 36 Kr. (1 m., 35 w.); verpfl. 1910: 50 Kr.

Pflegepers.: 3 u. Familie. 2 Pflegklassen.

Eröffnet 1886. 1 ha. 42 Plätze.

Eglfing bei München, Oberbayern.

Oberbayrische Heil- u. Pflegeanstalt. Ebst. Haar (München-Rosenheim) 1,2 km. Ostbahnhof München 10 km.

Dir. Dr. Friedr. Vocke; O.-Ä. Dr. Friedr. Ungemach, Dr. Karl Lemberg, Dr. Ernst Nenning, Dr. Fritz Ast; Anst.-Ä. Dr. Ferd. Probst, Dr. Karl Brandl, Dr. Rich. Stöckle, Dr. Karl v. Hößlin, Dr. Franz Sendtner, Dr. Wilh. Korte; Ass.-A. Dr. Roderich Mayr.

Bestand 1. 1. 1911: 1300 Kr. (654 m., 646 w.).
Verpflegt i. J. 1910: 1818 „ (960 „ 858 „).

6 Oberpfl. (3 m., 3 w.); 216 Pfleg. (105 m., 111 w.).

3 Pflegkl. (5; 3; 1,30 M. tgl. f. Oberbayern. 6; 4; 2,20 M. tgl. f. andre bayer. Kreise. 7; 5; 2,20 M. tgl. f. d. übrige Deutschland. 10; 7; 2,20 M. tgl. f. Ausländer.

1901—05 als Ersatz f. d. ständig überfüllte u. v. d. Stadt umklammerte frühere Kreisirrenanstalt (1859—1905) erbaut u. 24. 7. 1905 eröffnet. 1908 um 144 Betten erweitert. 363,7 ha (52,2 ha Anstaltgebiet, 311,5 ha Feld u. Wald). Normale Belegzahl: 1176 Kr. (588 m., 588 w.). — Gedenkschr. anläßlich d. Eröffnung, Selbstverlag; Psych.-neur. Wchnschr. 1906, Nr. 3.

Egmating, Oberbayern.

Anstalt f. Alkoholkr. Eigent.: Kreuzbündnis, München. St. Joh. Baptist. Ebst. Dürrnhaar (München-Aying) 3,5 km.

Vorst. A. Sonntag. Arzt Dr. M. Lebsche in Glonn.

Eröffnet 27. 11. 1910. 1. 1. 11: 4 M. 1 Pflegkl. (3 M. tgl.). 12 Plätze.

Eichberg bei Hattenheim a. Rh., Rb. Wiesbaden.

Landes-Heil- u. Pflegeanstalt. Ebst. Hattenheim 3,7 km.

Dir. Dr. Joh. Wachsmuth; O.-Ä. Dr. Friedr. Resch, Dr. Bernh. Risch, Dr. Ernst Schneider, Dr. Wahlmann; Ass.-A. Dr. Schiese.

Bestand.........1. 4. 1911: 751 Kr. (404 m., 347 w.).
Verpflegt 1. 4. 10—1. 4. 11: 976 „ (557 „ 419 „).

149 Pfleg. (77 m., 72 w.). 4 Pflegkl. (8; 5; 2,50; 1,80 M. tgl.).

Eröffnet 18. 10. 1849 anstelle der 1815 in d. nahen Abtei Eberbach begründeten Nassauischen Landes-Irrenanstalt. 64 ha. 795 Plätze.

Eickelborn, Kreis Soest, Prov. Westfalen.

Provinzial-Heil- u. Pflegeanstalt. Ebst. Benninghausen (Soest-Paderborn) 4 km.

Dir. Dr. Carl Hermkes; O.-A. Dr. Theod. Schneider; Abt.-Ä. Dr. Wilh. Griese, Dr. Hans Clemens; Ass.-A. Dr. Otto Kanis.

Bestand.........1. 4. 1911: 817 Kr. (411 m., 406 w.).
Verpflegt 1. 4. 10—1. 4. 11: 928 „ (482 „ 446 „).

45 Schwestern, 2 Oberpfleger, 55 Pfleger. 1 Pflegklasse (414, f. Kr. m. gemeingefährl. Neigungen 648 M. j.).

Eröffnet 14. 10. 1883 als Prov.-Pflegeanstalt f. 500 Kr. 1904 Bewahrhaus f. 54 Kr. m. gemeingefährl. Neigungen. 1908—1912 Erweiterung als Heil- u. Pflegeanstalt f. 1200 Kr. 32 ha.

Elberfeld, Rheinprovinz.

Fürsorgeanstalten d. **Inneren Mission** f. gefährdete Frauen u. Mädchen (zumal Trinkerinnen). 1. Zufluchthaus (Arbeiterinnen). 2. Frauenheim (Wohlhabendere). Straßburgerstr. 39. Vorst. Past. Erfurth.

Arzt Dr. Pet. Hertmanni in Elberfeld.

1. 1. 1911: 13 Alk.-Kr.; verpfl. 1910: 20 A.

3 Pflegkl. (80—100; 50—60; 36 M. mon.).

Gegründet 1882, Frauenheim 1898.

Ellikon a. d. Thur bei Islikon, Kanton Zürich, Schweiz.

Trinkerheilstätte. Ebst. Islikon (Romanshorn-Winterthur.).

Vorsteher: Fritz Allenbach. Visitierende Ärzte: Prof. Dr. Bleuler-Zürich, Dir. Dr. Ris-Rheinau.

1. 1. 1911: 35 M.; verpflegt i. J. 1910: 94 M.

Kein Pflegepers.; 1 Pflegkl. (1,20—5 fr. tgl.).

Eröffnet 1889. Eigentümer: Verein f. d. Trinkerheilstätte E. mit Sitz in Zürich. 13,7 ha. 40 Plätze.

Elsterberg i. V., Kgr. Sachsen.

Sanat. Elsterberg f. Nervenkr. (Entziehungskuren).

San.-R. Dr. C. R. Römer (Bes.); Hausarzt Dr. Rob. Römer.

1. 1. 1911: 6 Kr. (5 m., 1 w.); verpfl. i. J. 1910: 39 Kr. (30 m., 9 w.).

Pflegepers.: 4. 1 Pflegkl. (v. 8 M. tgl. an). Seit 1892. 1,5 ha.

Emmendingen, Großherzogtum Baden.

Großherzogl. Heil- u. Pflegeanstalt. Ebst. Emmendingen (Freiburg-Offenburg). Vorort-Haltestelle „Heilanstalt".

Dir. Geh. Med.-R. Dr. Karl Haardt; O.-Ä. Med.-R. Dr. Wilh. Nadler, Med.-R. Dr. Otto Feldbausch, Med.-R. Dr. Walter Fuchs, Dr. Joh. Klewe-Nebenius; Anst.-Ä. Dr. Karl Staatsmann, Dr. Osk. Gelbke, Dr. Alb. Kühne; Ass.-Ä. Dr. Eug. Grundler, Dr. Wilh. Horber, Dr. Ludw. Kreuzer; Med.-Prakt. Dr. Ed. Hummel.

Bestand 1. 1. 1911: 1370 Kr. (752 m., 618 w.).
Verpflegt i. J. 1910: 1750 „ (926 „ 824 „).

231 Pfleg. (122 m., 109 w.). 3 Pflegklassen (Badener 1200 bis 1800; 800—1000; 450—600 M. j.; Nicht-Bad. mehr).

Eröffnet 1889. Pavillonsystem. E. Gebäudeteil d. Männerzentralanstalt ist jetzt zu e. gesicherten Abt. f. gefährl. Gkr. umgebaut. Großer landwirtsch. Betrieb, ausgedehnte Park- u. Gemüsegärtnerei, Werkstätten aller Art usw. 80,6 ha. 925 Plätze.

Endenich bei Bonn, Rheinprovinz.

Privat-Heil- u. Pflegeanstalt f. Gemüts- u. Nervenkr. Elektr. Straßenbahn v. Ebst. Bonn.

Kons. Arzt Geh. San.-R. Dr. Bernh. Oebeke; Dir. A. u. Bes. Dr. Andr. von der Helm; Ass.-A. Dr. Koopmann.

1. 1. 1911: 53 Kr. (26 m., 27 w.); verpfl. i. J. 1910: 84 Kr.

2 Hausdamen, 25 Pfleg. 2 Pflegklassen (275; 225 M. mon.).

Eröffnet 29. 10. 1844 v. Geh. San.-R. Dr. Richarz († 1887). 1872—89 unter Leitung v. Dr. Oebeke, dann bis 1898 v. Dr. Heyden. 2½ ha. — Allg. Ztschr. f. Psych. Bd. 51, S. 647.

Ensen a. Rh. bei Cöln, Rheinprovinz.

Heil- u. Pflegeanstalt der **Alexianer**brüder. Hst. Porz-Urbach d. elektr. Bahn Cöln-Porz.

Dir. Arzt O.-A. Dr. Paul Schneider; 2. A. Dr. Schnütgen.

1. 1. 1911: 247 M.; verpflegt i. J. 1910: 278 M.

37 Brüder. 3 Pflegkl. (7 u. mehr; 4 u. m.; 2 u. m. M. tgl.).

Eröffnet 1908. 38 ha. 250 Plätze.

Erdmannshain bei Naunhof, Kgr. Sachsen.

Privat-Heil- u. Pflegeanstalt f. Nerven- u. Gemütskr. Ebst. Naunhof (Leipzig-Döbeln).

Bes. u. Arzt: Dr. Max Lustig (bis 1902 Dr. Störring).

1. 4. 1911: 16 Kr. (5 m., 11 w.); verpflegt 1. 4. 10—1. 4. 11: 45 Kr.

8 Pfleg. (2 m., 6 w.). Eröffnet 1898. 2,4 ha. 21 Betten.

Erlangen, Kreis Mittelfranken, Kgr. Bayern.

Mittelfränkische Heil- u. Pflegeanstalt mit psychiatr. **Klinik.**

Dir. Med.-R. Dr. Aug. Würschmidt; O.-Ä. Dr. Herm. Köberlin, Dr. Rob. Neupert; Anst.-Ä. Dr. Jos. Klüber. Dr. Wilh. Oppermann, Dr. Val. Faltlhauser.

Bestand 1. 1. 1911: 754 Kr. (395 m., 359 w.).
Verpflegt i. J. 1910: 1014 „ (546 „ 468 „).

131 Pfleg. (72 m., 59 w.). Außer Pensionärkl. (n. Übereinkommen) 3 Pflegkl. (5; 3,20; 1,30—1,50 M. tgl. f. Kreisangehör.; 6; 4,20; 3 M. tgl. f. d. übrige Bayern; 7; 5,50; 3,50 f. Ausländer).

Eröffnung der in Kreuzform nach dem Muster der älteren Glasgower Anstalt erbauten Anstalt 1. August 1846 unter Dir. Prof. Dr. Solbrig († 31. Mai 1872 zu München). Ihm folgte 1859 Hofrat Prof. Dr. F. W. Hagen († 13. Juni 1888 zu Erlangen), dann Med.-Rat Prof. Dr. A. Bumm 1888—96 († 13. April 1903 zu München). 12,6 ha (davon 2,3 ha zur Bewirtschaftung. 805 Betten. — Mitteilungen von Solbrig, Allg. Ztschr. f. Psych. Bd. 8 S. 34; „Statistische Untersuchungen über Geisteskrankheiten“ nach den Ergebnissen der ersten 25 Jahre der Kreis-Irrenanstalt zu Erlangen, herausgegeben von F. W. Hagen, Erlangen (Besold) 1876;

1. 10. 1903 wurde f. d. klinischen Unterricht der Universität ein Teil der Anstalt abgezweigt (210 Betten), der im ökon.-technischen Betrieb m. d. Kreisanstalt verbunden, ärztlich aber getrennt ist u. die Kr. hauptsächlich aus der Kreisanstalt erhält. Eine völlige Verselbständigung der Klinik im eigenen Hause ist beabsichtigt.

Dirig. Arzt dieser klin. Abt. o. Prof. Dr. Gustav Specht; Ass.-Ä. Priv.-Doz. Dr. Karl Kleist, Dr. Medow; 1 Med.-Prakt.; 1 Mil.-Arzt.

Erlenbach, Kanton Zürich.

Asyl der **Martinstiftung** f. Schwachsinnige. Ebst. Erlenbach (Zürich-Rapperswil).

Vorsteher: M. Frank; Arzt: Dr. E. Keller.

Bestand 1. 1. 1911: 60 Pflegl. (40 Erwachsene, 20 Kinder).

Pflegepers.: 6. — 1 Pflegklasse. 10 ha.

Eröffnet 1894. Bildungunfähige, Epilept. usw. ausgeschlossen.

Eschau, Kreis Unterfranken, Kgr. Bayern.

Privatirrenanstalt. Ebst. Klingenberg (Aschaffenburg-Würzburg) 1½ St.

Bes. u. Arzt Dr. Rich. Wehsarg.

(Nähere Nachricht nicht zu erhalten.)

Eschweiler, Rheinprovinz.

Kreispflegehaus für alle Hilfbedürftigen des Landkreises Aachen. Ebst. Eschweiler (Cöln-Aachen).

Arzt: San.-R. Dr. Peter Jannes.

1. 1. 1911: 233 Kr. (114 m., 119 w.); verpflegt 1910: 305 Kr.

15 Schwestern v. hl. Carl Borrom.; 24 Pfleg. (9 m., 15 w.).

1 Pflegkl. (Selbstzahler 1,30 M. tgl.). 2,7 ha. 230 Plätze.

Eröffnet 19. 11. 1891. Abt. f. ruhige Pflegl. u. zeitweis erregte Geisteskranke.

Essen an der Ruhr, Rheinprovinz.

1. Psychiatrische Abt. der **städtischen** Krankenanstalten.

Leitender Arzt: Dr. Walter Baumann.

20 Plätze. Pflegepers.: 4. — 3 Pflegklassen.

Eröffnet 1909. Stadtasyl zu vorübergehender Unterbringung.

2. **Städtisches** Erholungsheim f. Nervenleidende, **Lührmannstiftung.**

Leitender Arzt: Dr. Walter Baumann.

30 Plätze. 3 Pfleg. 3 Pflegkl. (5,50; 4 M.; f. Auswärt. 6; 4,50 M. tgl.).

Gegründet 1907. Einziges städt. Sanat. f. Nervenkr. m. Ausschluß von Geisteskranken.

3. **Franz-Sales-Haus** des **Vereins** zur Erziehung u. Pflege kathol. idiotischer Personen aus d. Rheinpr. Schwanenbuschstr. 104-06.

Dir. H. J. Schulte-Pelkum. Leit. Arzt Dr. Const. Kleefisch; Ass.-A. Dr. W. Haakshorst.

1. 1. 1911: 503 Kr. (322 m., 181 w.); verpfl. 1910: 574 Kr. Pflegepers. (Schwestern d. hl. Elisabeth u. weltl. Pfleg.): 60. 3 Pflegkl. (1200—1800; 800—1000; 450—550 M. jährl.)

Eröffnet 1880. Allg. Pflegeabt., Schulbildungsabt. u. Arbeiterziehungsabt. Garten- u. Feldwirtschaft, Handwerkerbetriebe. 8 ha.

Etoy b. Lausanne, Kanton Waadt.

Asile de l'Espérance f. schwachsinnige Kinder. Ebst. Allaman (Lausanne-Genf).

Dir. Frl. Ch. Buchet. Arzt Dr. Zimmer in Aubonne.

Bestand 1. 1. 1911: 128 Pflegl. (67 m., 61 w.).

Gegründet 1872 v. Aug. Buchet. **Vereinseigentum.**

Eugendorf, Kronland Salzburg.

Landes-Idiotenanstalt **Konradinum.** Ebst. Eugendorf (Kalham-Eugendorf).

Ortsarzt.

Verpflegt i. J. 1909: 15 Kinder (8 m., 7 w.).

3 Schwestern.

Eröffnet 15. 1. 1907 durch Pfarrer K. Seyde, der sein Haus dem Lande Salzburg zur Aufnahme armer Idiotenkinder schenkte. Soll 1912 der Landesanst. Salzburg angegliedert werden.

Eupen, Rheinprovinz.

Irren-Bewahranstalt, verbunden m. d. St. Nikolaus-Hospital (**Stiftung**). Ebst. Eupen (Herbesthal-Eupen).

Vorst.: d. Bürgermeister. Arzt Dr. Gerh. Kirsch.

1. 1. 1911: 90 Kr. (7 m., 83 w.).

11 barmh. Schw. v. h. Karl Borromäus (Trier). 1 Pflegkl. (1,25—1,50 M. tgl.).

Eröffnet d. Spital 1841, d. Anst. f. Gkr. 1848 als Annex des Spitals. Meist Prov.-Kr.

Fellin, Livland.

Marienhof, Anstalt des **Vereins** zur Verpflegung der Idioten u. Epileptiker in Livland.

Arzt: Dr. H. Ströhmberg, Kreisarzt in Fellin.

1. 1. 1911: 87 Kr. (40 m., 47 w.); verpfl. 1910: 102 Kr.

12 Pfleg. 2 Pflegkl. (250; 100—150 Rubel jährl.).

Eröffnet Herbst 1897. 1. 4. 1908 brannte d. alte Haus ab. 109 ha (großenteils verpachtet).

Finkenwalde bei Stettin, Prov. Pommern.

Sanatorium **Buchheide, offene** Privatanstalt für Nerven- und Herzkranke, Alkoholiker, Morphinisten usw. Ebst. Finkenwalde (Stettin-Stargard; Stettin-Swinemünde.)

Dir. Arzt u. Bes. Dr. Ernst Colla; Ass.-A. Dr. Hinr. Horstmann.

1. 1. 1911: 23 Kr. (11 m., 12 w.); verpfl. 1910: 162 Kr.

9 Pfleg. 1 Pflegkl. (7—12 M. tgl.).

Eröffnet 15. 8. 1895. 11 ha. 30 Plätze.

Frankenthal, Pfalz, Kgr. Bayern.

Kreis-Kranken- u. Pflegeanstalt f. 1. erwachsene Geisteskr. 2. idiotische u. epileptische Kinder (m. Schule), 3. körperl. Kr. Ebst. Frankenthal (Worm-Ludwigshafen).

Dir. Dr. Wilh. Eccard; O.-A. Dr. Dehler (f. körp. Kr.); 3. A. Dr. W. Schröppel; Ass.-Ä. Dr. Phil. Grimm, Dr. Herm. Stähler.

Bestand 1. 1. 1911: 743 Kr. (389 m., 354 w.).
Verpflegt i. J. 1910: 1179 „ (692 „ 487 „).

4 Oberpfl. (1 m., 3 w.); 2 Schwestern (rot. Kreuz); 74 Pfleg. (32 m., 42 w.).

1 Pflegkl. (2 M. tgl.). 720 Plätze, davon 230 f. körp. Kr. Gegründet 1810. 11 ha (ohne d. Baulichkeiten).

Frankfurt a. Main, Prov. Hessen-Nassau.

Städtische Heil- u. Pflegeanstalt f. Irre u. Epileptische (zur Aufnahme aller Bewußtlosen aus d. Stadtbezirk u. zur Heilung u. beschränkten Pflege v. Gkr., Epil. u. Nervösen).

Dir. Prof. Dr. Emil Sioli; 2. A. Prof. Dr. Jul. Räcke; 3. A. Dr. Emil Geelvink; Ass.-Ä. Dr. Hahn, Dr. Jahnel, Dr. Sichel.

Bestand.........1. 4. 1911: 489 Kr. (278 m., 211 w.).
Verpflegt 1. 4. 10—1. 4. 11: 1974 „ (1375 „ 599 „).

140 Pfleg. 3 Pflegkl. (Frankf.: 9—15; 5; 1,50—2,50; Ausw.: 12—15; 8; 2—4,50 M. tgl.).

Eröffnet 23. 5. 1864 (bis dahin seit 1775 e. Hosp. f. Gkr. in d. Stadt). 1901 landwirtsch. Filiale in **Köppern** am Taunus f. Rekonv. u. Trinker (40 ha. 36 Plätze). Neue Nervenheilanstalt f. 120 Nerven- u. leicht Psych.-Kr. in Köppern im Bau (Filiale d. städt. Anst.). — 45 ha. 400 Plätze.

Freiburg i. Brg., Großhzgt. Baden.

Psychiatrische u. Nervenklinik der Universität.

Dir. Geh. Hofr. Prof. Dr. Alfr. Hoche; Ass.-Ä. ao. Prof. Dr. Osw. Bumke, Priv.-Doz. Dr. Walt. Spielmeyer,

Dr. Jos. v. Ehrenwall, Dr. Franz Mugdan, Dr. Alfr. Hauptmann.

Bestand 1. 1. 1911: 134 Ps.-Kr. (72 m., 62 w.); 26 N.-Kr. (14 m., 12 w.); verpflegt i. J. 1910: 670 Ps.-Kr. (357 m., 313 w.); 400 N.-Kr. (219 m., 181 w.).

40 Pfleg. (20 m., 20 w.) f. Ps.-Kr.; 4 (2 m., 2 w.) f. N.-Kr.

3 Pflegkl. (7—8; 5—6; 1,25—1,70 M. tgl. f. Ps.-Kr.; 7; 6; 2—2,20 M. tgl. f. N.-Kr.).

Eröffnet 1887; die Nervenklinik 1909. 1,8 ha. 110 Plätze f. Ps., 34 f. N.-Kr.

Freiburg, Kreis Schweidnitz, Prov. Schlesien.

Provinzial-Heil- u. Pflegeanst. f. Geisteskr., Epilept., Taubstumme u. Blinde. Ebst. Freiburg (Dittersbach-Königszelt).

Dir. San.-R. Dr. Otto Buttenberg; O.-A. Dr. Joh. Jessen; Abt.-A. Dr. Rich. Lehmann, Dr. Kurt v. Rottkay

Bestand 1. 1. 1911: 790 Kr. (371 m., 419 w.).
Verpflegt i. J. 1910: 881 „ (420 „ 461 „).

98 Pfleg. (44 m., 54 w.). 1 Pflegklasse (1,80 M. tgl.).

Eröffnet 15. 4. 1893 in adaptierten Gebäuden. 1910 Neubau v. Wohnungen f. verheir. Pfleger m. Einrichtung f. Familienpflege. 102,7 ha. 830 Plätze (davon 60 in Familienpflege).

Freienwalde a. d. Oder, Prov. Brandenburg.

Privat-Unterrichtanst. u. Erziehungsheim *f. Schwachsinnige. Weinberg 7.

Bes. Lehrerin Frl. M. Giese; Arzt Geh. Med.-R. Dr. Großmann.

1. 4. 1911: 8 Zögl. Verpflegt i. J. 1910: 8 Zögl.

3 Pfleg. — 3 Pflegkl. (1000—1500 M. jährl.).

Eröffnet 1908. 1,5 ha Garten- u. Ackerland. 15 Plätze.

Friedrichroda, Herz. Sachsen-Koburg-Gotha.

Geh. San.-R. Dr. Kothes Sanat. f. innere u. Nervenkr., bes. Neurastheniker, u. Herzkr. Entziehungskuren. Ebst. Friedrichroda (Fröttstädt-Georgenthal).

Geh. San.-R. Dr. Gust. Kothe; Dr. Rich. Kothe. 45 Betten. 1910: 130 Kurgäste. 1 Oberin, 2 Pfleg. (1 m., 1 w.). 1 Pflegkl. (Preis nach Zimmer u. Kur). Seit 1887. 1,25 ha.

Friedrichsfeld bei Rendsburg, Prov. Schleswig-Holstein.

Privatanstalt f. Geisteskr. Ebst. Rendsburg 20 km.
Bes. M. Clausen. Arzt Dr. C. Haß in Hohe.
1. 1. 1911: 19 Kr. (2 m., 17 w.); verpfl. 1910: 19 Kr.
7 Pfleg. 3 Pflegklassen (2—6 M. tgl.).
Eröffnet 1. 5. 1882. 4 ha. 20 Plätze.

Fürstenwalde a. d. Spree, Prov. Brandenburg.

Heilstätte **Waldfrieden** f. alkoholkr. Männer. Ebst. Fürstenw. (Berlin-Frankfurt a. O.) 3 km od. Waldfr. (Oderbruchbahn) 2 Min.
Ärzte: Dir. Dr. Walt. Spliedt; 2. Arzt —.
Bestand 1. 1. 1911: 143 M.; verpfl. i. J. 1910: 326 M.
18 Pfleger. 2 Pflegklassen (4; 2,50 M. tgl.).
13. 7. 1900 als offene Anst. eröffnet, 1905 durch offene u. geschlossene Abt. erweitert. Eigentum d. Bez.-**Vereins** g. d. M. geist. Getr. f. Berlin u. Umgegend u. in naher Beziehung zur Landesdirektion d. Prov. Brandenburg, die vertraglich stets e. größere Anzahl geisteskr. Alkoholiker in d. Anst. behandeln läßt. 120 ha. 178 Plätze.

Fulda, Prov. Hessen-Nassau.

St. Antoniusheim, Bildungs- u. Pflegeanstalt f. schwachsinnige Kinder. Eigent. e. **G. m. b. H.** An St. Katharin 4.
Vorst. Fr. Just.-R. Rang; Arzt Dr. Franz Stegmaier
1. 1. 1911: 110 K. (58 m., 52 w.; verpfl. 1910: 117 K.
16 barmh. Schw. v. hl. Vincenz v. Paula.
Eröffnet 1. 10. 1904. 4 ha. 150 Plätze.

Gabersee bei Wasserburg am Inn, Oberbayern.

Oberbayrische Heil- u. Pflegeanst. f. Geisteskr. Ebst. Wasserburg (Rosenheim-Mühldorf).

Dir. Dr. Otto Dees; Ob.-Ä. Dr. Hans Köhler, Dr. Theod. Troll, Dr. Heinr. Lößl; Anst.-Ä. Dr. Jos. v. Schleiß-Löwenfeld, Dr. Alb. Imhof.

Bestand 1. 1. 1911: 809 Kr. (413 m., 396 w.).
Verpflegt i. J. 1910: 1020 „ (519 „ 501 „).
127 Pfleg. (70 m., 57 w.). 1 Pflegkl. (1,30—1,80 M. tgl.).

Eröffnet Nov. 1883 als Irrenanstalt mit Kolonie. 260 ha. 671 Plätze. — Dr. Dees: D. Heil- u. Pflegeanst. Gabersee in ihrer Entstehung u. deren Geschichte in d. ersten 25 J., 1909.

Galkhausen b. Langenfeld, Rb. Düsseldorf, Rheinpr.

Rhein. **Provinzial**-Heil- u. Pflegeanstalt. Ebst. Langenfeld (Cöln-Düsseldorf) 20 Min.

Dir. Dr. Joh. Herting; O.-Ä. Dr. Ed. Kerris, Dr. Peter Neu, Dr. Wilh. Rademacher; Anst.-Ä. Dr. Alfr. Langen, Dr. Heinr. Storck, Dr. Franz Sioli; Ass.-A. Dr. Ferdinand Müller.

Bestand.........1. 4. 1911: 872 Kr. (448 m., 424 w.).
Verpflegt 1. 4. 10—1. 4. 11: 1395 „ (713 „ 682 „).
111 Pfleg. (62 m., 49 w.). 2 Pflegkl. (3; 1,80 M. tgl. f. Rheinl.; 4; 2,20 M. tgl. f. Auswärt.).

Eröffnet 1. 3. 1900. Koloniale Anstalt. Familienpflege. 114 ha. 800 Plätze. — Zentr.-Bl. f. allg. Gesundheitpflege 1902; Psychiatr. Wchnschr. 1902, Nr. 23; Album d. Anst., herausgeg. v. d. Rhein. Prov.-Verwaltung, Cöln 1904.

Gallneukirchen, Oberösterreich.

Ev. Diakonissenanstalt des ev. o.-ö. **Vereins** f. innere Mission. Darin Abt. f. unheilb. Geisteskr. u. Schwachsinnige. Ebst. Linz a. Donau.

Hausarzt: Gemeindearzt Dr. Moritz Pokorny.

1. 1. 1911: 65 Kr. (15 m., 50 w.); verpflegt i. J. 1910: 70 Kr.

5 Diakonissen. 3 Pflegkl. (100—150; 80—90; 40—50 K. mon.).

Eröffnet 3. 9. 1877. Von c. 170 Pflegl. d. Anst. sind c. 39 geistesgestört u. c. 16 schwachsinnig.

Gandersheim, Herzogtum Braunschweig.

Privatanstalt f. Nerven- u. Psychisch-Kr. Ebst. Gandersheim (Kreiensen-Seesen) 20 Min.

Bes. u. Arzt Dr. F. Brunotte.

1. 4. 1911: 22 Kr. (10 m., 12 w.). 4 Pflegepers.

Eröffnet 1905. 1 Pflegkl. (6—10 M. tgl.). 0,8 ha. 25 Plätze.

Gangelt, Kreis Geilenkirchen, Rheinprovinz.

Pflegeanstalt d. **Genossenschaft** d. armen Dienstmägde Jesu f. weibl. Idioten. Ebst. Gangelt (Kl.-B. Geilenkirchen-Tüddern).

Arzt Dr. Heinr. Stahl.

1. 1. 1911: 185 Fr.; verpflegt i. J. 1910: 196 Fr.

28 Schw., 8 Pfleg. 2 Pflegklassen (1,50; 1,15 M. tgl.).

Eröffnet 1891. 0,5 ha. 185 Plätze.

Gardelegen, Prov. Sachsen.

Privatirrenanstalt.

Bes. Schulze. Arzt Dr. Karl Gräner.

(Nähere Nachrichten nicht zu erhalten.)

Gaschwitz bei Leipzig, Kgr. Sachsen.

Hartheck, Privatheilanstalt f. Nerven- u. Gemütskr. Offene u. geschlossene Anstalt. Ebst. Gaschwitz (Leipzig-Chemnitz; Leipzig-Meuselwitz) 1 km.

Leit. Arzt u. Besitzer Priv.-Doz. San.-R. Dr. Hugo Schütz; Ass.-A. Dr. Otto Schütz.

1. 1. 1911: 50 Kr. (24 m., 26 w.); verpfl. i. J. 1910: 108 Kr. (56 m., 52 w.).

Pflegepers.: 26. — 1 Pflegkl. (210—400 M.).

Begründet 1892 in Leipzig-Plagwitz, nach Hartheck 1893 verlegt. 5 ha. 50 Plätze.

Gemünden am **Main**, Unterfranken, Kgr. Bayern.

St. Josefhaus, Bildungs- u. Pflegeanstalt f. Schwachsinnige. Ebst. Gemünden (Aschaffenburg-Würzburg).

Eigentümer: J. M. Herberich; Anstaltarzt: Dr. Karl Herberich.

1. 1. 1911: 169 Kr. (125 m., 44 w.); verpfl. 1910: 186 Kr.

19 Pfleg. (Schwestern v. hl. Erlöser zu Würzburg). 1 Pflegkl. (400 M. j.).

Eröffnet 1882. 170 Plätze.

Genf, Kanton Genf.

Asile **cantonal** de **Bel-air,** zugleich psychiatr. **Klinik,** in Chêne-Genève.

Dir. Prof. Dr. Rod. Weber; 2. A. Dr. Ch. Ladame; 3. A. Dr. Ch. Métral; 1 Vol.-A.

Bestand 1. 1. 1911: 342 Kr. (168 m., 174 w.).
Verpflegt i. J. 1910: 605 „ (301 „ 304 „).

70 Pfleg. — 3 Pflegkl. (10; 8; 3—3,50 fr. tgl.).

Eröffnet Nov. 1900. Von 1876 bis dahin hatte d. 1838 eröffnete Anstalt Les Vernets als Klinik gedient. Wegen der Grenzlage Genfs verhalten sich in Bel-air d. fremden zu d. einheim. Kr. wie 2 : 1, werden aber großenteils bald heimgeschafft. Vergrößerung der w. Aufnahmeabt. eingeleitet. 60 ha. 350 Plätze.

Gießen, Prov. Oberhessen, Großherzt. Hessen.

1. Univ.-Klinik f. psychische u. nervöse Krankheiten.

Dir. Prof. Dr. med. et phil. Rob. Sommer; O.-A. Prof. Dr. Heinr. Dannemann; Ass.-Ä. Priv.-Doz. Kurt Berliner, Dr. Sal. Margulies, Dr. med. et phil. Regensburg, Stabsarzt Dr. Todt.

Bestand 1. 1. 1911: 68 Kr. (32 m., 36 w.).
Verpflegt i. J. 1910: 435 „ (259 „ 176 „).

2 Oberpfl. (1 m., 1 w.); 32 Pfleg. (16 m., 16 w.).

3 Pflegklassen (6—10; 3,50—5; 1,25—2,50 M. tgl.).

Eröffnet 25. 2. 1896. Aufnahme aus allen Landesteilen. Es genügt ein Aufnahmeantrag u. die Feststellung der Anstaltbedürftigkeit durch d. aufnehmenden Arzt. Von d. Möglichkeit des freiwilligen Eintritts wird in großem Umfang Gebrauch gemacht, bes. auch zur Begutachtung von Unfallkranken. 3 ha. 100 Betten. — Dr. Dannemann: D. psychiatr. Klin. zu Gießen, Berlin, Karger, 1898.

2. Landes-Irrenanstalt bei Gießen.

Dir. Med.-R. Dr. Karl Oßwald; O.-A. Dr. Hans Dietz.

Eröffnung August 1911. Für 420 Kr. (220 m., 200 w.). Auf je 6 Kr. 1 Pfleg. (im festen Haus auf je 3,3).— 3 Pflegkl. (1400—6000; 800—2400; 400—650 M. j.). 24,2 ha.

3. Oberhessische **Prov.**-Siechenanstalt. Licherstr. 74. Bhf. Gießen 30 Min.

Arzt Kreis-Ass.-A. Dr. Georg Langermann.

Bestand.........1. 4. 1911: 157 Gkr. (87 m., 70 w.).
Verpflegt 1. 4. 10—1. 4. 11: 349 „ (177 „ 172 „).

2 Schw., 13 Pfleg. 3 Pflegkl. (800—900; 600—700; 200—500 M. j.).

Eröffnet 1903 f. körperl. u. geist. Sieche. 300 Betten.

Gifhorn, Reg.-Bez. Lüneburg, Prov. Hannover.

Stift Isenwald, Heilstätte f. alkoholsüchtige Männer. Eig. d. **Vereins** f. Trinkerrettung in Hannover. Ebst. Gifhorn (Isenbüttel-Ülzen).

Arzt: San.-R. Dr. Gust. Gerbracht in Gifhorn.

1. 1. 1911: 37 M.; verpflegt i. J. 1910: 107 M.

3 Pflegkl. (945; 765; 510 M. j.; f. Nicht-Hannov. 10% Zuschlag).

Eröffnet 1. 11. 1901. Anstalt der Inneren Mission. 10 ha. 40 Betten.

Goddelau, Prov. Starkenburg, Großherzgt. Hessen.

Landes-Irrenanstalt **Philippshospital** (bis 1904 „Hofheim"). Ebst. Goddelau-Erfelden i. Ried (Frankfurt-Mannheim) 3 km.

Dir. Med.-R. Dr. Rud. Mayer; O.-Ä. Dr. Herm. Schneider, Dr. Ad. Lindenborn, Dr. Friedr. Weifenbach,

Dr. Jos. Peters; Dr. Aug. Dannenberger, —; Ass.-Ä. Dr. Hub. Rumpert, —, —, —.

Bestand 1. 1. 1911: 1292 Kr. (649 m., 643 w.).
Verpflegt i. J. 1910: 1496 „ (773 „ 723 „).

222 Pfleg. (112 m., 110 w.). — 3 Pflegkl. (1400—4000; 800 bis 1200; 400—650 M. j. f. Hessen. 2000—5000; 950—1800; — f. andre Deutsche. 2600—6000; 1100—2400; — f. Ausländer.

Eröffnet 1533 durch Philipp d. Großmütigen f. d. Grafschaft Katzenellenbogen, zugleich als Siechenhaus. Nur die Kirche blieb unverändert. Ein alter Krankenbau ist für w. Pensionäre, ein anderer für Ärztewohnungen mit Laboratorien im Erdgeschoß umgebaut. Im übrigen ist die Anstalt 1884 bis 1902 völlig neugebaut. 74 ha. 1050 Plätze. — Hofheim u. Heppenheim, 1880; Mayer, D. Großh. Landeshospital Hofheim 1533—1904, 1904.

Godesberg a. Rh., Rheinprovinz.

Kuranstalten **Godeshöhe** f. Gemüts- u. Nervenkranke, Entwöhnungskuren. Ebst. Godesberg 17 Min.

Arzt u. Besitzer: Dr. Bruno Bernard.

1. 1. 1911: 13 Kr. (10 m., 3 w.); verpfl. i. J. 1910: 31 Kr. (17 m., 14 w.).

11 Pfleg. — 1 Pflegklasse. — 3 ha. — 50 Plätze. Eröffnet 1906.

Göppingen, Kgr. Württemberg.

Privat-Irrenanstalt Christofsbad. Ebst. Göppingen (Stuttgart-Ulm) 10 Min. Besitzer: Brüder Landerer.

Dir. San.-R. Dr. Gust. Landerer; 2. Arzt Hofr. Dr. Heinr. Landerer; O.-Ä. Dr. Fritz Glatzel, Dr. Heinr. Landerer jun.

Bestand 1. 1. 1911: 442 Kr. (222 m., 220 w.).
Verpflegt i. J. 1910: 533 „ (267 „ 266 „).

68 Pfleg. (34 m., 34 w.). 3 Pflegkl. (7; 4,50—5,50; 2,50 M. tgl.).

Eröffnet 1. 5. 1852 durch Dr. H. Landerer († 1877). Seit 1853 Hülfsanstalt f. d. Staatsanstalten (jetzt 290 Staatspflegl.). Landwirtschaftl. Kolonie „Freihof“ (jetzt 20—25 Kr.). — 100 ha. 450 Plätze.

Görlitz, Prov. Schlesien.

1. Städtisches Siechenhaus, auch zur vorläufigen Aufnahme gemeingefährlicher G e i s t e s kr. Jochmannstr. 7.

Vorst. Schwester Cl. Barseld. Arzt San.-R. Dr. H a u p t.

1. 4. 1911: 2 Gkr. (1 m., 1 w.); verpfl. i. J. vorher: 85 Gkr.

7 Plätze f. Gkr. seit 1876. 1 Pflegkl. (2 M. tgl.). 7 Plätze f. Gkr.

2. Privatheilanstalt f. G e m ü t s kr. mit offener Kuranst. f. N e r v e n k r. u. ärztl. Pädagogium f. jugendl. Kr.

Dir. u. Bes. Dr. Siegfr. K a h l b a u m; 2. leit. Arzt Dr. Ed. H e ß; Anst.-Ä. Dr. Jos. R e i s, Dr. Wilh. B l o s e n.

1. 1. 1911: 105 Kr. (70 m., 35 w.); verpfl. 1910: 184 Kr.

59 Pfleg. (38 m., 21 w.). 1 Pflegkl. (v. 300 M. mon. an).

Eröffnet 1855. 4,5 ha. 130 Plätze. — Kahlbaum: Psych.-neur. Wchnschr. 1905, Nr. 19; Heß: Ztrlbl. f. Nerv.- u. Psych. 1905, Nr. 198.

Görz, Österr. Küstenland.

Landes-Irrenanstalt Franz Joseph I. Ebst. Görz (Triest-Udine) 20 Min. m. Wagen.

Dir. San.-R. Dr. Ernst F r a t n i c h; Prim.-A. Dr. Franz G ö s t l; Ass.-Ä. Dr. Ruggero R. v. F r a n z o n i, Dr. Just B a c a r.

17 Schwestern, 45 Pfleg. (31 m., 14 w.). 3 Pflegkl. (8; 6; 2,10 K. tgl.).

Eröffnet 16. 2. 1911. c. 15 ha. 400 Plätze.

Göttingen, Prov. Hannover.

1. Kgl. Universitätsklinik u. Poliklinik f. p s y c h i s c h e u. N e r v e n krankheiten. Geiststr. 5 (2 Min. v. Bhf.).

Dir. Geh. Med.-R. Prof. Dr. Aug. C r a m e r; O.-A. Priv.-Doz. Dr. Friedr. E i c h e l b e r g; Ass.-A. Dr. Paul B u n s e; A. f. d. Stoffwechsellaborat. Dr. B. O p p l e r.

1. 4. 1911: 24 Kr. (12 m., 12 w.); verpfl. 1910: 622 Kr. (428 m., 194 w.).

1 Oberin; 3 Pfleg. (2 m., 1 w.). 3 Pflegkl. (5; 3,50; 2 M. tgl.).

Eröffnet 1. 7. 1904 (Poliklinik seit 1901). Eröffnung des Neubaus in d. Geiststr. 1, 10. 1906. 30 Plätze.

2. **Provinzial**-Heil- u. Pflegeanstalt f. Geisteskranke. 20 Min. v. Bhf.

Dir. Geh. Med.-R. Prof. Dr. Aug. Cramer; O.-A. Prof. Dr. L. Wilh. Weber; Ass.-Ä. Dr. Wilh. Tintemann, Dr. Richard, Dr. Rud. Redepenning, Dr. Pförtner, Dr. Frensdorff, Dr. Er. Rapmund, Mil.-O.-A. Dr. Jüttner.

Bestand 1. 4. 1911: 508 Kr. (325 m., 183 w.), davon 45 m., 18 w. in Fam.-Pfl.

Verpflegt 1. 4. 10—1. 4. 11: 815 Kr. (510 m., 305 w.).

6 Oberpfl. (4 m., 2 w.), 106 Pfleg. (71 m., 35 w.). 3 Pflegkl. (Hannov.: 7; 3,25; 1,40; Nicht-Hann.: 8; 4; 1,80; Ausländer: 9; 4,50; 2,30 M. tgl.).

Eröffnet als Neubau 3. 4. 1866. Der aus dieser Zeit stammende Teil (Korridorbau) enthält jetzt Pensionärabt., Räume f. d. 3. Kl. u., durch Kreuzgang damit verbunden, e. Abt. f. Unruhige. Seit 1901 Familienpflege. 1909 Wärterdorf m. 12 Wohnungen. 1911 neues Wasch- u. Maschinenhaus, Werkstättengebäude, Beamtenwohnungen u. Erweiterung d. Wärterdorfs. 65,3 ha.

3. **Provinzial**-Verwahrungshaus f. unsoziale Geisteskr.

Dir. Arzt Prof. Dr. L. Wilh. Weber; Ass.-A. e. Arzt d. Prov.-Heil- u. Pflegeanstalt.

1. 4. 1911: 51 M.; verpflegt 1. 4. 10— 1. 4. 11: 67 M.

1 Oberpfl., 24 Pfleger. 60 Plätze.

Eröffnet Juli 1909 auf d. Gelände d. Heil- u. Pflegeanst., aber räumlich u. in Verwaltung u. ärztl. Leitung v. ihr getrennt. Partiell panoptisches Bausystem. — Cramer: D. Weiterentwicklung d. Göttinger Heilanstalten, Klin. Jhrb. 1909.

4. **Provinzial**-Heil- u. Erziehungsanstalt f. psychopath. Fürsorgezöglinge. Neubau 1911. D. Anst. liegt auf d. Gelände d. Heil- u. Pflegeanst., ist f. 54 m. schulentlassene Zögl. bestimmt u. wird unter Leitung eines Oberarztes gestellt.

Goldbach bei Küsnacht am Züricher See, Kanton Zürich.

Kellersche Erziehungs- u. Versorgungsanstalt f. schwachsinnige Mädchen. **Vereinsanstalt.** Ebst. Küsnacht (Zürich-Rapperswil) 15 Min.; Dampferst. Goldbach 7 Min.

Arzt Dr. A. v. Schultheß-Schindler in Zürich.

1. 1. 1911: 23 Mädch.; verpfl. i. J. 1910: 24 Mädch.

1 Vorsteherin, 1 Gehülfin, 2 Lehrerinnen. 1 Pflegkl.

Eröffnet 1849 in Zürich-Hottingen v. Frl. Keller. Seit 1905 in Goldbach. 30 Plätze (18 in d. Erziehungs-, 12 in d. Pflegeanst.).

Gorze, Reichsland Elsaß-Lothringen.

Lothringische **Bezirks**-Pflegeanstalt f. hilfbedürftige Personen, Geistesschwache u. Epilept. Ebst. Novéant (Metz—Nancy) 6 km.

Dir. Mazerand. Arzt Dr. v. Westphalen.

Bestand.........1. 4. 1911: 329 Kr. (155 m., 174 w.).

Verpflegt 1. 4. 10—1. 4. 11: 479 „ (243 „ 236 „).

10 Schw., 6 Pfleg. 3 Pflegkl. (500; 400; 300 M. j.).

Altes Schloß. Bezirksarmenanstalt seit 1871. 25,7 ha. — L'abbaye de Gorze, par l'abbé Chaussier, Metz, erzbischöfl. Bhg. 1894.

Goslar a. Harz, Prov. Hannover.

Villa Elisabeth, Heim f. weibl. Gemütskr. Marienbader Promenade 18. Ebst. Goslar 15 Min.

Arzt San.-R. Dr. Konr. Benno; geschäftl. Leiter Ed. Löhr.

Bestand 1. 1. 1911: 6 Fr.; verpflegt i. J. 1910: 31 Fr.

1 Oberpfl., 4—5 Pfleg. — 1 Pflegkl. (8—10 M. tgl.).

Eröffnet 1887. D. geschlossene Abt. Villa Elisabeth ist dem offenen Sanat. **Marienbad** (f. 36 Nervenkr.) angegliedert. 3 ha. 15 Plätze.

Gotha, Herzogtum Sachsen-Coburg-Gotha.

Herzogin Marie-Stiftung f. Idioten u. Epilept. Pestalozzistr. 2. Ebst. Gotha 30 Min.

Hausvater Siekmann. Arzt Geh. Med.-R. Dr. Schwerdt. Eröffnet 1898. 1,5 ha. 110 Plätze (61 m., 49 w.).

1 Diakon, 2 Lehrer, 7 Pfleg. (4 m., 3 w.). 3 Pflegklassen (1500; 600; 400 M. j.).

Grafenberg bei Düsseldorf, Rheinprovinz.

Provinzial-Heil- u. Pflegeanstalt f. d. Reg.-Bez. Düsseldorf (m. Ausnahme einiger Kreise). Ebst. Düsseldorf 5,4 km.; Haltestelle „auf der Hardt" d. elektr. Straßenbahn Düsseldorf-Gerresheim.

Dir. Geh. San.-R. Dr. Joseph Peretti; O.-Ä. Dr. Otto Deiters, Dr. Rich. Schröder, Dr. Friedr. Witte; Anst.-Ä. Dr. Georg Beyerhaus, Dr. Art. Trapet; Ass.-Ä. Dr. Heinr. Dannehl, Dr. Herm. Giesler; Vol.-A. —.

Bestand.........1. 4. 1911: 941 Kr. (540 m., 401 w.).
Verpflegt 1. 4. 10—1. 4. 11: 1706 „ (963 „ 743 „).
Pflegepers.: 158. — 4 Pflegkl. (wie in Prov.-A. Andernach).

Eröffnet 1. 7. 1876. 1882 Eröffnung d. sog. Kolonie f. 50 M. u. ca. 20 Angestellte. Neubauten 1897—99 u. 1906—08. 57,6 ha. 840 Plätze. — Lit. s. Andernach.

Graudenz, Prov. Westpreußen.

Irrenabteilung der **Strafanstalt** f. geisteskr. (Zuchthaus- u. Gefängnis-) Gefangene aus d. Prov. Ostpreußen, Westpreußen, Posen, Pommern.

Leitender Arzt Dr. Karl Boldt.

Bestand 1. 4. 1911: 37 M.; verpflegt 1. 4. 10—1. 4. 11: 96 M. 10 Pfleger. 50 Plätze.

Eröffnet 1. 4. 1902. — Sander: Allg. Ztschr. f. Psych. Bd. 60.

Graz, Steiermark, Österreich.

1. Neurologisch-psychiatrische **Univ.-Klinik** u. Abt. im Allg. Landeskrankenhause.

Dir. Prof. Prof. Dr. Fritz Hartmann; Ass.-Ä. Dr. Heinr. di Gaspero, Dr. Ed. Phleps, Dr. Heinr. Schrottenbach, Dr. Silvio Canestrini; 2 Sek.-Ä., 2 Vol. (Militär)-Ä.

Bestand 1. 1. 1911: 59 Kr. (31 m., 28 w.).
Verpflegt i. J. 1910: 1178 „ (613 „ 565 „).
26 Pfleg. 3 Pflegkl. (14; 7; 2,50 k tgl.).

Eröffnet 1874. D. Abt. dient a) als erste Irrenstation des Kronlandes zur Beobachtung, b) als Heilanstalt für akute Psych., c) f. Nervenkr. ohne Gst. Der Leiter hat d. Recht, zu Unterrichtzwecken m. s. Hörern Feldhof zu besuchen u. Kranke v. dort vorübergehend in d. Klinik zu nehmen. 90 Plätze.

2. **Garnisonspital** Nr. 7. Abt. f. Nerven- u. Geisteskr.
Leit. A. Reg.-A. Dr. Othmar Albrecht; 1 Sek.-A.
1. 1. 1911: 18 Gkr.; verpflegt i. J. 1910: 136 Gkr.
7 Pfleg. Platz f. 22 Gkr. (2 Gagisten, 20 Mannschaften).

D. Abt. nimmt d. Kr. d. 3. Korps (Steiermark, Kärnten, Krain, Küstenland u. Triest) auf u. dient vorwiegend d. Begutachtung.

3. **Landes-**Irrenanstalt **Feldhof.** Ebst. Puntigam (Südbahn) 2 km., Südbhf. Graz 4 km.

Dir. Dr. Otto Haßmann; Prim.-Ä. Dr. Bernh. Spitzmüller, Dr. Franz Sorger, Dr. Ludw. Maresch; Ass.-Ä. Dr. Mor. Schlick, Dr. Alois Sieß, Dr. Ad. Klauer, —, —.

Bestand in Feldhof 1. 1. 1911: 1332 Kr. (608 m., 724 w.).
„ in den Filialen ...... 361 „ (213 „ 148 „).
„ zusammen: ....1693 „ (821 „ 872 „).
Verpflegt i. J. 1910 zusammen: 2442 „ (1212 „ 1230 „).

In Feldh.: 30 Schwest., 175 Pfleg. (83 m., 92 w.), 3 Pflegkl. (8; 4,50; 1,80 K. tgl.) u. Pensionat (15—16 K. tgl.).

Eröffnet 1873. Letzte Neubauten 1908 u. 09. 50 ha. 1262 Plätze.

Filialen: **Lankowitz** (seit 1877) f. 150 w. Kr., **Kainbach** (seit 1883) f. 210 m. Kr. u. **Hartberg** (seit 1887) f. 3 m. u. 4 w. Kr.

4. Kuranstalt **Meerscheinschloß,** Anst. f. Nervenkr.
Leit. Arzt Dr. Carl Mirtl.
1. 1. 1911: 9 Kr. (8 m., 1 w.); verpflegt i. J. 1910: 62 Kr.
5 Pfleg. 1 Pflegkl. (v. 12 Kr. tgl. aufwärts).

Eröffnet 1900. Geisteskr. nur aufgenommen, wenn f. Behandlung in offener Anst. geeignet. 0,5 ha. 15 Plätze.

Greiffenberg, Rb. Liegnitz, Prov. Schlesien.

Sanat. **Birkenhof** auf Dominium Baumgarten bei Greiffenberg, Heilanstalt f. Nerven-, Gemüts-, Alkohol-, Morph.-Kr. männl. Geschlechts. Offene u. geschlossene Anst. Ebst. Greiffenberg (Lauban-Hirschberg).

Bes. Geh. San.-R. Dr. Gericke; Dir. Dr. Kurt Sprengel; Ass.-A. Dr. Bösenberg.

1. 1. 1911: 27 M.; verpflegt i. J. 1910: 110 Kr.

1 Oberpfl., 7 Pfleger. 2 Pflegklassen (6 u. m.; 3,50—4 M. tgl.).

Eröffnet 1909. Neben d. Nervenheilstätte (Beschäftigung als Heilfaktor!): 1. Abt. f. Alkoholkr. Hierzu e. Reformrestaurant, in dem auch d. Guttemplerloge Greiffenbergs ihre Sitzungen abhält, wodurch intensivere Pflege d. Abstinenz bewirkt wird. 2. Geschlossene Abt. f. Gemütskr. (ruhige Formen, Übergangzustände, bes. auch Rekonvaleszenten, die sich wieder an Freiheit u. Tätigkeit gewöhnen sollen. 3. Landwirtsch.-gärtnerische Unterrichtanstalt f. Neuro- u. Psychopathiker, sowie Schwächliche u. Erholungbedürftige. 153 ha. 100 Plätze.

Greifswald, Prov. Pommern.

Kgl. Psychiatrische u. Nervenklinik. Ellernholzstr. Ebst. Greifswald 5 Min.

Dir. o. Prof. Dr. Ernst Schultze; O.-A. Priv.-Doz. Dr. Willy Vorkastner; Ass.-Ä. Dr. Serog, Dr. Simon, Mil.-Oberarzt Dr. Bendixsohn.

Bestand.........1. 4. 1911: 106 Kr. (60 m., 46 w.).
Verpflegt 1. 4. 10—1. 4. 11: 497 „ (301 „ 196 „).
24 Pfleg. (12 m., 12 w.). 3 Pflegkl. (7,50; 5; 2 M. tgl.).

Eröffnet 2. 7. 1834 als kommunalständische Irrenheilanst. f. Neuvorpommern u. Rügen. 1. 1. 1877 Pommersche Prov.-Irrenanstalt. 1. 4. 1889 staatlich u. Psychiatr. Klinik. Neubau 25. 9. 1905 bezogen. 4,4 ha. 104 Plätze.

Gremsdorf, Oberfranken, Kgr. Bayern.

Pflegeanstalt des Ordens der **barmherzigen Brüder** f. Idioten, Epilept. und sonstige pflegebedürftige Personen männl. Geschl. Ebst. Gremsdorf (Forchheim-Höchstadt a. d. Aisch).

Arzt: Bezirksarzt Dr. Rich. Günther in Höchstadt a. A.

1. 1. 1911: 213 M.; verpflegt i. J. 1910: 257 M.

Pflegepers.: 25. 2 Pflegklassen. 1 ha.

Eröffnet 1896. Von 1911 ab 300 Plätze.

Gremsmühlen, Schleswig-Holstein.

Heilpädagogisches Erziehungs- u. Erholungsheim f. schwächliche, erholungbedürftige, nervöse u. schwer erziehbare Knaben v. 6—15 J. Ebst. Malente-Gremsmühlen (Kiel-Lübeck).

Bes. u. Leiter Pastor Th. Schulze. Arzt Dr. Horst, Rudolfsbad.

Durchaus Familienerziehung. 1 Pflegklasse (400—550 M. viertelj.).

Grenzhausen, Unterwesterwaldkreis, Prov. Hessen-Nassau.

Heilanstalt f. Alkoholkr. Ebst. Höhr-Grenzhausen (Grenzau [Engers-Siershahn]-Hillscheid) 10 Min.; Straßenbahn von Coblenz.

Bes., Leiter u. Arzt Dr. Heinr. Gerwin, Distriktsarzt.

1. 1. 1911: 4 Kr. (3 m., 1 w.); verpfl. i. J. 1910: 4 Kr.

1 Pflegklasse (150—180 M. mon.).

Eröffnet 1904. 0,1 ha. 5 Plätze.

Groß-Lichterfelde bei Berlin, Prov. Brandenburg.

1. Offenes **Sanat.** f. Nervenkr. O., Jungfernstieg 14.

San.-R. Dr. Max Goldstein, San.-R. Dr. Alb. Lilienfeld.

1. 1. 1911: 26 Kr. (12 m., 14 w.); verpfl. 1910: 144 Kr.

1 Oberschwester; c. 10 Pfleg. 1 Pflegkl. (10—18 M. tgl.).

1889 gegründet. 2 ha. 42 Plätze.

2. Ärztl. **Pädagogium** f. jugendl. Nervenkr. W., Bernerstr. 9.

Arzt u. Bes.: Dr. Paul Möller (ehem. städt. Lehrer in Berlin).

1. 1. 1911: 5 Zögl. (4 m., 1 w.). Verpfl. 1910: 10 Zögl. 3 Pfleg. 2 Pflegklassen (250—400 M. mon.).

1906 in Grunewald eröffnet, 1910 n. Gr.-L. verlegt. Epil. u. tiefstehende Idioten ausgeschlossen. Schwachbegabte finden indiv. ärztl. erziehliche Behandl. u. Unterricht, bes. auch im Zeichnen, Malen, Modellieren, Musik. Gartenarbeit. 0,3 ha. 10 Plätze.

3. Privat-Erziehungsheim, W., Holbeinstr. 28,

Leit. Arzt Frau Dr. A. Geheeb-Lieberknecht; kons. Arzt Prof. Dr. L. Jacobsohn.

1. 4. 1911: 10 Zögl. (8 m., 2 w.); verpfl. 1. 4. 10—1. 4. 11: 35 Z. 4 Lehrer, 2 Pfleg. 1 Pflegkl. (250—350 M. mon.). Eröffnet Herbst 1906 in Karlshorst v. Dr. Fürstenheim, 1910 n. Lichterfelde verlegt u. 1. 7. 1911 v. d. jetzigen Leiterin übernommen. 2 Abt.: 1. f. geistig u. sprachlich zurückgebliebene, sowie an nervösen Störungen leidende, 2. f. psychopath. Kinder. 20 Plätze.

Großschweidnitz, Kreis Bautzen. Kgr. Sachsen.

Kgl. Heil- u. Pflegeanstalt f. Geisteskr. aus Kreis Bautzen u. Dresden-Neustadt. Ebst. Großschweidnitz (Löbau-Zittau).

Dir. Obermed.-R. Dr. Max Krell; O.-A. Dr. Paul Nerlich; Anst.-Ä. Dr. Joh. Schlegel, Dr. Emil Lange, Dr. Rud. Seele, Dr. Kindler.

Bestand 1. 1. 1911: 534 Kr. (241 m., 293 w.).
Verpflegt i. J. 1910: 644 „ (292 „ 352 „).

4 Oberpfl. (2 m., 2 w.); 115 Pfleg. (54 m., 61 w.). 3 Pflegkl. (4—8; 2,50 od. 6; 1,25 od. 4 M. tgl.).

Eröffnet 1. 4. 1902. 160 ha. 524 Plätze.

Großwusterwitz, Prov. Sachsen.

Privat-Heilanstalt f. Gemüts- u. Nervenkr. Ebst. Großwusterwitz (Berlin-Magdeburg) 5 Min.

Leit. Arzt u. Bes. Dr. Karl Bünger; 2. A. Dr. Br. Appel.

Bestand 1. 1. 1911: 225 M. 3 Pflegklassen.

Eröffnet Febr. 1904. 10,5 ha. 225 Plätze.

Grunbach bei Stuttgart, Württemberg.

Privat-Pflegeanstalt f. weibl. Geisteskranke. Ebst. Grunbach (Stuttgart-Aalen) 15 Min.

Bes. u. Vorst. Emma Schöttle. Arzt Dr. Th. Köstlin in Schorndorf.

1. 4. 1911: 5 Fr.; verpfl. 1. 4. 10—1. 4. 11: 6 Fr.

2 Pfleg. 1 Pflegkl. (800—1400 M. j.).

Eröffnet 22. 7. 1884. 0,03 ha. 10 Plätze.

Gschwendt bei Kremsmünster, Oberösterreich.

Landes-Irrenbewahranstalt. Ebst. Neuhofen a. Krems (Linz-Kremsmünster) 3 Min.

Arzt Dr. Rud. Feßl, Gemeindearzt in Neuhofen.

1. 1. 1911: 99 Kr. (63 m., 36 w.); verpfl. i. J. 1910: 105 Kr.

3 Schwestern, 5 Pfleger. Eine (3.) Pflegklasse.

Eröffnet 1894. Aufnahmen nur aus d. Landesanstalt Niedernhart. 4 ha. 100 Plätze.

Gugging bei Wien, Niederösterreich.

1. N.-ö. **Landes**-Irrenanstalt. Ebst. Klosterneuburg-Kierling (Franz-Josefbahn) 5 km. Stellwagen vom Bahnhof zur Anst.

Dir. Reg.-R. Dr. Theophil Bogdan; Prim.-A. Dr. Ant. Hockauf; Ord.-A. Dr. Joh. Jakosch; Sek.-Ä. Dr. Ernst Herrnig, Dr. Osk. v. Hovorka, Dr. Franz Pattis, Dr. Ludw. Küttel.

Bestand 1. 1. 1911: 1041 Kr. (541 m., 500 w.).
Verpflegt i. J. 1910: 1272 „ (662 „ 610 „).

128 Pfleg. (64 m., 64 w.). Eine (3.) Pflegkl. (2,40 kr tgl.).

1. 4. 1885 m. 105 Betten in e. früheren Sanat. zu Gugging eröffnet als Filiale der n.-ö. Landesanstalt zu Wien, deren Dir. d. d. Oberleitung behielt. 1886 ward auf dem dazu erworbenen „Hermanischen Hof“ ein Neubau begonnen, nach dessen Vollendung d. Anst. 1. 5. 1890 selbständig wurde. Die f. e. Irrenkolonie bestimmten Pavillons mußten jedoch auf Grund e. Landtagbeschlusses f. gemeingefährl. Pflegl. verwendet u. entsprechend umgebaut

werden. 1899 ward d. 4 km entfernte „Haschhof" erworben u. f. 13 (jetzt 75) m. Kr. zur landwirtschaftl. Beschäftigung eingerichtet. — 180 ha. 1050 Plätze.

2. N.-ö. **Landes**-Pflege- u. Beschäftigungsanst. f. schwachsinnige Kinder; Verwaltung u. Dir. gemeinsam m. d. Landes-Irrenanstalt. Arzt: Dr. Osk. v. Hovorka.

Pflege u. Beschäftigung der Kinder durch barmherzige Schwestern vom hl. Kreuz.

1. 1. 1911: 330 Pflegl. (119 m., 211 w.); verpfl. 1910: 482 Pfl.

Eröffnet 17. 8. 1896 auf dem Gelände d. Irrenanst.

Haar bei München, Kreis Oberbayern.

Oberbayr. Heil- u. Pflegeanstalt. Ebst. Haar (München-Rosenheim).

Soll 1. Okt. 1912 eröffnet werden. D. Anst. — 1000 Betten f. Geisteskr. 3. Kl. — liegt dicht neben Eglfing u. wird von d. techn. Betriebszentrale Eglfing m. Dampf, elektr. Strom, kaltem u. warmem Wasser versorgt.

Habelschwerdt, Rb. Breslau, Schlesien.

Krankenhaus **Mariahilf** mit Abt. f. Geisteskranke. Ebst. Habelschwerdt (Glatz-Mittelwalde) 6 Min.

Vorst. Kurator Wagner. Arzt Dr. Otto Ludwig.

1. 1. 1911: 3 Kr. (1 m., 2 w.). Verpfl. 1910: 3 Kr.

D. Abt. besteht seit 1869. Neue Kr. werden nicht mehr aufgenommen.

Hadamar, Reg.-Bez. Wiesbaden, Prov. Hessen-Nassau.

1. Landes-Pflegeanstalt f. Geisteskr. Ebst. Hadamar (Limburg-Altenkirchen). — Leit. Arzt: O.-A. Dr. Adolf Wahlmann.

1. 1. 1911: 192 Kr. (47 m., 145 w.); verpfl. i. J. 1910: 223 Kr. 26 Pfleg. (8 m., 18 w.). 1 Pflegklasse (1—1,80 M. tgl.).

Eröffnet 10. 12. 1906 als Provisorium zur Entlastung von Weilmünster u. Eichberg bis zur Eröffnung v. Herborn. Früher Korrigendenanstalt. 10 ha. 200 Plätze.

2. **St. Josefanstalt** f. männl. Geisteskr., Geistesschwache u. Epileptiker. **Eigentum d. Caritasvereinigung Montabaur.** Hospitalstraße. Ebst. Hadamar 5 Min.

Vorsteher A. Hümmer. Arzt San.-R. Dr. Weyher.

1. 1. 1911: 154 Kr.

19 Barmh. Brüder. 3 Pflegkl. (6; 2,50; 1,20—1,50 M. tgl.).

Eröffnet 18. 9. 1887.

Haina, Reg.-Bez. Cassel, Prov. Hessen-Nassau.

Landeshospital Haina, Pflegeanst. f. unheilb. m. Geisteskr. d. Reg.-Bez. Cassel. 2 Mal tgl. Postverbindung m. Ebst. Kirchhain (Cassel-Marburg). Vom 1. 10. 1911 ab nächste Ebst. Gemünden a. d. Wohra.

Dir. Dr. Paul Schürmann; Abt.-Ä. Dr. Herm. Giese, Dr. Theod. Heller, Dr. Rich. Fels.

1. 1. 1911: 1046 M. (davon 188 beurlaubt); verpfl. 1910: 1117 M.

3 Oberpfl., 72 Pfleger. 2 Pflegkl. (1,40—6,50; 0,85—2 M. tgl.).

Seit 1535 (Stiftungurkunde d. Landgr. Philipp v. Hessen vom 30. 8. 1533) „f. arme Wahnsinnige u. Preßhafte" bestimmt, besteht d. Anst. z. T. aus d. 1524 säkularisierten, 1858 restaurierten Zisterzienserkloster m. bemerkenswerter frühgotischer Hallenkirche aus d. Anf. d. 13. Jahrh. An d. alte Kloster gliederten sich später 4 große Gebäude an, deren 2 1880 abbrannten. Seitdem Neubauten. Kosten d. Unterhalts größtenteils aus eigenen Kapitalien, mehreren Landgütern u. 6595 ha Wald. Das Gut (c. 300 ha) m. Brauerei, Bäckerei, Mühle (seit 1898 m. Kranken) selbst bewirtschaftet. — 5 ha (außer d. Gut). 880 Plätze.

Halberstadt, Prov. Sachsen.

Pensionat f. Geistesschwache. Spiegelstraße 27.

Bes. u. Leit. Frau Dr. Kind u. Frl. Marie Alfeis. Arzt San.-R. Dr. Heinr. Müller.

1. 1. 1911: 6 Pflegl. (3 m., 3 w.); verpfl. 1910: 6 Pfl.

Eröffnet 1. 7. 1885. 1 Pflegkl. (1800 M. j. u. m.). 0,3 ha.

Hall, Kronland Tirol.

Landes-Irrenanstalt f. Deutsch-Tirol. Ebst. Hall (Kufstein-Innsbruck).

Dir. San.-R. Dr. Jos. Offer; 1. A. Dr. Matth. Wassermann; 2. A. Dr. Georg Eisath; 3. A. Dr. Friedr. Plaseller; 4. A. Dr. Ernst v. Klebelsberg.

Bestand 1. 1. 1910: 594 Kr. (370 m., 224 w.).
Verpflegt i. J. 1909: 906 „ (549 „ 357 „).

30 Schwestern, 56 Pfleg. (50 m., 6 w.). 3 Pflegkl. (10; 7; 2 k tgl.).

Eröffnet 1. 9. 1830 in e. früheren Klarissinnenkloster (jetzt Siechenhaus). 1902—5 Bau d. neuen Anst. u. Erwerb v. Gründen zu landwirtsch. Zwecken. 1908 Ankauf e. Gutes f. e. 2. Kolonie. 39 ha (dazu 14 ha gepachtet). 460 Plätze.

(Schwäbisch-) Hall, Kgr. Württemberg.

Pflegeanstalt des **Diakonissen**hauses Schw.-Hall f. erwachsene (nicht bildungfähige) weibl. Schwachsinnige. Ebst. Schw.-H. (Heilbronn-Crailsheim).

Ärzte Dr. Rich. Dürr, Dr. Karl Elsässer; Ass.-A. Karl Huppenbauer.

1. 1. 1911: 165 Fr.; verpflegt i. J. 1910: 192 Fr.

13 Schwestern; 3 Pfleg. Pension jährl. 500 M. u. mehr.

Eröffnet 1. 5. 1900. Neubau f. 300 w. Schwachs. u. 40 Kinder im Entstehen.

Halle a. S., Prov. Sachsen.

1. Kgl. Psychiatr. u. Nerven**klinik** der Universität.

Dir. Geh. Med.-R. Prof. Dr. Gabr. Anton; O.-A. Prof. Dr. Berth. Pfeifer; Ass.-Ä. Dr. Willige, Dr. Wichura, Dr. Jaeger, Dr. Wohlwill, Dr. Schieder.

Bestand 1. 4. 1911:......... 146 Kr. (81 m., 65 w.).
Verpflegt 1. 4. 10—1. 4. 11: 1189 „ (720 „ 469 „).
Poliklinisch behandelt:...... 1022 „ (602 „ 420 „).

28 Pfleg. (15 m., 13 w.). 3 Pflegkl. (7—10; 2,50—5; 0,76 bis 2,50 M. tgl.).

Eröffnet 1. 4. 1885 von Prof. Hitzig in 2 gemieteten Privathäusern m. 40 Betten. Der Neubau 1. 4. 1891 bezogen. 4 ha. 114 Plätze. — Klin. Jhrbch., 2. Bd.; Kostordnung, v. E. u. Ed. Hitzig, Klin. Jhrbch. 1897.

2. Beobachtungsabt. f. geisteskr. Gelangene am **Kgl. Strafgefängnis.** Arzt: Dr. Ernst Siefert.

1. 4. 1911: 31 M.; verpflegt 1. 4. 10—1. 4. 11: 131 M.

11 Pfleger. 50 Plätze. Eröffnet 1. 10. 1900.

Hamburg, Freie Stadt Hamburg.

1. Irren-Heil- u. Pflegeanstalt **Friedrichsberg** d. Hamb. **Staates.** Stadtbahnstation Friedrichsberg (Hamburg-Ohlsdorf; für Auswärtige umsteigen auf d. Hauptbahnhof).

Dir. Prof. Dr. med. et phil. Wilh. Weygandt; O.-Ä. Prof. Dr. Alb. Buchholz, Dr. Ed. v. Grabe, Dr. E. L. Brückner: Prosektor Dr. Theod. Kaes; Abt.-Ä. Dr. A. H. Hasche-Klünder, Dr. Em. Berndt, Dr. E. J. L. Rittershaus, Dr. Hellm. Rautenberg; Ass.-Ä. Dr. G. F. Glüh, Dr. F. W. Vorbrodt, Dr. G. E. O. Pförringer, Vict. Zweig.

Bestand 1. 1. 1911: 1480 Kr. (777 m., 703 w.).
Verpflegt i. J. 1910: 2643 „ (1444 „ 1199 „).

26 Schwestern; 256 Pfleg. (153 m., 103 w.).

4 Pflegklassen (f. Hamburger: 9; 6; 3; 2; f. Auswärt.: 12; 9; 4; 3 M. tgl.).

18. 11. 1864 eröffnet. Bau der Irrenpflegeanst. 1878. Umfassende Reorganisation u. Umbau steht nahe bevor. 24,5 ha. 1100 Plätze. — Erinnerungschrift zur Feier d. 25 j. Bestehens, Hamb. 1889.

2. Staats-Irrenanstalt **Langenhorn.** Ebst. Ohlsdorf (Hamburg-Ohlsdorf).

Dir. Prof. Dr. Th. Neuberger; O.-Ä. Dr. Gerh. Schäfer, Dr. H. Körtke, Dr. M. Lierau; Abt.-Ä. Dr. R. Zimmermann, Dr. E. Lüdemann, Dr. W. Quickert; Ass.-Ä. Dr. F. George, Dr. E. Bischoff.

Bestand 1. 1. 1911: 1284 Kr. (696 m., 588 w.).
Verpflegt i. J. 1910: 1481 „ (843 „ 638 „).

2 Oberschwestern; 2 Stationsinspektoren; 212 Pfleg. (131 m., 81 w.).

1 Pflegklasse (2 M. tgl.). Jetzt 1400 Plätze. 160 ha.

1892 eröffnet als landwirtsch. Kolonie f. ruhige, arbeitfähige Kr. Seit 1898 selbständ. Anst. f. alle Arten v. Geisteskr. Vergrößerungen 1898—1900 u. 1905—7. Z. Z. Abschlußerweiterung f. e. Bestand v. 1740 Kr. 76 Anstaltgebäude, darunter 32 Krankenhäuser, 2 Bewahrungs- (gesicherte) Häuser f. gemeingefährl. Kr. m. 4 getrennten Abt. u. 110 Betten. 11 Doppelwohnhäuser f. Pfleger m. Einrichtung f. Familienpflege. Ausgedehnter landwirtschaftl. Betrieb.

3. Beobachtungs-Abt. f. polizeilich eingewiesene Geisteskr. im **Hafenkrankenhaus.**

Oberarzt Dr. Carl Lauenstein, Sek.-Arzt Dr. Smend, Prosektor Dr. Bohne; 4 Ass.-Ä.

I. J. 1910 wurden von 317 zur Beobacht. auf ihren Geisteszustand eingelieferten Personen 272 wegen Geisteskrankheit in e. Irrenanstalt verlegt.

Eröffnet 1900. 1 Pflegklasse (2,50 M. tgl.). 1,2 ha.

4. **Alsterdorfer Anstalten** f. Schwachsinnige, Epileptiker u. Krüppel. Ebst. Hamburg Hptbh. od. Ohlsdorf.

Dir P. Stritter. Ärzte Dr. H. Kellner, Dr. Clemenz.

Bestand 1. 1. 1911: 880 Kr. (509 m., 371 w.).
Verpflegt i. J. 1910: 962 „ (556 „ 406 „).

Pflegepers.: 86 (47 m., 39 w.). 3 Pflegkl. (1200—2000; 750; 500 M. j.).

Eröffnet 1863 v. P. D. Dr. Sengelmann († 1899) m. 4 Zögl. Erhalten durch Kostgelder, Liebesgaben, Erträge d. Landwirtschaft. D. Hamb. Staat überweist d. Anst. seine Idioten u. Imbezillen. 20 ha, dazu 100 ha Pachtland. 880 Plätze.

5. **Privatheilanst. Eichenhain** f. Nerven- u. Gemütskr., Eimsbüttel, Eichenstr. 34 u. Am Weiher 5—7.

Besitzer u. leit. Arzt Dr. Arnold Lienau; 2. Arzt —.

1. 1. 1911: 37 Kr. (13 m., 24 w.); verpfl. i. J. 1910: 106 Kr.

Pflegepers.: 25. — 1 Pflegkl. (c. 450 M. mon.). 35 Plätze.

1875 v. Frl. Alfeis f. Fr. m. 3 Betten eröffnet. Seit 1901 in Besitz v. Dr. Lienau. Jetzt offene u. geschlossene Abt. f. Herren u. Damen. 1,2 ha. Gut Peinerhof b. Pinneberg (c. 64 ha) m. landwirtsch. Beschäftigung v. d. Anst. mit Auto in 30 Min. erreichbar.

6. Trinkerheim **Siloah** auf d. Anscharhöhe bei Eppendorf. Eigent. d. St. Anschar-**Gemeinde.** Ebst. Hamburg-Dammtor ³/₄ St.

Arzt Dr. Paul Wagner in Lokstedt.

1. 4. 1911: 32 Fr.; verpflegt 1. 4. 10—1. 4. 11: 48 Fr.

6 Pfleg. 3 Pflegkl. (1200; 900; 400 M. j.).

Gegründet 1899. Jetzt 36 Plätze.

Hardt, Rb. Düsseldorf, Rheinprovinz.

St. Josephushaus des **Caritasvereins** Cöln-Nippes, Bildungs- u. Pflegeanstalt f. epilept. u. schwachsinnige Knaben. Ebst. München-Gladbach 1 ½ St.; elektr. Bahn.

Vorst. Schw. Aloysia. Arzt Geh. San.-R. Dr. Rich. Schmitz in Viersen.

1. 4. 1911: 140 Kn. (125 schwachs., 15 epil.).

22 Schw. v. hl. Vincenz v. Paula. 1 Pflegkl. (1,15—1,50 M. tgl.).

Eröffnet 1868 (f. Idioten seit 1893).

Hartheim bei Alkoven, Oberösterreich.

Idioten- u. Kretinen-Pflegeanstalt in Schloß Hartheim d. o.-ö. Landes-Wohltätigkeit-**Vereins** in Linz. Ebst. Alkoven. Leiter Konsist.-R. Al. Walcher, Dir. d. Taubstummenlehranst. in Linz. Arzt Dr. Mor. Uhlik in Alkoven.

1. 1. 1911: 100 Kr. (57 m., 43 w.); verpfl. i. J. 1910: 112 Kr.

13 Schwestern v. hl. Vincenz v. Paula. 1 Pflegkl. (216 k j.).

Eröffnet 24. 5. 1898. 26 ha. 108 Plätze.

Hasserode bei Wernigerode, Prov. Sachsen.

Erziehungshaus **zum guten Hirten** f. schwach- u. blödsinnige Mädchen zunächst d. Prov. Sachsen. **Stiftung.** Ebst. Wernigerode (Halberstadt-Harzburg) 40 Min.

Hausarzt San.-R. Dr. Erler in Wernigerode.
1. 1. 1911: 35 **Mädchen**. Verpflegt i. J. 1910: 38 Mädchen.
2 Diakonissen, 1 Gehülfin. 1 Pflegklasse (300—360 M. j.).
Eröffnet 9. 6. 1861. Aufnahmealter 6—18 J. 0,25 ha. 46 Plätze.

Havixbeck, Landkreis Münster, Prov. Westfalen.

Stift Maria-Hilf, Heil- u. Pflegeanstalt f. fallsüchtige Frauen u. Mädchen. Ebst. Bösensell (Münster-Haltern) 5,5 km.

Arzt Dr. Heinr. Baumeister.
Bestand 1906: 223 w. Kr.
Pflege durch Schwestern v. hl. Franciskus aus Münster i. W.
Eröffnet Herbst 1881. Bes. d. Bischof zu Münster. 2 Pflegklassen. Etwa 1/6 d. Pat. direkt aufgenommen, 5/6 Prov.-Kr.
1911 keine Nachricht zu erhalten.

Hedemünden a. d. Werra, Prov. Hannover.

Sanatorium **Dr. Lauensteins Heim.** 1. Heilanst. f. ruhige Gemütskr. u. Alkoholisten, 2. offene Kuranst. f. Nervöse, Überarbeitete u. Erholungbedürftige: Ebst. Hedemünden (Cassel-Eichenberg).

Bes. u. leit. Ärzte Dr. Joh. Lauenstein, Dr. Otto Grahl.
1. 1. 1911: 42 Kr. (22 m., 20 w.); verpfl. i. J. 1910: 90 Kr.
24 Pfleg. 1 Pflegklasse (9—15 M. tgl.).
Gegründet 1. 7. 1897 v. Dr. Lauenstein. 102 ha. 44 Plätze.

Heggbach, Oberamt Biberach, Kgr. Württemberg.

Pflegeanstalt der **Barmherz. Schwestern** v. Reute (O.-A. Waldsee) f. Unheilbare, bes. Epilept. u. Id. Ebst. Maselheim (Biberach-Ochsenhausen) 2,5 km.

Arzt Dr. Josef Ehmann in Biberach.
1. 1. 1911: 249 Kr. (101 m., 148 w.); verpfl. 1910: 290 Kr.
36 Schw., 6 Kandid., 2 Pfleger. 1 Pflegkl. (0,70—1,40 M. tgl.).
Eröffnet 1888. 1,9 ha (158 ha dazu gepachtet).

Heidelberg, Großhzgt. Baden.

Psychiatrische **Klinik** der Universität.

Dir. Prof. Dr. Franz Nissl; O.-A. Priv.-Doz. Dr. Karl Wilmanns; Ass.-Ä. Dr. Hans Gruhle, Priv.-Doz. Dr. Otto Ranke, Dr. Albr. Wetzel, Dr. Arth. Kronfeld; Vol.-A. Dr. Ludw. Schultheis; poliklin. Ass. Dr. Aug. Homburger; wissenschaftl. Vol.-Ä. Dr. Mart. Pappenheim (nur im Wintersem.), Dr. Karl Jaspers.

Bestand 1. 1. 1911: 105 Kr. (61 m., 44 w.).
Verpflegt i. J. 1910: 816 „ (484 „ 332 „).

38 Pfleg. (19 m., 19 w.). 3 Pflegkl. (9; 5; 1,25—1,70 M. tgl. f. Badener; 10; 6,50; — f. Nicht-Badener).

Eröffnet 15. 10. 1878. — 110 Plätze.

Heidesheim, Prov. Rheinhessen, Großhzgt. Hessen.

Provinzialanstalt f. körperl. oder geistig Sieche. Ebst. Heidesheim (Mainz-Bingen).

Arzt San.-R. Dr. Rich. Unger.

Bestand.........1. 4. 1911: 262 Kr. (158 m., 104 w.).
Verpflegt 1. 4. 10—1. 4. 11: 313 „ (187 „ 126 „).

Darunter etwa $^1/_3$ Geisteskr. u. Geistesschwache.

12 Pfleg. 1 Pflegklasse (1,20 M. tgl.). 5 ha. 320 Betten.

Eröffnet 1893. Geisteskr. finden nur Aufnahme, wenn sie sich nicht zur Unterbringung in d. staatl. Irrenanst. eignen.

Heidhausen a. d. Ruhr, Landkreis Essen, Rheinprovinz.

1. St. Kamillus-Haus, Heilstätte f. alkohol- u. nervenkr. Männer kath. Konf. Ebst. Werden a. d. Ruhr (Essen-Düsseldorf).

Präfekt P. Platzer. Hausarzt Dr. Jos. Spelten in Werden.

1. 1. 1911: 96 M.; verpflegt i. J. 1910: 397 M.

2 Pflegklassen (5—7; 2 M. tgl.).

Eröffnet 6. 11. 1901. Eigentum e. G. m. b. H.

2. Blaukreuzheim Waldesfrieden f. alkoholkr. Männer. Eigent. e. **E. V.** Bis Werden 7 km (m. Straßenbahn in 20 Min.)

Hausvater Kinder. Arzt Dr. Ernst K ö s t e r in Werden.
1. 1. 1911: 17 Kr.; verpfl. bis 1. 9. 11: 58 Kr.
Eröffnet 22. 11. 1910. 1 Pflegkl. (2,50 M. tgl.). 11 ha. 34 Plätze.

Heppenheim a. d. B., Prov. Starkenburg, Großhzgt. Hessen.

Landes-I r r e n **anstalt**. Ebst. Heppenheim (Main-Neckarbahn) 15 Min.

Dir. Med.-R. Dr. Erh. B i e b e r s t e i n ; O.-Ä. Dr. Rud. G ö t z e, Dr. Aug. W e r n e r ; Ass.-Ä. Dr. Ha. G ö c k e l, –.

Bestand.........1. 4. 1911: 530 Kr. (323 m., 207 w.).
Verpflegt 1. 4. 10—1. 4. 11: 639 „ (372 „ 267 „).
70 Pfleg. (35 m., 35 w.). 3 Pflegkl. (1400—4000; 800—1200; 400—650 M. j.; f. Ausländer 6000; 2400, — M. j.).

Eröffnung 2. 1. 1866 unter Dir. G. Ludwig (bis 1897; † 3. 5. 1910). Bes. Abt. f. ununterbrochene Überwachung 1870, Neubau eines hierfür bestimmten Stockwerks 1877.— 16,3 ha. Normalbelegung: 250 Kr.

Herborn (Dillkreis), Rb. Wiesbaden, Provinz Hessen-Nassau.

Landes-Heil- u. Pflegeanstalt f. d. Rb. Wiesbaden. Ebst. Herborn (Cöln-Gießen).

Dir. Dr. Rich. S n e l l ; O.-A. Dr. Fritz Erk; Ass.-A. Dr. W. A l t v a t e r.

Zunächst f. 200 Kr. bestimmt, später bis 1250 Kr.
4 Pflegkl. (8; 5; 2,50; 1,80 M. tgl. f. Kr. aus Rb. Wiesbaden).
Eröffnung Ende Juni 1911. Pavillonsystem. Vorwiegend f. Neuaufnahmen aus d. nordöstlichen Teilen d. Rb.s Wiesbaden. 133 ha.

Herford, Prov. Westfalen.

1. Elim, Heilstätte und Abstinenzschule für männl. A l k o h o l kranke. Ebst. Herford (Minden-Bielefeld).

B e s. u. Vorsteher E. Wetters. Hausarzt Dr. H e n t s c h e l.
1. 1. 1911: 25 M.; verpflegt i. J. 1910: 135 M.
2 Pfleg. 1 Pflegklasse (2 M. tgl. u. mehr).
Eröffnet 1. 10. 1899. 10 ha (einschl. Pachtland). 30 Plätze.

2. Mara, Heilstätte f. alkoholkr. Frauen. Oetinghauserweg 44. Ebst. Herford 10 Min.

Inhaber H. Wittland (blaues Kreuz). Arzt Dr. Em. Hentschel.

1. 1. 1911: 16 Kr.; verpfl. i. J. 1910: 41 Kr.

Pfleg. Hauseltern Wittland. 1 Pflegkl. (40—60 M. mon.).

Eröffnet 1. 4. 1903. 0,8 ha. 18 Plätze.

Herisau, Kanton Appenzell Außer-Rhoden.

Kantonale Heil- u. Pflegeanstalt. Ebst. Herisau (Rapperswil-Romanshorn).

Dir. Dr. Koller; 2. A. Dr. Pfenninger.

Bestand 1. 1. 1911: 251 Kr. (121 m., 130 w.).
Verpflegt i. J. 1910: 368 „ (174 „ 194 „).

Pflegepers.: 50. 3 Pflegkl. (5 u. mehr; 3—6; 1,20—3 fr. tgl.).

Eröffnet 1908. 18 ha. 300 Plätze.

Herten, Großherzogtum Baden.

St. Josephanstalt f. Schwachsinnige, Epil., Idioten u. Kretinen. Eig. e. kath. **Vereins.** Ebst. Lörrach (Wiesentalbahn).

Arzt Bez.-A. Med.-R. Dr. W. Stark in Lörrach.

1. 1. 1911: 425 Kr. (242 m., 183 w.); verpfl. i. J. 1910: 514 Kr.

40 Schwestern v. hl. Kreuz, 7 Lehrer (2 m., 5 w.), 9 Pfleg. (5 m., 4 w.). 3 Pflegkl. (über 600; 500—600; 280—400 M. j.).

Eröffnet 30. 6. 1879, um allen Hülflosen, körperl. wie geistig Bresthaften, f. welche weder staatliche noch sonstige Fürsorge vorhanden, Unterkunft u. Fortbildung zu gewähren. 1 Vorschul-, 6 Schulkl.; Fortbildungschule; allg. Handfertigkeitsunterricht. 72 ha. 455 Plätze.

Herxheim bei Landau, Pfalz, Kgr. Bayern.

St. Paulus-Stift, Pflegeanstalt f. weibl. Geisteskr. Ebst. Herxheim (Landau-Herxheim).

Hausarzt Dr. Georg Ohmer in Herxheim.

1. 1. 1911: 140 Fr.; verpflegt i. J. 1910: 167 Fr.
71 Schwestern d. St. Paulusstifts. 3 Pflegkl. (120; 70; 40 M. mon.).
Eröffnet 1897 unter Pfarrer Busserau. 1,2 ha. 150 Plätze.

Herzogenbuchsee, Kanton Bern.

Privatheilanstalt f. Trinkerinnen im **Weißhölzli** bei Ebst. Herzogenbuchsee (Olten-Bern).

Besitzerin Frl. Sollberger. Hausarzt Dr. Krebs.
1. 1. 1911: 16 Fr.; verpflegt i. J. 1910: 33 Fr.
2 Vorsteherinnen, 1 Diak. 2 Pflegklassen. Eröffnet 1892.

Hildburghausen, Herzogtum Sachsen-Meiningen.

Landes-Heil- und Pflegeanstalt f. d. Geisteskr. des Hzt. Sachsen-Meiningen, sodann (laut erneuertem Staatsvertrag vom 12. 2. 1889) von 100 Kr. aus d. Hzt. Sachsen-Coburg-Gotha, sowie 45 aus dem Fürst. Schwarzburg-Rudolstadt, endlich (nach eine mit der Intendantur getroffenen Vereinbarung) von geisteskr. Militärpers. d. 11. Armeekorps. Ebst. Hildburghausen (Eisenach-Lichtenfels).

Dir. Med.-R. Dr. Paul Mayser; O.-Ä. Dr. Alfr. Büchner, Dr. Berth. Popper; Anst.-A. Dr. Amand. Mencke; Ass.-Ä. Dr. Hartw. Lincke; Dr. Karl Timann.

Bestand 1. 1. 1911: 787 Kr. (424 m., 363 w.).
Verpflegt i. J. 1910: 1023 „ (555 „ 468 „).

98 Pfleg. (53 m., 45 w.). 3 Pflegkl. (f. Kr. aus S. Mein.: 3,65; 2,35; 1,30; aus S. Kob.-G. u. Schwarzb.-Rud.: 4.85; 2,35; 1,30; aus andren Staaten: 4,85; 3,05; 1,70 M. tgl.).

Eröffnet 1. 8. 1866. Landwirtsch. Kolonie Karolinenburg 1880. Familienpflege in Hildburgh. u. Nachbarorten seit 1897. 1908 Neukanalisation m. biol. Kläranlage. 1910—11 beträchtl. Anstalterweiterung. 93 ha.

Hildesheim, Prov. Hannover.

Provinzial-Heil- u. Pflegeanstalt.

Dir. Geh. San.-R. Dr. Erich Gerstenberg; O.-A. Dr. Otto Mönkemöller; Abt.-Ä. Dr. Ludw. Schmidt, Dr. Herm. Grimme, Dr. Felix Stüber, Dr. Ludw. Borchers.

Bestand.........1. 4. 1911: **686 Kr. (368 m., 318 w.).**
Verpflegt 1. 4. 10—1. 4. 11: **969 „ (524 „ 445 „).**
111 Pfleg. (62 m., 49 w.). **3 Pflegkl. (Hannov.:** 7; 3,25; 1,40; andre Prov.: 8; 4; 1,80; andre **Staaten:** 9; **4,50; 2,30 M.** tgl.).
Eröffnet 30. 5. 1827. 4 Abt.: 1. **Michaeliskloster f. M. u. Fr.,** 2. **Magdalenenkloster f. M.,** 3. **Sültekloster f. Fr., Ackerbaukolonie** in Einum f. 80 M. — 107 ha. 700 Plätze.

Himmelsthür bei Hildesheim, Prov. Hannover.

Elisenheim, Asyl f. nervöse u. trunksüchtige Damen. Eigent. des „Frauenheims vor Hildesheim".
Arzt Dr. P. Lindemann in Hildesheim.
1. 4. 1911: 13 Fr.; verpfl. 1. 4. 10—1. 4. 11: 26 Fr.
2 Pfleg. 4 Pflegklassen (1800; 1500; 1200; 900 M. j.).
Eröffnet 1. 7. 1897. 0,2 ha. 20 Plätze.

Hochweitzschen b. Westewitz (Mulde), Kr. Leipzig, Kgr. Sachsen.

Kgl. Heil- u. Pflegeanstalt f. Epileptische. Ebst. Westewitz-Hochweitzschen (Leipzig-Döbeln-Dresden) 10 Min.
Dir. Med.-R. Dr. Joh. Reichelt; O.-A. Dr. Herm. Frühstück; Anst.-Ä. Dr. Rob. Hahn, Dr. Brun. v. Rabenau, Dr. Max Schmidt, Dr. Eichler.
Bestand 1. 1. 1911: 769 Kr. (428 m., 341 w.), davon 65 Kinder.
Verpflegt i. J. 1910: 843 Kr. (475 m., 368 w.), davon 73 Kinder.
8 Oberpfl. (4 m., 4 w.); 1 Pfleg.: 5 Kr. — 3 Pflegkl. (4; 2,50; 1,25 M. tgl.).
Eröffnet als Neubau 15. 12. 1874 f. sieche Geisteskr. Seit 1889 nur f. Epil., seit 1902 unter ärztl. Leitung. Außenabt. f. 20 Kr. auf e. Gut in Höckendorf (20 Min.). Erhöhung der Belegfähigkeit bis 1000 Kr. durch Neubauten, sowie Wasserspülung m. biol. Kläranlage in Aussicht. 87,7 ha. 775 Plätze.

Hofheim im Taunus, Prov. Hessen-Nassau.

1. Erziehungs- u. Erholungsheim der Geschw. Frl. **Georgi** f. geistig zurückgebliebene u. nervöse Kinder.
Arzt Dr. Max Schulze-Kahleyß.

1. 1. 1911: 29 Kinder (13 m., 16 w.); verpfl. 1910: 33 Kinder.

Lehr- u. Erziehungspers.: 7. — 1 Pflegkl. (1500—1800 M. j.).

Eröffnet 1896. 0,5 ha.

2. Sanatorium f. Nervenkr. u. Erholungbedürftige.

Leit. Arzt u. Bes. Dr. Max Schulze-Kahleyß; O.-A. Dr. Bürkle.

1. 4. 1911: 30 Kr. (10 m., 20 w.). 1 Pflegkl. (8—14 M. tgl.).

Eröffnet als Nervensanatorium 1896. 30 Plätze.

Hohe Mark i. T. bei Oberursel, Prov. Hessen-Nassau.

Privatklinik. 2 Anstalten: A. f. innere u. Nervenkr., B. f. Kranksinnige. Ebst. Oberursel (Frankfurt a. M.-Homburg).

Leit. Arzt u. Bes. Hofr. Prof. Dr. Ad. Friedländer; O.-A. Dr. Karl Happich; 1 Ass.-A.

45—50 Kr. 1 Oberin, 23 Pfleg. (7 m., 16 w.). 1 Pflegkl. (12—20 M.).

Eröffnet Herbst 1903 in 350 m Höhe. 1911 e. neuer Gebäudekomplex in eigenem Park. Hydro-elektro-therapeut. Abt.; Luft-, Sonnenbäder; Holz- u. Sägehalle. Schwedische Massage. Arbeittherapie. Pädagogium f. jugendl. Kr.

Hohenasperg, Kgr. Württemberg.

Irrenabteilung f. männl. **Strafgefangene** auf Hohenasperg. Ebst. Asperg (Stuttgart-Bietigheim).

Arzt: San.-R. Dr. Wilhelm Staiger.

1. 1. 1911: 20 M.; verpflegt i. J. 1910: 58 M.

1 Oberaufseher, 2 Aufseher, 6 Pfleger. — 50 Plätze.

Eröffnet 1. 2. 1905. Abt. der dem Kgl. Zuchthaus zu Ludwigsburg unterstellten Filialstrafanstalt Hohenasperg.

Hohenrain, Kanton Luzern.

Kantonale Anstalt f. schwachsinnige Kinder. Ebst. Hochdorf (Luzern-Wildegg) 35 Min.

Dir. J. C. Estermann. Arzt Amtsarzt H. Meyer.
Bestand 1. 4. 1911: 151 Kinder (96 m., 55 w.).
9 Lehr-, 4 Pflegepers. 1 Pflegkl. (4, 5—10 fr. tgl.).
Eröffnet 11. 11. 1906. 160 Plätze.

Hohensalza, Prov. Posen.

Privat-Heilanstalt f. Nerven- u. andre Kr. Ebst. Hohensalza (Posen-Thorn).
Bes. u. Dir. Arzt: San.-R. Dr. Wilh. Warschauer.
1. 1. 1911: 11 Kr. (6 m., 5 w.); verpfl. i. J. 1910: 181 K.
2 Pfleg. 2 Pflegkl. (100—400 M. mon.). 25 Plätze.
Eröffnet 1889. Med.-mech. Institut.

Holnstein, Oberpfalz, Kgr. Bayern.

Anstalt f. schwachsinnige Mädchen. Ebst. Berching (Neumarkt i. O.-Beilngries). Pf. Wagnersche Wohltätigkeit**stiftung**.
Anstaltarzt: Dr. Karl Engelberger in Berching.
1. 1. 1911: 116 Mädchen; verpflegt i. J. 1910: 144 Mädchen.
13 Franziskanerinnen v. Dillingen. 1 Pflegkl. (20 M. mon.).
26. 4. 1881 eröffnet. 39,2 ha. 130 Plätze.

Holzhausen, Kr. Schwaben, Bayern.

Magnusanstalt f. bildungfähige Schwachsinnige. Pf. Wagnersche Wohltätigkeit**stiftung**. Ebst. Buchloe (München-Lindau) 1 St.
Ob. M. Josepha Rieder. 120 Plätze. 1 Pflegkl. (300 M. j.).
Eröffnung Nov. 1911. 2 Hilfschulklassen. 1 ha.

Holzkamp bei Delmenhorst, Großh. Oldenburg.

Privat-Irrenanstalt.
Nähere Nachricht nicht zu erhalten.

Homburg, Pfalz, Kgr. Bayern.

Kreis-Heil- u. Pflegeanstalt. Ebst. Homburg (Pfalz) (Neunkirchen-Mannheim) 3 km.

Dir. Dr. Wilh. Holterbach; O.-A. Dr. Georg Pütterich; Anst.-Ä. Dr. Wilh. Caselmann, Dr. Friedr. Marggraff.

Bestand 1. 1. 1911: 486 Kr. (238 m., 248 w.).
Verpflegt i. J. 1910: 581 „ (290 „ 291 „).

117 Pfleg. (58 m., 59 w.). 4 Pflegkl. (Pfälzer: 4,10—5; 2,30 bis 2,80; 2; 0,80—1,20; Nicht-Pfälzer: 6; 4; 2,50; — M. tgl.).

Eröffnet 1909. 350 ha. 1032 Plätze.

Hoppegarten bei Berlin, Provinz **Brandenburg.**

Privatanstalt f. männl. Geisteskranke. **Ebst.** Hoppegarten (Berlin-Straußberg) 8 Min.

Dir. Ärzte u. Bes. Dr. Paul Leubuscher u. Dr. Wagner; 1 Ass.-A.

1. 4. 1911: 185 M.; verpfl. 1. 4. 10—1. 4. 11: 230 M.

31 Pflegepers. 4 Pflegkl. (2,25 [Kommunalkr.]—10 M. tgl. u. m.).

Eröffnet 1907. 3 ha. 190 Plätze (davon 8 in d. offnen A.).

Schloß Hoym, Herzogtum Anhalt.

Landessiechen- u. -Blöden**anstalt.** Ebst. Frose i. A. (Aschersleben-Halberstadt) 5 km. Postverbindung.

Arzt: Dr. Erwin Schultze (im Nebenamt).

Bestand 1. 1. 1911: 391 Kr. (171 m., 208 w., 12 Kind.)
Verpflegt i. J. 1910: 458 „ (192 „ 253 „ 13 Kind.)

Pflegepers.: 36. 4 Pflegkl. (1500; 1200; 800; 300—400 M. j.).

1878 eröffnet. 34 ha. 390 Plätze.

Hub, Kreis Baden, Großhzgt. Baden.

Kreispflegeanst. f. chron. Geisteskr. u. Sieche d. Kreise Baden u. Karlsruhe. Ebst. Ottersweier (Karlsruhe-Appenweier) 2,5 km.

Arzt: Med.-R. Dr. Wohlfahrt, Bezirksarzt in Bühl.

1. 1. 1911: 727 Kr. (408 m., 319 w.); verpflegt 1910: 842 Kr.

2 Oberpfl. (1 m., 1 w.), 28 Pfleg. (15 m., 13 w.). 1 Pflegkl. (0,60—1.30 M. tgl.).

Eröffnet Nov. 1874 n. Umbau des durch s. Therme bekannten „Hubbades" zur Pflegeanst. Landwirt. Betrieb seit 1884, bedeutend erweitert durch Ankauf d. Aspichhofes 1902. 85 ha, davon 1,5 ha Weinberge. 730 Plätze.

Hubertusburg bei Wermsdorf, Kr. Leipzig, Kgr. Sachsen.

Landes-Heil- u. Pflegeanstalt. Ebst. Wermsdorf (Nerchau-Trebsen-Mügeln).

Dir. Geh. Med.-R. Dr. Rud. G ü n t h e r; ärztl. Leiter d. M.-Abt. Med.-R. Prof. Dr. Paul N ä c k e; ärztl. Leiter d. Fr.-Abt. O.-A. Dr. Paul F. R o ß b a c h; O.-Ä. Dr. Ernst S t e i n i t z, Dr. Max K ö t s c h e r, Dr. Max D o s t; Anst.-Ä. Dr. Hugo K u f s, Dr. Wilh. F r ö l i c h, Dr. Hugo R e n k a u f f, Dr. Willy H o f f m a n n, Dr. Wilh. B ö t t c h e r, Dr. Hugo W o l f.

Bestand 1. 1. 1911: 1549 Kr. (603 m., 946 w.).
Verpflegt i. J. 1910: 1719 „ (692 „ 1027 „).

12 Oberpfleg. (4 m., 8 w.); 284 Pfleg. (114 m., 170 w.). 3 Pflegkl. (s. Hochweitzschen).

Eröffnet 1851 als Pflegeanstalt. 1888 in 2 Versorghäuser u. 1895 nach größeren Neubauten in 2 Heil- u. Pflegeanstalten f. bestimmte Aufnahmebezirke m. gemeinsamer Verwaltungsdirektion geschieden. Seit 1906 wieder e i n e Heil- u. Pflegeanst. unter ärztl. Direktion mit 2 selbständ. ärztl. Abt.-Leitern. Kolonie R e c k w i t z m. 3 Gütern f. d. Frauenabt. u. 1 Gut f. d. M.-Abt. D. z. Z. noch in d. Anst. befindlichen Abt. f. bildungunfähige schwachsinnige Kinder (45 m., 55 w.) werden demnächst nach G r o ß h e n n e r s d o r f verlegt. (Außer d. Heil- u. Pflegeanst. befindet sich in Hubertusburg noch e. Landeshospital (c. 100 Alterschwache, Gelähmte usw.) u. d. Rest e. Landeskrankenhauses f. äußerliche, Ekel od. Abscheu erregende Krankheiten wie Lupus, Lues, Krebs.) 120 ha. 1481 Plätze.

Hultschin, Oberschlesien.

Dechant Richtersches Krankenhaus m. Abt. f. unheilb. u. ungefährl. weibl. G e i s t e s kr. Ebst. Annaberg O.-Schl. (Ratibor-Östr. Oderberg) 11,5 km.

Arzt: Dr. Joseph Mierzowski.

1. 1. 1911: 50 Fr.; verpflegt i. J. 1910: 67 Fr.

7 Schwestern. 1 Pflegklasse (1,25 M. tgl.). 0,8 ha. 50 Plätze.

Eröffnet 24. 1. 1898. Stiftung, verwaltet v. e. Kuratorium. D. Kr. werden vom Landeshauptm. od. Stadt Breslau überwiesen.

Hutschdorf b. Thurnau, Oberfranken, Kgr. Bayern.

Trinkerheilstätte **Immanuel.** Ebst. Thurnau (Bayreuth-Thurnau-Kulmbach).

Verw. Keupp. Arzt Dr. Ludw. Pollmann in Thurnau.

1. 1. 1911: 11 M.; verpflegt i. J. 1910: 37 Kr. (36 m., 1 w.).

4 Pfleg. (3 m., 1 w.). 3 Pflegklassen (4; 3; 1,70 M. tgl.).

Eröffnet 1907. W. Kr. nur ausnahmweise aufgenommen. 2,5 ha. 16 Plätze.

Idstein im Taunus, Prov. Hessen-Nassau.

Idiotenanstalt zur Erziehung v. Kindern u. zur Anleitung v. Lehrlingen in verschied. Erwerbzweigen. Ebst. Idstein (Frankfurt a. M.-Limburg).

Dir. Schwenck (Pädagoge); Arzt (im Nebenamt) Dr. Klein.

1. 1. 1911: 245 Zögl. (165 m., 80 w.); verpfl. 1910: 261 Zögl.

28 Pfleg. (17 m., 11 w.). 3 Pflegkl. (2000 u. mehr; 1200—1500; 500 M. u. mehr j.).

Eröffnet 7. 10. 1888 v. e. **Verein** Frankfurter Bürger. 20 ha. 260 Plätze.

Iglau, Mähren.

Landes-Irrenanstaltfiliale. Staatsbhf. Iglau (Prag-Wien) 2,1 km; Nordwestbhf Iglau 3,5 km.

Dir. Arzt K. Rat Dr. Arth. Kremann; Sek.-Ä. Dr. Jos. Grünwald, Dr. Karl Jung.

1. 1. 1911: 316 Kr. (158 m., 158 w.); verpfl. i. J. 1910: 330 Kr.

37 Pfleg. (19 m., 18 w.). 1 Pflegklasse (2 k tgl.).

Eröffnet Mai 1902 in früherem Zwangarbeitshaus. Aufnahme aus d. übrigen Anstalten, aber selbständige Anstalt. Neu- u. Zubauten sind geplant. 16 ha. 316 Plätze.

Illenau bei Achern, Großherzogtum Baden.

Großherz. Heil- u. Pflegeanstalt. Ebst. Achern 20 Min.

Dir. Geh.-R. Dr. Heinr. Schüle; Anst.-Ä. Med.-R. Dr. Leop. Oster, Med.-R. Dr. Ernst Thoma, O.-A. Dr. Arth. Schultes, Dr. Rud. Bundschuh, Dr. Hans Roemer; Ass.-Ä. Dr. Reinh. Lydtin, Dr. Walt. Haßmann, Dr. Alfr. Pfunder.

Bestand 1. 1. 1911: 655 Kr. (314 m., 341 w.).
Verpflegt i. J. 1910: 1277 „ (660 „ 617 „).

178 Pfleg. (84 m., 94 w.).

3 Pflegklassen (Badener: 1200—1800; 800—1000; 450—600; sonstige Deutsche: 2200; —; —; Ausländer: 2500; —; — M. j.) u. Pensionäre (Bad.: 2500 u. mehr; sonst. Deutsche: 3000 u. m.; Ausl.: 3500 u. m. M. j.).

Eröffnet 1842. Völlige Umänderung durch Neu- u. Umbauten 1890—93 u. v. 1900 an. Neuerdings e. psychophys. u. e. biolog. Laboratorium. Einrichtung mediz. Bäder u. d. Aufstellung heilgymnast. Apparate geplant. 45,6 ha. 550 (bei Höchstbelegung 700) Plätze. — Illenau in d. 6 ersten Jahrzehnten s. Wirksamkeit, Selbstverl. d. Anst.

Ilmenau, Großherzt. Sachsen-Weimar.

Sanatorium **Dr. Wiesel** f. Nerven- u. andre Kr.

Bes. u. leit. Arzt Dr. Rich. Wiesel (vor 1899 Dr. Wichmann).

Aufgenommen i. J. 1910: 94 Kr. (45 m., 49 w.). 50 Plätze.

3 Pfleg. 1 Pflegkl. (5 M. tgl.). Eröffnet 1832. 1,5 ha.

Ilten bei Lehrte, Prov. Hannover.

Privat-Heil- u. Pflegeanstalt f. Gemüts- u. Nervenleidende. Ebst. Lehrte 50 Min. Elektr. Bahn Hannover-Ilten.

Leit. Ärzte Dr. Rud. Wahrendorff u. Geh. San.-R. Dr. Herm. Hesse; O.-A. Dr. Hugo Stamm; Ass.-Ä. Dr. Reimann, Dr. Stövesand.

Bestand 1. 1. 1911: 840 Kr. (753 m., 87 w.).
Verpflegt i. J. 1910: 961 „ (839 „ 122 „).

94 Pfleg. (63 m., 31 w.). 2 Pflegkl. (300 M. mon.; 1,40 M. tgl.).

Eröffnet 1. 8. 1862. Seit 1878 2 Abt.: a) Pensionat f. wohlhabende Psychisch-, auch Nervenkr., b) Pflegeabt. mit vertragmäßiger Übernahme m. Gkr. aus den ständischen Anst. d. Prov. Hannover (daneben direkte Aufnahmen), jetzt im 2 km entfernten Anstaltgut Köthenwald, wo schon lange koloniale Verpflegung bestand. Familienpflege seit 1880 im Kirchspiel Ilten. 194 ha. 840 Plätze.

Immerath, Kreis Erkelenz, Rheinprovinz.

Anstalt d. **Töchter v. hl. Kreuz** f. kath. weibl. Epileptische. Ebst. Immerath (M.-Gladbach-Jülich).

Arzt San.-R. Dr. Peter Rixen in Otzenrath.

1. 1. 1911: 120 Fr.; verpflegt i. J. 1910: 128 Fr.

14 Pfleg. 1 Pflegklasse (1,30 M. tgl.).

Eröffnet Sept. 1902. 1 ha. 120 Plätze.

Innsbruck, Tirol.

K. K. neurologisch-psychiatrische **Univ.-Klinik.**

Dir. Prof. Dr. Carl Mayer; Ass.-Ä. Dr. Kurt Meusburger, Dr. Heinr. Schöppe; 1 städt. Sek.-A.

Bestand 1. 1. 1911: 72 Kr. (43 m., 29 w.).
Verpflegt i. J. 1910: 829 „ (519 „ 310 „).

10 Ordensschwestern, 6 Pfleg. 1 Pflegklasse (2,50 k).

Eröffnet 1894 unter Prof. G. Anton. M. d. dermatol. u. otolaryngol. Klinik in gemeinsamem Gebäude im städt. allg. Krankenhause. 61 Plätze (22 N.-K.; 39 G.-Kr.).

Jauer, Rb. Liegnitz, Prov. Schlesien.

1. Trinkerheilanstalt d. ev. **Vereins** zur Errichtung schlesischer Trinkerasyle. Ebst. Jauer (Liegnitz-Königszelt).

Hausvater Weidner. Arzt Dr. Besdziek.

1. 1. 1911: 38 M.; verpflegt i. J. 1910: 127 M.

1 Hauselternpaar, 2 Gehilfen. 1 Pflegklasse (2,50 M. tgl.).
I. Trinkervorasyl f. kranke Alkoholiker, Deliranten, sowie f. entmündigte Trinker, die zwangweise festzuhalten sind. Eröffnet 1905. II. Trinkerheilanstalt. Eröffnet 1909. — 4,3 ha. 70 Plätze.

2. Trinkerinnen-Heilanstalt desselben **Vereins**.

Arzt: Dr. Besdziek.

1\. 1. 1911: 22 Fr.; verpflegt i. J. 1910: 38 Fr.

3 Schwestern. 1 Pflegklasse (0,50—2 M. tgl.).

Eröffnet 1. 11. 1899 in Bienowitz; 1909 nach Jauer verlegt. 1 ha. 25—30 Plätze.

Jena, Großherzogtum Sachsen-Weimar.

1. Irrenheilanstalt u. psychiatr. **Klinik. Landes**anst. sowohl f. d. Großh. Sachsen, wie (laut Vertrag v. 1858, erneuert 1879 u. 1885) f. Schwarzburg-Sondershausen u. (laut Vertrag v. 1904) f. Reuß ä. L.

Dir. Geh. Med.-R. Prof. Dr. Otto Binswanger; Hausarzt Prof. Dr. Hans Berger; Ass.-Ä. Dr. Ad. Rieth, Dr. Heinr. Ahrens, Dr. Wern. Domansky, Dr. Stan. Kryzan, Mil.-O.-A. Dr. Paul Schönhals; Vol.-A. Dr. Ew. Schön.

Bestand 1. 1. 1911: 259 Kr. (140 m., 119 w.).
Verpflegt i. J. 1910: 1250 „ (765 „ 485 „).

54 Pfleg. (27 m., 27 w.). 3 Pflegklassen (Inländer: 5—6; 3; 1,25—2; Ausl.: 6—7; 4; 1,50—2,50 M. tgl.).

1804 als Heil- u. Pflegeanst. gegründet in Verbindung m. d. Landkrankenhaus. 1822 selbständig. Die 1879 eröffnete neue Heilanstalt liegt am Fuße d. Landgrafenbergs im NW. d. Stadt. Pavillonsystem. Nervenabt. f. 43 Kr. mit Poliklinik f. Psychisch- u. Nervenkr. 1905 eröffnet. 10,4 ha. 240 Plätze.

2. Trüpers Erziehungsheim u. Jugendsanat. auf d. **Sophienhöhe** f. nervöse, schwächliche, erholungbedürftige, wegen Überbürdung od. schwacher Begabung zurückbleibende od. schwer erziehbare Kinder.

Bes. u. Leiter Joh. Trüper. Ärzte: Prof. Giese, Prof. Binswanger.

c. 80 Zögl. (davon 1/4 Mädchen). Auf je 2 Kinder 1 erwachs. Person. 10 Lehrer, 2 Kindergärtnerinnen. Preis 8 M. tgl. od. 500 M. u. mehr 1/4j.

Eröffnet 1890. Sophienhöhe 1892 erworben, 15 Min. vom Marktplatz, 50 m üb. d. Saaletal. 1. Knabenheim f. Kn. im schulpflichtigen Alter. 2. Mädchenheim m. Haushaltungschule. 3. Jünglingheim m. Lehranstalt f. Berufsbildung, bes. f. Gartenbau u. Landwirtschaft. Luft- u. Sonnenbad; orthopäd. Einrichtungen. 7 kleine Schulklassen. Ausbildung bis Tertia d. Realschule. F. höhere Kl. u. f. Latein Einzelunterricht. Moderner Werkunterricht. 8 ha. — „D. Erzieh.-Heim u. Jug.-San. auf d. Sophienhöhe b. Jena" v. J. Trüper, 10. Aufl. Langensalza, H. Beyer u. S., 1911.

Jerichow a. d. Elbe, Rb. Magdeburg, Provinz Sachsen.

Landesasyl f. Geisteskr., Epilept. u. Blöde (Familien-Pflege). Ebst. Jerichow (Kleinb. Genthin-Schönhausen) 5 Min.

Leit. Arzt O.-A. Dr. Joh. Lange; ord. Ä. Dr. Paul Langer, Dr. Jul. Bauer; Ass.-A. Dr. Häuptner.

Bestand.........1. 4. 1911: 642 Kr. (305 m., 337 w.).

Verpflegt 1. 4. 10—1. 4. 11: 681 „ (326 „ 355 „).

5 Oberpfleg. (3 m., 2 w.), 72 Pfleg. (33 m., 39 w.). 1 Pflegkl. (0,90—1,50 M. tgl.).

Eröffnet 1. 10. 1900. — 22,5 ha. In d. Zentralanstalt 420 Plätze (f. 205 M., 215 Fr.), in d. Fam.-Pfl. 225 Pl. (f. 110 M., 115 Fr.).

Kaiserswerth a. Rh., Rheinprovinz.

Heilanstalt **Johannisberg** f. weibl. Nerven- u. Gemütskranke ev. Konfession. Eigent. d. rhein.-westf. Diakonissen**vereins**. Ebst. Calcum (f. Gepäck; rechtsrhein. B.), Düsseldorf (elektr. Bahn- u. Dampfschiffverbindung) od. Duisburg.

Dir. Arzt Dr. M. Tippel; Ass.-A. —.

1. 1. 1911: 94 Fr.; verpflegt i. J. 1910: 195 Fr.

33 Pfleg. 3 Pflegkl. (200—320; 120; 55 M. mon.).

Eröffnet 1852, verlegt 1881 n. d. Johannisberg, e. freiliegenden Anhöhe vor d. Stadt. 6,4 ha. 140 Plätze. — Tippel, D. Heilanst.

Joh. während d. ersten 50 J. ihres Bestehens. Verl. d. Diakonissenanstalt.

Karlsfeld bei Landsberg, Prov. Sachsen.

Privat-Irren-Heil- u. Pflegeanstalt. Ebst. Brehna (Halle-Berlin) 3 km.

Leit. Arzt u. Bes. Dr. Al. Schmidt; Ass.-A. Dr. Basch; 1 Med.-Prakt.

1. 1. 1911: 83 Kr. (38 m., 45 w.); verpfl. i. J. 1910: 122 Kr. 20 Pfleg. — 2 Pflegklassen (190; 150 M. mon.).

Eröffnet 1. 6. 1862 v. Dr. H. Niemeyer. 1863—79 v. Dr. Böttger, 1879—95 v. Dr. Benno geleitet, seitdem v. Dr. Schmidt. D. Provinz bringt hier laut Vertrag je 20 m. u. w. Kr. d. gebildeten Stände unter. 1905 Neubau der Anstalt. 1907 neues Gesellschaftshaus. 11 ha. 105 Plätze.

St. Katharinenthal b. Dießenhofen, Kanton Thurgau.

Kranken- u. Greisenasyl (auch Irrenpflegeanstalt). Ebst. Dießenhofen (Schaffhausen-Etzwilen).

Dir. Dr. J. Christinger in Dießenhofen.

1. 1. 1911: 127 Gkr. (73 m., 54 w.); verpfl. 1910: 135 Gkr.

1 Oberpfleger, 14 Pfleg. (8 m., 6 w.). 1 Pflegkl. (0,60—3 fr.).

Eröffnet 1871 in e. früheren Frauenkloster. 125 Plätze f. Gkr.

Katzenelnbogen, Rb. Wiesbaden, Prov. Hessen-Nassau.

Privat-Heilanstalt f. Nerven- u. Gemütskr. Ebst. Katzenelnbogen (Kleinbahn Nastätten-Zollhaus).

Ärzte: Dr. Otto Wolff (Besitzer), Dr. Walter Wolff.

1. 1. 1911: 34 Kr. (14 m., 20 w.); verpfl. i. J. 1910: 51 Kr.

7 Pfleg. 2 Pflegkl. (210—250; 160 M. mon.), f. M. nur I. Kl.

Eröffnet 1872. 1,7 ha. 35 Plätze.

Kaufbeuren, Kreis Schwaben u. Neuburg, Kgr. Bayern.

Kreis-Heil- u. Pflegeanstalten. a. Haupt- u. Aufnahmeanst. Kaufbeuren, b. Pflegeanst. Irsee (6 km entfernt). Ebst. Kaufbeuren (München-Lindau).

Dir. Dr. Alfr. Prinzing; a. Kaufbeuren: O.-A. Dr. Karl Eisen; Anst.-Ä. Dr. Emil Krapf, Dr. Gottfr. Edenhofer, —; Ass.-A. Dr. Max Theobald; 2 Med.-Prakt.; b. Irsee: O.-A. Dr. Friedr. Zierl; Ass.-A. Dr. Emil Ehrenfeld

a) Kaufbeuren ..1. 1. 1911: 652 Kr. (325 m., 327 w.).
Verpfl. i. J. 1910: 992 „ (506 „ 486 „).
b) Irsee ....1. 1. 1911: 270 „ (125 „ 145 „).
Verpfl. i. J. 1910: 302 „ (140 „ 162 „).

99 (a) + 35 (b) Pfleg. 3 Pflegkl. (4,80; 2,70; 1,25 M. tgl.).

Eröffnet Irsee 1849, Kaufbeuren 1876. Landwirtsch. Kolonie 1893. Seit 1907 Umbau d. Kochküche u. d. Maschinenhauses, Neubau v. Wachabt. u. Dauerbädern, 2 offenen Landhäusern u. a. 90,8 (a) u. 8 (b) ha. 660 (a) u. 270 (b) Plätze.

Kennenburg bei Eßlingen, Kgr. Württemberg.

Privat-Heilanstalt f. Nerven- u. Gemütskr. Ebst. Eßlingen a. Neckar (Stuttgart-Plochingen).

Bes. u. leit. Arzt Dr. Reinh. Krauß; 2. A. Dr. Otto Kern.

1. 4. 1911: 47 Kr. (8 m., 39 w.); verpfl. 1. 4. 10—1. 4. 11: 78 Kr.

Pflegepers.: 1 auf $2^1/_4$ Kr. — 1 Pflegklasse.

Gegründet als Wasserheilanst. 1840, als Heilanst. f. Nerv.- u. Gem.-Kr. 1845. Seit 1907 im Besitz v. Dr. R. Krauß. D. ältere Teil, umgestaltet u. neu eingerichtet, dient zur Aufnahme v. Damen, e. Neubau (1910—11) auf gesondertem Gelände zur Aufnahme v. Herren. Überall jegl. neuzeitl. Komfort. 16 ha. 73 Plätze (28 M., 45 Fr.).

Kerpen, Rb. Cöln, Rheinprovinz.

Marienhospital, Abt. f. Idioten. Eigent. d. **Pfarrgemeinde.** Ebst. Kerpen (Kleinb. Cöln-Benzelrath-Oberbolheim).

Arzt: Dr. Jul. Stapper. — 1. 1. 1911: 28 Kr. (3 m., 25 w.).

3 Schwestern (arme Dienstmägde Jesu). 1 Pflegkl. (0,70 bis 1,05 M.).

Eröffnet 1893. Eigene Idiotenanstalt im Bau.

Ketschendorf an der Spree, Prov. Brandenburg.

Privatanstalt Bethanien, Filiale der Samariter-Anstalten in Fürstenwalde an der Spree. Ebst. Fürstenwalde.

1. Erziehungs- u. Pflegeanstalt f. Schwach- u. Blödsinnige u. Epileptiker.

2. Anstalt f. bes. abnorme bildungfähige Kinder, d. h. Kinder, welche blind u. taubstumm, oder epilept. u. blind usw. sind, also nur 2—3 oder 4 Sinne und noch ein anderes Leiden haben, z. B. Schwachsinn.

Dir. P. Alb. Burgdorf; Arzt Dr. Hans Hilschenz.

1. 1. 1911: 151 Kr. (100 m., 51 w.); verpfl. 1910: 173 Kr.

20 Pfleg. (8 m., 12 w.). 3 Pflegkl. (1400; 950; 450; f. Kinder: 1200; 720; 400 M. j.).

Blödenanst. 1. 11. 1892, Anst. f. bes. abn. Kinder 1. 5. 1897 gegründet. **Stiftung** d. P. Burgdorf. 5 ha. 175 Plätze.

Kiedrich (Rheingau), Provinz Hessen-Nassau.

St. Valentinushaus f. weibl. Epileptische. Kath. **Stiftung.** Ebst. Eltville.

Arzt: Dr. Franz Brühl in Eltville.

1. 1. 1911: 183 Fr.; verpflegt i. J. 1910: 197 Fr.

20 Schw. (arme Dienstmägde Jesu). 3 Pflegkl. (5; 2,50; 1,20 M. tgl.).

Eröffnet 16. 7. 1886. 40 ha, dazu Äcker u. Wiesen.

Kiel, Prov. Schleswig- Holstein.

Kgl. Psychiatr. u. Nervenklinik der **Universität.**

Dir. Geh. Med.-R. o. Prof. Dr. Ernst Siemerling; O.-A. Priv.-Doz. Dr. Werner Runge; Ass.-Ä. Dr. Scharpff, Dr. Stern, Dr. König, Dr. Kehrer, Mar.-St.-A. Dr. Kobert; Wissenschaftl. Ass. Prof. Dr. Stargardt.

Bestand.........1. 4. 1911: 127 Kr. (68 m., 59 w.).

Verpflegt 1. 4. 10—1. 4. 11: 1111 „ (699 „ 412 „).

3 Oberpfl. (2 m., 1 w.), 34 Pfleg. (17 m., 17 w.). 3 Pflegkl. (8—10; 5—6; 2,75 M. tgl.).

Eröffnet 15. 10. 1901 als Neubau. Okt. 1910 Errichtung e. Krankenpflegeschule. 1910—11 Anbauten an d. Isolierhäuser f. Dauerbäder. 4 ha. 125 Plätze.

Kilchberg bei Zürich, Kanton Zürich.

Sanatorium f. Nerven- u. ruhige Gemütskr. Ebst. Kilchberg (Zürich-Pfäffikon) 10 Min.

Bes.: Aktienges.; Dir. Arzt Dr. W. Buser; Ass.-A. Frl. Dr. Fr. Brockmann.

1. 4. 1911: 121 Kr. (65 m., 56 w.); verpfl. seit 1. 4. 10: 248 Kr.

18—22 Pfleg. — 3 Pflegkl. (v. 6; 4; 2,50 fr. tgl. an).

Eröffnet 1868. Großer geschlossener Park. 130 Plätze.

Kirchlindach bei Bern, Kanton Bern.

Heilstätte **Nüchtern** f. alkoholkr. Männer. Ebst. Zollikofen (Bern-Olten).

Vorsteher: Gottfr. Henggi; Arzt Dr. E. Schwander.

1. 1. 1911: 31 M.; verpflegt i. J. 1910: 74 M.

1 Pfleg. 1 Pflegkl. 19 ha. 30 Plätze.

Gegründet 1891 von e. **Verein** mit Sitz in Bern.

Klagenfurt, Kronland Kärnten.

1. Kärntnerische **Landes**irrenanstalt. Heil- u. Pflegeanstalt. 2 km v. Bhf. Klagenfurt.

Dir. Reg.-R. Dr. Friedr. Hauser; Prim.-Ä. Dr. Carl Werner, Dr. Friedr. Nemitz; Hausarzt Dr. Ludw. Maresch; Sek.-A. Dr. Franz Mimmler.

Bestand 1. 1. 1911: 644 Kr. (326 m., 318 w.).
Verpflegt i. J. 1910: 736 „ (375 „ 361 „).

67 Pfleg. (34 m., 33 w.). 3 Pflegkl. (8; 5; 1,60 k tgl.).

Eröffnet 1877. Neuerdings Bau v. 2 Pavillons, Vergrößerung des Geländes u. Schaffung geschlossener Arbeitstätten. 24,2 ha. 680 Plätze.

2. Irrenabteilung am **städtischen** Krankenhaus.

Klein Drenzig bei Guben, Prov. Brandenburg.

Wiesenhof, Anst. f. alkoholkr. Männer. Eigent. d. Brandenb. Prov.-**Vereins** geg. d. Mißbr. geist. Getr. Ebst. Guben od. Wallwitz.

Vorst. Seiler. Arzt Med.-R. Dr. Jungmann in Guben.
1. 1. 1911: 10 M.; verpflegt i. J. 1910: 40 M.
1 Pfleger. 2 Pflegklassen (120; 90 M. mon.).
Eröffnet 1. 7. 1889. Familiencharakter. 5,5 ha. 14 Plätze.

Kleinen, Großherzgt. Mecklenburg-Schwerin.

Wasserheilanstalt. Ebst. Kleinen (Schwerin-Wismar).
Leit. Arzt Dr. Armin Steyerthal. 1 Ass.-A.
Aufgen. i. J. 1910: 302 Kr. (191 m., 111 w.) darunter 228 Nervenkr.
4 Pfleg. (1 m., 3 w.). 2 Pflegkl. (6—10; 4,50—5,50 M. tgl.).
Eröffnet 1895. 1,4 ha. 56 Plätze.

Klein-Wachau bei Liegau-Augustusbad, Kgr. Sachsen.

Anstalt f. Epileptische d. Landesvereins f. **innere Mission.** Ebst. Radeberg (Dresden-Bautzen) 7 km.
Anstaltarzt San.-R. Dr. Heinr. Zängel in Radeberg.
1. 1. 1911: 107 Kr. (51 m., 56 w.); verpfl. i. J. 1910: 115 Kr.
16 Diakonissen, 3 Pfleger. 1 Pflegklasse (0,75—1,25 M. tgl.).
Eröffnet Dez. 1889. 12 ha. 110 Plätze.

Klingenmünster, Rheinpfalz, Kgr. Bayern.

Pfälzische Heil- u. Pflegeanstalt. Ebst. Klingenmünster.
Dir. Med.-R. Dr. Ferd. Karrer; O.-A. Dr. Wilh. Damköhler; Anst.-A. Dr. Ludw. F. Hügel; Ass.-Ä. Dr. Ludw. Weyland, —, —, —,

Bestand	1. 1. 1911:	823 Kr.	(437 m., 386 w.).
Verpflegt	i. J. 1910:	988 „	(517 „ 471 „).

144 Pfleg. (78 m., 66 w.). 4 Pflegklassen (wie Homburg).
Eröffnet 31. 12. 1857. 55 ha. 700 Plätze. — Dr. Karrer: Entwicklungsgeschichte d. Anst. (Festschr. z. Jubil. d. Vereins pfälz. Ärzte 1889).

Klosterneuburg bei Wien, Niederösterreich.

N.-ö. **Landesanstalt** f. heilbare od. unheilb. gemeingefährl. Geisteskr. m. Abt. f. Geistessieche. Ebst. Klosterneuburg (Franz-Josephbahn). Untere Stadt, Martinstr.

Dir. Reg.-R. Dr. Siegfr. Weiß; ord. A. Dr. Hans Schnopfhagen; Sek. Ä. 1. Kl. Dr. Karl Seidl, Dr. Karl Kraßer, Dr. Mich. Scharpf.

1. 1. 1911: 629 Kr. (348 m., 281 w.) u. 76 Sieche (39 m., 37 w.).
Verpfl. 1910: 754 „ (410 „ 344 „) „ 82 „ (44 „ 38 „).

2 Oberpfl. (1 m., 1 w.), 87 Pfleg. (54 m., 33 w.). 1 Pflegkl. (2,40 k tgl.).

Eröffnet 15. 7. 1870. Seit 1901 Alkoholabstinenz. Letzte Umbauten 1907 u. 1909. 3,3 ha. 700 Plätze.

Kobierzyn bei Krakau, Galizien.

Landes-Heil- u. Pflegeanstalt f. Psychisch- u. Nervenkr. Dir. Dr. Mazurkiewicz.

Im Bau befindliche Anstalt f. Westgalizien. Eröffnung 1913.

Königsberg i. Pr., Prov. Ostpreußen.

Kgl. Psychiatr. **Univ.-Klinik,** Abt. d. städt. Krankenhauses. Hinterroßgarten 52—53.

Dir. Med.-R. Prof. Dr. Ernst Meyer; Ass.-Ä. Priv.-Doz. Dr. Kurt Goldstein, Dr. Patschke.

1. 1. 1911: 35 Kr. (23 m., 12 w.); verpfl. 1910: 595 Kr. (341 m., 254 w.).

E. neue psych. Univ.-Klinik m. 80 Betten soll im Frühjahr 1913 eröffnet werden.

Königsfelden bei Brugg, Kanton Aargau.

Kantonale Heil- u. Pflegeanstalt. Ebst. Brugg (Basel-Zürich) 7 Min.

Dir. Dr. Leop. Frölich; Sek.-Ä. Dr. Herm. Wille, Dr. Ernst Siegenthaler; Ass.-Ä. Dr. Scherzinger, —.

Bestand 1. 1. 1911: 817 Kr. (365 m., 452 w.).
Verpflegt i. J. 1910: 1047 „ (491 „ 556 „).

80 Pfleg. — 2 Pflegklassen (5—10; 0,60—3 fr. tgl.).

Eröffnet 1872. Seit 1887 dient d. 1529 säkularisierte Doppelkloster Königsfelden (v. Königin Agnes errichtet an der Stelle, wo 1308 König Albrecht v. Joh. Parricida ermordet wurde), das früher schon Kranke, Arme u. Geisteskr. aufgenommen hatte, zur Pflege unheilb., ruhiger Geisteskr. — Neubauten 1895 u. 1907. 42 ha. 800 Plätze.

Königslutter, Herzogtum Braunschweig.

Herzogl. Heil- u. Pflegeanstalt f. Geisteskr. Ebst. Königslutter (Braunschweig-Magdeburg).

Dir. Med.-R. Dr. Fritz Gerlach; O.-Ä. Dr. Herm. Meyer, Dr. Friedr. Stahr, Dr. Jul. Cohen; Anst.-A. Dr. Heinr. German; 1 Ass.-A.

Bestand.........1. 4. 1911: 688 Kr. (324 m., 364 w.).
Verpflegt 1. 4. 10—1. 4. 11: 848 „ (413 „ 435 „).

5 Oberpfl. (2 m., 3 w.), 87 Pfleg. (38 m., 49 w.). 3 Pflegkl. (2000; 1200; 500; Armenverb. 250 M. j.).

Eröffnet 1. 12. 1865 als zus.-hängender Korridorbau. Seit 1883 Pavillonbauten. Familienpflege in Königslutter u. Umgegend. 125 ha. 602 Plätze.

Kork bei Kehl, Großherzgt. Baden.

Heil- u. Pflegeanstalt f. Epileptische. **Wohltätigkeitsanstalt.** Ebst. Kork (Appenweier-Straßburg).

Vorst.: Pfarrer Wiederkehr u. Dr. med. Clara Ehrmann.

1. 1. 1911: 168 Kr. (92 m., 76 w.); verpfl. i. J. 1910: 203 Kr.

70 Angestellte. 3 Pflegkl. (über 1200; 800—1200; 280—800 M. j.).

Eröffnet Nov. 1892. Seit 1904 auch f. Erwachsene. 4,2 ha. 170 Plätze.

Kortau bei Allenstein, Prov. Ostpreußen.

Provinzial-Heil- u. Pflegeanstalt. Ebst. Allenstein.

Dir. San.-R. Dr. Ad. Stoltenhoff; O.-Ä. San.-R. Dr. Friedr. Lullies, Dr. Franz Falk; Anst.-Ä. Dr. Willy Squar,

Dr. Art. Powels, Dr. Heinr. Schröder, Dr. Pieszczek; Vol.-A. Mil.-O.-A. Dr. G. Fritsche.

Bestand 1. 1. 1911: 954 Kr. (420 m., 534 w.).
Verpflegt i. J. 1910: 1478 „ (655 „ 823 „).
168 Pflegepersonen. 3 Pflegkl. (1800; 1000; 400 M. j.).
Eröffnet 1886. Familienpflege. 253 ha. 1000 Plätze.

Kosmanos, Kgr. Böhmen.

Landes-Irren-Heil- u. Pflegeanstalt. Ebst. Josefsthal-Kosmanos.

Dir. Dr. Karl Ullrich; Prim.-Ä. Dr. Paul Heß, Dr. Cyrill Kneidl, Dr. Jos. Parliček, Dr. Math. Brandejs; Sek.-Ä. Dr. Ed. Michalek, Dr. Franz Vaniček, Dr. Rud. Vinař.

Bestand 1. 1. 1910: 1070 Kr. (710 m., 360 w.).
Verpflegt i. J. 1909: 1486 „ (967 „ 519 „).
1 Pfleg. auf 7 Kr. 3 Pflegkl. (8; 4; 2 K tgl.).

Eröffnet 27. 4. 1869 als Pflegeanstalt. Seit 1897 Heilanstalt m. eignem Aufnahmebezirk (Nord- u. Ostböhmen). 1906 Ankauf d. Einschichte Teschnow zur Errichtung e. großen landwirtsch. Kolonie. 1911 2 neue Kr.-Pavillons. 53 ha. 1014 Plätze.

Kosten, Prov. Posen.

Provinzial-Irren- u. Idiotenanstalt f. Geisteskr., Epil. u. Idioten (jugendl. u. erwachsene). Ebst. Kosten (Posen-Breslau).

Dir. Dr. Ludw. Scholz; O.-Ä. Dr. Alfr. Fickler, Dr. G. Dobrick; Anst.-Ä. Dr. Hugo Witt, Dr. Josef Widmann.

Bestand.........1. 4. 1911: 760 Kr. (397 m., 363 w.).
Verpflegt 1. 4. 10—1. 4. 11: 845 „ (448 „ 397 „).
98 Pfleg. (47 m., 51 w.). 1 Pflegkl. (300 u. 360 M. j.).

Eröffnet 1. 4. 1893 als Irrenanst. in e. dazu umgebauten Korrigendenanstalt (ursprünglich Bernhardinerkloster). 1899—1901 Vergrößerung u. Hinzufügung e. Idiotenanstalt. 2 km entfernt d. landwirtschaftl. Vorwerk Czarkow f. 20 m. Kr. 95 ha. 730 Plätze.

Kowanowko b. Obornik, Prov. Posen.

Privatanstalt f. Geistes- u. Nervenkr. Ebst. Obornik (Posen-Schneidemühl) 1,5 km.

Bes. Frau Dr. E. v. Karczewska. Leit. Arzt Dr. Stan. Szuman.

1. 1. 1911: 16 Kr. (10 m., 6 w.); verpfl. i. J. 1910: 22 Kr.

6 Pflegepers. 1 Pflegklasse (c. 300 M. mon.).

Eröffnet 1857 v. Dr. Zelasko. Später Dr. v. Karczewski († 1911). c. 15 ha. 36 Plätze.

Krakau, Kronland Galizien.

1. Abt. f. Geisteskr. im **k. k. Garnisonspital** Nr. 15.

Ärzte Oberstabsarzt Dr. Joh. Suk, Reg.-A. Dr. Arth. Mann.

1. 1. 1911: 5 Kr.; verpfl. i. J. 1910: 98 Kr.

Die Abt. besteht seit 1854 u. dient zur Feststellung des Geisteszustandes. 12 Plätze.

2. Abt. f. Geisteskr. im **Landeskrankenhaus St. Lazarspital.** Ebst. Krakau 0,5 km.

Dir. (d. allg. Krankenh.) Dr. Jos. Krzyszkowski; Abt. f. Geisteskr.: Prim.-A. Prof. Dr. Karol Zulawski; Sek.-Ä. Dr. Tadeus Rogalski, Dr. Wactaw Rychliáski.

Bestand (Geisteskr.) 1. 1. 1911: 135 Kr. (68 m., 67 w.).
Verpflegt i. J. 1910: 619 „ (332 „ 287 „).

24 Pfleg. (12 m., 12 w.). 3 Pflegkl. (7,20; 4; 1,60 K tgl.).

Die Abt. f. Geisteskr. eröffnet als Neubau 1879. 0,9 ha. 105 Plätze.

3. Psychiatrische u. Nervenklinik d. **Universität.** Kopernikusgasse 46.

Im Bau. Eröffnung Frühjahr 1912. Dir. Prof. Dr. Joh. Piltz.

4. Abt. f. Geisteskr. in der Landesgerichts-**Strafanstalt.**

Arzt Gerichtsarzt Dr. Stanislaw Jankowski.

1. 1. 1911: 6 M.; verpfl. i. J. 1910: 46 Kr. (40 m., 6 w.).

Seit 1. 2. 1907. — 3 Pfleg. (2 m., 1 w.). Es stehen zur Verfügung 6 Zellen; Gitterbetten; Zwangsjacken (laut Minist.-Verordnung). Nur zur Beobachtung. 10 Plätze.

5. Sanat. Prof. Dr. **K. Zulawskiego** f. Geisteskr. 1 km v. Bh.

Dir. Arzt Prof. Dr. K. Zulawski; 2. A. Dr. Stan. Jankowski.

1. 1. 1911: 6 Kr. (2 m., 4 w.); verpfl. i. J. 1910: 15 Kr. (4 m., 11 w.).

1 Pfleg. auf 1 Kr. 2 Pflegkl. (20; 16 K tgl.).

Eröffnet 1890. 0,5 ha. 8 Plätze.

6. Privatanstalt f. schwachbegabte, nervöse u. psychopathische Kinder. **Akt.-Ges.** Kopernikusgasse 23.

Leit. Arzt Prof. Dr. Joh. Piltz. Ass.-A. Dr. Jos. Jasieński.

Eröffnet 1. 10. 1911 f. 15 Kinder. 1 Pflegkl. (200 k mon.).

Kraschnitz, Kreis Militsch, Prov. Schlesien.

Deutsches Samariter-Ordenstift, Pflege- u. Lehranst. f. Schwachsinnige u. Epilept., Diakonen- u. Diakonissenanst. Ebst. Kraschnitz (Öls-Gnesen).

Leit. Arzt O.-A. Paul Meyer; Abt.-A. Dr. Carl Oppitz.

1. 1. 1911: 586 Kr. (293 m., 293 w.); verpfl. 1910: 648 Kr.

67 Pfleg. (30 m., 37 w.). 3 Pflegkl. (v. 1200 an; 800—1200; 500 M. j.).

D. Pflegeanstalt eröffnet 5. 6. 1860 (daneben enthält d. Ordenstift noch e. allg. Krankenhaus m. 66 Betten). 54 ha. 610 Plätze.

Kremsier, Mähren.

Kaiser Franz Josef I.-Landes-Heilanstalt. Ebst. Kremsier (Kojetein-Bielitz).

Dir. Dr. Vinc. Návrat; Prim.-Ä. Dr. Wilh. Borek, Dr. Jos. Matousek; Sek.-Ä. Dr. Slav. Krupka, Dr. Ferd. Rosenbaum, Dr. Jar. Jelinek, Dr. Joh. Pribil, Dr. W. Skop, Dr. Joh. Babíček, Dr. Josefine Pukla.

Bestand 1. 1. 1911: 1205 Kr. (687 m., 518 w.).
Verpflegt i. J. 1910: 1610 „ (927 „ 683 „).

161 Pfleg. (85 m., 76 w.). 3 Pflegklassen (6; 4; 2 K tgl.).

Eröffnet 1. 12. 1907. 81,5 ha. 1100 Plätze.

Kreuzburg, Oberschlesien.

1. Provinzial-Heil- u. Pflegeanstalt. Ebst. Kreuzburg (rechte Oder-Ufer-Bahn).

Dir. Dr. Wilh. Schubert; O.-A. Dr. Joh. Wende; Abt.-Ä. Dr. Konr. Lindner, Dr. Karl Lägel; Ass.-A. Dr. Fritz Braunert.

1. 4. 1911: 643 Kr. (371 m., 272 w.) u. 13 in Famil.-Pflege.
Verpfl. 1910: 749 Kr. (441 „ 308 „).
2 Oberpfl. (1 m., 1 w.), 91 Pfleg. (54 m., 37 w.). 2 Pflegkl. (2,10; 1,80 M. tgl.) u. Pens. (1000 M. j.).

Eröffnet Okt. 1876 in e. umgebauten u. durch Neubauten erweiterten früheren Armenhaus. Landwirtschaftl. Kolonie seit 1890, Familienpflege seit 1908. Vergrößerung der Frauenabt. im Werden. 90 ha. 663 Plätze in d. Anst., 25 in d. Familienpflege.

2. Marienheim, Heil- u. Pflegeanst. f. nerven- u. gemütskr. Damen, Eigent. d. **Diakonissen-**Mutterhauses Bethanien.
Arzt Dr. Joh. Nehmiz. — 1. 7. 1911: 25 Fr.
10 Schwestern. 2 Pflegkl. (200—350; 120 M. mont.).

Eröffnet 1. 7. 1910 auf dem 3,3 ha großen Grundstück Bethaniens. Unruhige u. gemeingefährl. Kr. ausgeschlossen. 0,7 ha. 36 Plätze.

Kreuzlingen, Kanton Thurgau.

Privat-Kuranstalt **Bellevue** f. Neurosen u. Psychosen. Post f. Briefe aus Deutschland u. Österreich: Konstanz. Ebst. Kreuzlingen (Konstanz-Romanshorn) od. Konstanz, je c. 7 Min.

Leit. Arzt Dr. Ludw. Binswanger; Haus-Ä. Dr. Haymann, Dr. Reese, Dr. Schön, Wirtschaftl. Leiter Dr. phil. O. Binswanger.

1. 1. 1911: 70 Kr. (35 m., 35 w.); verpfl. 1910: 202 Kr.
50 Pfleg. 1 Pflegkl. (14—22 M. tgl.).

Gegründet 1857 v. Dr. L. Binswanger sen. Geleitet 1880—1910 v. Dr. Rob. Binswanger. 3 Villen f. Geisteskr., 5 f. Nervenkr., 3 f. einzelne Kr. (Neurosen u. leichte Psych.), 1 Ärztehaus. 55 ha. 70 Plätze.

Bad **Kreuznach**, Reg.-Bez. Koblenz, Rheinprovinz.

1. Bildungs- u. Pflegeanstalten d. 2. rhein. **Diakonissen**-Mutterhauses. Dir. Pfarrer Reich.

I. **Bethanien,** Bildungsanst. f. schwachbegabte Mädchen u. jüngere Knaben zu Kreuznach, Ringstr. 4—12. Bhf. 10 Min.

Arzt Dr. Carl Trautwein.

1. 4. 1911: 269 Zögl. (14 m., 255 w.); verpfl. i. J. 1910: 302 Z.

28 Diakonissen, 1 Lehrerin, 3 Pfleg. 3 Pflegkl. (1. u. 2. versch.; 1,35 M. tgl.).

Eröffnet 1. 10. 1890 in Sobernheim, 1899 n. Kreuznach verlegt. 6 klass. Anstaltschule. 280 Plätze.

II. **Eben-Ezer,** Pflegeanst. f. nicht bildungfähige weibl. Idioten, zu Asbacher Hütte. Post Kempfeld. Ebst. Fischbach a. d. Nahe (Bingerbrück-Neunkirchen) 3 St. (Postverbindung).

Arzt Dr. Jos. Heiliger in Kempfeld.

1. 4. 1911: 198 w. Kr.; verpfl. 1. 4. 10—1. 4. 11: 216 w. Kr.

15 Diakonissen. 1 Pflegklasse (1,35 M. tgl.).

Eröffnet 1. 1. 1892. 200 Plätze.

III. **Hüttenberg,** Pflegeanstalt f. nicht bildungfähige weibl. Idioten. Ebst. Sobernheim a. d. Nahe (Bingerbrück-Neunkirchen) 10 Min.

Arzt Dr. Karl Kleinschmidt.

1. 4. 1911: 57 w. Kr.; verpflegt 1. 4. 10—1. 4. 11: 63 w. Kr.

4 Diakonissen, 2 Pfleg. 1 Pflegklasse (1,35 M. tgl.).

Eröffnet 15. 8. 1902. 57 Plätze.

IV. Kolonie **Hilfmir** auf d. Niederreidenbacher Hof f. tiefstehende blöde Knaben. Ebst. Fischbach a. d. Nahe 15 Min.

Arzt Dr. Emil Cöster in Kirn.

1. 4. 1911: 28 Kn.; verpflegt 1. 4. 10—1. 4. 11: 33 Kn.

1 Diakon., 2 Pfleger. 1 Pflegklasse (1,35 M. tgl.).

Eröffnet 1. 2. 1905. 30 Plätze.

2. Familienpensionat f. geistesschwache Herren.

Leit. u. Bes. Pfarrer a. D. Matthiae; Arzt San.-R. Dr. H. Weber.

Eröffnet 1881. 1. 4. 1911: 7 M. — 8 Plätze.

Kriegstetten, Kanton Solothurn.

Erziehungsanstalt der gemeinnützigen **Gesellschaft** des Kantons Solothurn f. schwachsinnige Kinder. Ebst. Subingen (Herzogenbuchsee-Neu Solothurn) 30 Min.

Hausvater Em. Widmer. Ärzte Dr. Schubig u. Dr. Hartmann in Solothurn.

1. 4. 1911: 66 Kinder (35 m., 31 w.). 70 Plätze.

Gegründet 1894. 1 Pflegkl. (200—400 fr. j.). 0,6 ha.

Kropp, Kreis Schleswig, Prov. Schleswig-Holstein.

Kropper Heil- u. Wohltätigkeitsanstalten f. Nerven- u. Gemütskr. G. m. b. H. Zur Ebst. Owschlag (Hamburg-Wamdrup) 7 km (Wagen 4 M.).

Dir. Arzt Dr. Adolf Passow; 2. Arzt Dr. Hans Krause.

1. 4. 1911: 221 (m. u. w.) Kr.; verpfl. 1. 4. 10—1. 4. 11: 297 Kr.

1892 eröffnet v. Pastor Joh. Paulsen in Kropp. 1902 G. m. b. H.

Küsnacht am Züricher See, Kanton Zürich.

Sanat. **Dr. Th. Brunner** f. Nervenleidende, ruhige Gemütskr., Pflege- u. Erholungbedürft. Dampferst. u. Ebst. Küsnacht (Zürich-Rapperswil).

Dir. Dr. Th. Brunner (Bes.); 2. A. Dr. Uhlmann.

1. 1. 1911: 26 Kr. (20 m., 6 w.); verpfl. 1910: 140 Kr.

20 Pfleg. (10 m., 10 w.). 1 Pflegklasse (v. 10 fr. an).

Eröffnet 1889. 5 Villen m. getrennten Gärten. 2 ha. 35 Plätze.

Kulparkow bei Lemberg, Galizien.

Landes-Irrenanstalt. Ebst. Kulparkow (Lemberg-Czernowitz) 0,6 km.

Dir. Dr. Wladyslaw Kohlberger; Prim.-Ä. Dr. Hieron. Maliszewski, Dr. Stanisl. Kruszyński, Dr. Teofil Torczyński; Sek.-Ä. Dr. Julian Woszczyński, Dr. Roman Zagórski, Dr. Jan Fox; Prosektor u. Labor.-Leiter —; Ass.-Ä. Dr. Ludw. Mańkorsky, Dr. Anton Mikulski, Dr. Jos. Bednarz; Prakt. Dr. Bronislawa Neufeld, Dr. Antonina Tolloczko.

Bestand 1. 1. 1911: 1594 Kr. (954 m., 640 w.).
Verpflegt i. J. 1910: 3010 „ (1718 „ 1292 „).

24 Schwestern, 210 Pfleg. (130 m., 80 w.); 3 Pflegkl. (6; 4; 1,60 K tgl.).

Eröffnet 1875. Erweiterungen 1891—4. 1903—7 Errichtung v. 7 Pavillons f. 410 Kr. 57,5 ha. 1200 Plätze.

Kutzenberg bei Ebensfeld, Kreis Oberfranken, Kgr. Bayern.

Oberfränkische Heil- u. Pflegeanstalt. Ebst. Ebensfeld (Bamberg-Hof).

Dir. Dr. Gustav Kolb; Anst.-A. Dr. Osk. Anders; Ass.-A. Rich. Storz.

Bestand 1. 1. 1911: 270 Kr. (148 m., 122 w.).
Verpflegt i. J. 1910: 380 „ (215 „ 165 „).

2 Oberpfl. (1 m., 1 w.). 53 Pfleg. (31 m.. 22 w.). 1 Pflegkl. (1,10—2 M. tgl. u. 45—55 M. j. f. Kleidung).

Eröffnet 16. 9. 1905. 93 ha. 249 Plätze. Erweiterung auf 600 Kr. beschlossen.

Laibach, Krain.

Abteilung f. Geisteskr. im **Landes**-Spital.

Beobachtungsabt. m. 12 Betten als Annex d. mediz. Abt.

Landau i. d. Pfalz, Kgr. Bayern.

Psychiatische Abt. im **Garnisonlazarett.**

Leiter: Oberarzt Dr. Ludw. Roth.

Besonderer Pavillon f. 10—12 Kr.

Landsberg a. d. Warthe, Prov. Brandenburg.

Landes-Irrenanstalt. Ebst. Landsberg (Ostbahn) 2 km.

Dir. Dr. Ad. Riebeth; O.-Ä. Dr. Georg Marthen, Dr. Leonh. Rösen; Anst.-Ä. Dr. Wilh. Försterling, Dr. Osk. Rein, Dr. Heise, Dr. G. Treiber, Dr. A. W. Hussels, Dr. Fr. Albrecht.

Bestand 1. 4. 1911: 1111 Kr. (606 m., 505 w.), davon 50 (29 m., 21 w.) in Fam.-Pfl.

Verpflegt 1. 4. 10—1. 4. 11: 1377 Kr. (751 m., 626 w.).

169 Pfleg. (99 m., 70 w.). 2 Pflegkl. (800; 600 M. j.).

Eröffnet April 1888. 97 ha. 1026 Plätze.

Langendiebach bei Hanau, Prov. Hessen-Nassau.

Privatanstalt f. G e i s t e s kr. Ebst. Langendiebach (Kl.-B. Hanau-Hüttengesäß) 5 Min., Hanau (Frankfurt a. M.-Bebra) 1 St.

Leiter u. Bes. Dr. Otto C a l a m i n u s.

1. 1. 1911: 2 Kr. (1 m., 1 w.); verpfl. i. J. 1910: 2 Kr.

Besteht seit 1868. 0,6 ha. 3 Plätze.

Langenhagen bei Hannover, Prov. Hannover.

Provinzial-Heil- u. Pflegeanst. f. G e i s t e s s c h w a c h e mit Beobachtungstation f. G e i s t e s k r a n k e d. Stadt Hannover. Ebst. Langenhagen (Hannover-Soltau). 11 km v. Hannover (Straßenb.).

Dir. Dr. Franz V ö l k e r; O.-A. Dr. Heinr. B e h r; Abt.-Ä. Dr. Willy R i z o r, Dr. Ernst R i n n e, Dr. Friedr. H e l l w i g; Ass.-A. Dr. Paul F r ö h l i c h.

Bestand.........1. 4. 1911: 881 Kr. (517 m., 364 w.).

Verpflegt 1. 4. 10—1. 4. 11: 1417 „ (865 „ 552 „).

145 Pfleg. (48 m., 97 w.). 3 Pflegkl. (900—2400 M. j.; 1,90 bis 2,20; 1,25—1,60 M. tgl.; Beob.-St.: 5,50 f. 1. Kl., 3,25—4 M. tgl. f. 2. Kl.).

Eröffnet 2. 1. 1862 als Wohltätigkeitsanstalt. 1897 v. d. Provinz übernommen. Seit 15. 10. 1906 damit verbunden e. B e o b - a c h t u n g s t a t i o n f. Geisteskr. d. Stadt Hannover m. 50 Betten. Seit Mai 1909 Filiale in H i m m e l s t h ü r in d. Räumen d. ehemaligen Korrektions- u. Landarmenanstalt m. 100 Betten (auftragweise ärztl. versorgt v. O.-A. Dr. M ö n k e m ö l l e r in Hildesheim). — 129 ha. 1067 Plätze.

Lankwitz bei Berlin, Prov. Brandenburg.

I. Privat-Heil- u. Pflegeanstalt **Berolinum** f. Nerven- u. Gemütskr. Ecke d. Siemens- u. Viktoriastr. Ebst. Lankwitz (Vorortb. Berlin-Lichterfelde O.).

Dir. Ä. u. Bes. San.-R. Dr. James Fränkel u. San.-R. Dr. Alb. Oliven; konsult. A. Geh. San.-R. Dr. Mor. Jastrowitz; O.-A. Dr. Otto Juliusburger; 6 Ass.-Ä.; 2 Prakt.

Bestand 1. 1. 1911: 446 Kr. (398 m., 48 w.).
Verpflegt i. J. 1910: 791 „ (675 „ 116 „).

108 Pfleg. (80 m., 28 w.). 3 Pflegkl. (7 u. m.; 5; 3 M. tgl.), d. 3. Kl. nur f. M.

1890 eröffnet. Seit 1907 ist e. offenes Kurhaus f. körperl. Kr., Rekonval. u. Erholungbedürft. angegliedert. 10,4 ha. 510 Plätze.

II. Privatpflegeanst. f. weibl. Geisteskr. Siemensstr. 34. Besitzerin Frl. Clara Heydler. Arzt San.-R. Dr. Rühl.

1. 4. 1911: 4 Fr. Eröffnet 1881.

Laßnitzhöhe bei Graz, Steiermark.

Offene Heilanstalt f. Nerven- u. ruhige, nicht störende Geisteskr., **G. m. b. H.** Ebst. Laßnitzhöhe.

Leit. Arzt Dr. Ed. Miglitz; 1 Ass.-A.

90 Kr. 1 Pflegklasse.

Eröffnet 1901. 57,5 ha.

Laubenheim a. Rhein, Kreis Mainz, Großh. Hessen.

Privatanstalt f. ruhige Geisteskr. Ebst. Laubenheim (Mainz-Worms) 2 Min.

Bes. u. Leiter Dr. B. Feist. 2—3 Plätze.

Seit 1895. 1. 1. 1911: 0 Kr. 1 ha.

Laubnitz, Kreis Frankenstein, Prov. Schlesien.

Abt. f. weibl. Geisteskr. im **Josephstift.** Ebst. Camenz (Breslau-Glatz) 2 Min.

Vorst. Oberin Seb. Scholz. Arzt Dr. Leop. Schulz in Camenz.

1. 1. 1911: 152 Fr.; verpfl. i. J. 1910: 169 Fr.
24 Schwestern. 1 Pflegkl. (1,25 M. tgl., Landarmenverband).
Seit 1898. 160 Plätze.

Lauenburg, Provinz Pommern.

Provinzial-Heilanstalt f. d. Geisteskr. d. Rb. Cöslin. Ebst. Finkenbruch (Lauenburg-Bütow).

Dir. Geh. Med.-R. Dr. Friedr. Siemens; O.-Ä. San.-R. Dr. Max Schröder, Dr. Ad. Luther, Dr. Wolfg. Hieronymus, Dr. Friedr. Taubert, Dr. Joh. Banse; Ass.-A. —; Vol.-A. —.

Bestand.........1. 4. 1911: 740 Kr. (384 m., 356 w.).
Verpflegt 1. 4. 10—1. 4. 11: 914 „ (481 „ 433 „).
110 Pfleg. (60 m., 50 w.). 3 Pflegkl. (1800; 1000; 700 M. j.).

Eröffnet 1889. Landwirtschaftliche Kolonien. Familienpflege. 224 ha. 740 Plätze.

Lauterhofen, Oberpfalz, Kgr. Bayern.

Pflegeanstalt f. Geisteskr., Schwachsinnige, Epil. u. Gebrechliche. Pf. Wagnersche Wohltätigkeitsstiftung. Ebst. Lauterhofen (Amberg [Nürnberg-Schwandorf]- Lauterhofen) 10 Min.

Arzt Dr. Max Degen in Kastl.

1. 4. 1911: 335 w. Kr.

Schwestern d. hl. Franziskus zu Dillingen. 1 Pflegkl. (260 M. j.).

Eröffnet 22. 2. 1881. 82 ha. 400 Plätze.

Lavigny bei Aubonne, Kanton Waadt.

Anstalt der Société en faveur des épileptiques à Lausanne. Ebst. Aubonne (Allaman-Gimel) 20 Min.

Vorst. Pastor Ch. Sub. Bussigny. Arzt Dr. F. Machon in Lausanne, Vertreter Dr. Zimmer in Aubonne.

1. 4. 1911: 60 Epil. (40 m., 20 w.).
9 Pfleg. Pension von 5 fr. tgl. an. 46 ha. 70 Plätze.

Leipe, Kreis Jauer, Prov. Schlesien.

Trinkerasyl des ev. **Vereins** zur Errichtung schlesischer Trinkerasyle. Ebst. Bolkenhain (Striegau-Merzdorf).

Hausvater Stoof. Arzt Dr. Kurt Tietze in Bolkenhain.

1\. 1. 1911: 16 M.; verpflegt i. J. 1910: 51 M.

Hauseltern u. 1. Diakon. 2 Pflegklassen (400—900 M. j.).

Eröffnet 9. 2. 1886. 6,1 ha. 32 Plätze.

Leipzig, Kgr. Sachsen.

1. Psychiatrische u. Nervenklinik d. **Universität**; Aufnahmestation d. Stadt Leipzig. 4 Min. vom Bayrischen Bhf.

Dir. Geh. R. Prof. Dr. Paul Flechsig; 2. A. Priv.-Doz. Dr. Adalb. Gregor; Ass.-Ä. Dr. Ernst Jolowicz, Dr. Siegfr. Löwe, Dr. Siegfr. Maaß, Priv.-Doz. Dr. Erw. Nießl v. Mayendorf.

Bestand 1. 1. 1911: 149 Kr. (78 m., 71 w.).
Verpflegt i. J. 1910: 1105 „ (701 „ 404 „).

4 Oberpfl. (2 m., 2 w.), 38 Pfleg. 2 Pflegkl. (6—8; 0,50—1,50 M. tgl.).

Eröffnet 2. 5. 1882. 3 ha. 155 Plätze. — Prof. Flechsig: D. Irrenklinik d. Univ. Leipzig u. ihre Wirksamkeit 1882—86, Leipzig, Veit u. Co., 1888.

2. Städtische Heilanstalt **Dösen.** Ebst. Leipzig-Probstheida.

Dir. Geh. Med.-R. Dr. Georg Lehmann; O.-Ä. Dr. Heinr. Dehio, Dr. Helm. Müller, Dr. Max Liebers, Dr. Otto Rehm; Anst.-Ä. Dr. Joh. Gottschick, Dr. Joh. Vieweger; Ass.-Ä. Dr. Herm. Wallis, Dr. Fel. Reichardt.

Bestand 1. 1. 1911: 1207 Kr. (656 m., 551 w.).
Verpflegt i. J. 1910: 1757 „ (1037 „ 720 „).

6 Oberpfleg. (3 m., 3 w.), 160 Pfleg. (80 m., 80 w.). 1 Pflegkl. (2 M. tgl.).

Eröffnet 1. 10. 1901. 30,7 ha. 1100 Plätze. — Psych.-Neur. Wchnschr. Jahrg. 4, Nr. 20; Jahrg. 5, Nr. 23, 24.

3. Thonberg. Städtische Heil- u. Pflegeanstalt f. Privatkr. (Geistes- u. Nervenkr.). Reitzenhainerstr. 107. Ebst. Leipzig 30 Min.

Dir. Hofrat Dr. J. A. Lochner; Ass.-A. Dr. Knopf.
1. 4. 1911: 45 Kr. (20 m., 25 w.); verpfl. seit 1. 4. 1910: 75 Kr. 29 Pflegepers. 1 Pflegklasse (200—300 M. mon.).
Eröffnet 3. 5. 1836 als Privatanstalt in Möckern b. Leipzig v. Dr. Ed. W. Güntz, 1839 n. Thonberg verlegt. 1888 v. d. Stadt Leipzig übernommen. 4,5 ha. 60 Plätze.

4. **Dr. Kernsche Anstalt** f. Geistesschwache, Epileptische u. ruhige Geisteskranke in **Möckern**. Ebst. Leipzig.
Dir. und Besitzer: San.-Rat Dr. Hermann Kern.
Eröffnet 1839 in Eisenach von Dr. Ferd. Kern († 1868); 1847 Übersiedlung nach Leipzig, 1854 nach Gohlis bei Leipzig, 1859 nach Möckern.

5. **H. Witzels** Erziehungs- u. Unterrichtsanstalt f. geistig zurückgebliebene Kinder. Leipzig-Anger, Breitestr. 19—21.
Bes. u. Vorst. Huldreich Witzel. Arzt Dr. Max Magnus.
Bestand 1. 4. 1911: 20 (m. u. w.) Zögl. 1 Pflegkl. (1500 M. j.).
Eröffnet 6. 10. 1877. Seit 1881 in Leipzig-Anger. Bürgerschulunterricht, Tischlerei, Gärtnerei usw. 0,8 ha. 25 Plätze.

Lemberg, Galizien.

1. Abt. f. Geisteskr. im **k. k. Garnisonspital** Nr. 14.
Arzt Regimentsarzt Dr. Hugo Trojatczek.
1. 4. 1911: 16 Kr.; verpfl. 1. 4. 10—1. 4. 11: 110 Kr.
Eröffnet c. 1880 zur Beobachtung u. vorübergehenden Pflege. 20 Plätze.

2. Abteilung f. Geisteskr. in d. **Strafanstalt** f. Männer.
Arzt Dr. Carl Haisig.
1. 4. 1911: 4 M.; verpfl. i. J. 1910: 21 M.
Eröffnet 1908. Dient nur zur Beobachtung. Wird Geisteskrankh. festgestellt, so kommen d. Kr. nach Kulparkow. (In d. Weiber-Strafanstalt geschieht d. Beobachtung in d. allg. Kr.-Abt.). 2 Pfleger. 6 Betten.

3. Neuro-psychiatrische Abt. d. allg. **Landesspitales** zur vorübergehenden Aufnahme v. Gkr. (bis zur Abgabe nach Kulparkow) u. zur Behandlung u. Pflege v. Nervenkr.

Primärarzt Priv.-Doz. Dr. Kazimierz Orzechowski; 1 Sek.-A.; 1 Ass.-A.

1. 1. 1911: 44 Kr. (23 m., 21 w.); verpfl. i. J. 1910: 944 Kr.

2 Schwestern, 8 Pfleg. (4 m., 4 w.). 2 Pflegklassen.

Eröffnung d. Abt. 1789. Wegen Überfüllung v. Kulparkow können trotz Überbelegung d. Abt. nur d. dringendsten Fälle aufgenommen werden. 26 Plätze, davon 12 f. Gkr.

4. Dr. Jan Swiatkowskis Sanat. f. Psychisch-Nervöse. Zelazna Woda. Von Ebst. Lemberg 30 Min. m. elektr. Trambahn.

Dir. Arzt Dr. Jan Światkowski; 2. A. Dr. Stefan Światkowski.

1. 1. 1911: 22 Kr. (11 m., 11 w.). Verpfl. i. J. 1910: 72 Kr.

16 Pfleg. 1 Pflegklasse (12 K u. mehr).

Eröffnet 1889. 1,8 ha. 24 Plätze.

Lemgo, Fürstentum Lippe-Detmold.

1. Landes-Heil- u. Pflegeanstalt **Lindenhaus.** Ebst. Brake (Altenbeken-Herford), f. Frachtverkehr Lemgo.

Dir. Med.-R. Dr. Wilh. Alter; O.-A. Dr. Georg Müller; Abt..-A. Dr. Ludw. Lorenz.

Bestand ....1. 4. 1911: 380 Kr. (188 m., 192 w.).

Verpflegt 1. 4. 10—1. 4. 11: 493 „ (252 „ 241 „).

2 Oberpfl. (1 m., 1 w.), 86 Pfleg. (48 m., 38 w.). 3 Pflegkl. (2000—2400; 800—1200 M. j.; 1,25—2 M. tgl.).

Eröffnet 25. 9. 1811 durch Fürstin Pauline v. Lippe, die d. Pläne u. Einrichtungen selbst entworfen u. dabei grundsätzlich jede Möglichkeit des Restraint vermieden hatte. 1906 Einrichtung d. landwirtsch. Kolonie in Eutrup (5 km entfernt). 16 ha (dazu 95 ha Pachtland). 383 Plätze.

2. Eben-Ezer, Anstalt der **Inneren Mission** f. Blöde u. Epileptiker. Ebst. Lemgo (Hameln-Lage) 10 Min.

Vorst. P. Wulfhorst. Ärzte: Geh. Med.-R. Dr. Overbeck, San.-R. Dr. Wittig, beide in Lemgo.

1. 1. 1911: 195 Kr. (105 m., 90 w.); verpfl. 207 Kr.

20 Pfleg. 3 Pflegkl. (3. Kl. Lippe: 270—340, Ausw.: 475 bis 500 M. j.).

Eröffnet 1870. Seit 1906 Neubau e. Verwaltungsgebäudes u. e. Bet- u. Festsaals. D. Anst. ist jurist. Person u. steht unter e. engeren (7 Mitgl., darunter 1 Arzt) u. e. weiteren (30 Mitgl., darunter der 2. Arzt) Kuratorium. 10,2 ha. 200 Plätze.

Lengerich, Prov. Westfalen.

Provinzial-Heilanstalt f. ev. (u. jüd.) Geisteskr. Ebst. Lengerich (Osnabrück-Münster).

Dir. Geh. San.-R. Dr. Friedr. Schäfer; O.-Ä. Dr. Carl Mertens, Dr. Wilh. Siebert; Abt.-Ä. Dr. Herm. Dierksen, Dr. Hartwig.

Bestand.........1. 4. 1911: 669 Kr. (368 m., 301 w.).
Verpflegt 1. 4. 10—1. 4. 11: 814 „ (450 „ 364 „).

4 Oberpfl. (2 m., 2 w.), 83 Pfleg. (42 m., 41 w.). 3 Pflegkl. (wie Aplerbeck).

Eröffnet 31. 10. 1864. Landwirtsch. Kolonie seit 1. 6. 1876. In d. letzten J. wesentlich erweitert u. modernisiert. Familienpflege in d. Nachbarschaft (c. 100 Kr.). 98 ha. 640 Plätze.

Leschnitz, Oberschlesien.

Erziehungsanstalt f. Geistesschwache des **Vereins** f. Erziehung u. Unterricht Geistesschwacher. Ebst. Leschnitz (Oppeln-Gleiwitz).

Anstaltarzt Dr. Petrus Freisel.

1. 1. 1911: 400 Zögl. (258 m., 142 w.); verpfl. i. J. 1910: 430 Z.
36 Pfleg., 11 Lehrkräfte. 2 Pflegklassen (450—900 M. j.).

Eröffnet 9. 10. 1871. 6 Knaben-, 3 Mädchen-, 2 Vorschulkl. 1910 Einrichtung e. Arbeiterkolonie auf d. neugekauften Hof Kowalliks Ruh. 56 ha. 406 Plätze.

Leubus, Kreis Wohlau, Prov. Schlesien.

Provinzial-Heil- u. Pflegeanstalt. Ebst. Maltsch a. O. (Breslau-Liegnitz) oder Parchwitz (Liegnitz-Steinau).

Dir. Geh. San.-R. Dr. Wilh. Alter; O.-Ä. Dr. Albr. v. Kunowski, Dr. Jos. Zuber, Dr. Fritz Fuchs; Abt.-Ä. Dr. Guido Kunze, Dr. Hans Tausch, Dr. Otto v. Raven; Ass.-A. Waldem. Mensch.

In der öffentlichen Anstalt [in der Pensionsanstalt]:

Bestand 1. 4. 1911: 753 [57] Kr. (408 [26] m., 345 [31] w.).

Verpfl. seit 1. 4. 10 : 910 [75] Kr. (492 [42] m., 418 [33] w.).

114 Pfleg. (56 m., 58 w.). 3 Pflegkl. in d. öffentl. Anst. (nur f. Schlesier: 2,75; 2,10; 1,80 M. tgl.), 1 Pflegkl. in d. Pens.-A. (Schlesier 2100; deutsche Nichtschlesier 2610; Ausländer 2910 M. j.).

Eröffnet 1830 in e. ehemal. Zisterzienserkloster, in welchem d. Konventgebäude f. anfangs 100, d. Prälatur f. zunächst 12 Kr. d. wohlhabenden Stände eingerichtet wurde. 1899 Ankauf e. Landguts in Städtel Leubus, 2 km vom Kloster. Dort ist 1902—10 e. neue Anst. f. Kr. d. 2. Pflegkl. erbaut worden, während d. Konventgebäude im Kloster f. Kr. d. 1. Pflegkl. u. f. Pensionäre zum Pflegsätze v. tgl. 2,75 M. bestimmt wurde. 154 ha. 1035 [55] Plätze.

Libau, Kurland.

Städtische Anstalt zur zeitweil. Unterbringung Geisteskranker.

Arzt Dr. Christian Siebert.

1. 1. 1911: 10 Kr. (5 m., 5 w.); verpfl. i. J. 1910: 143 Kr.

2 Oberpfl. (1 m., 1 w.); 5 Pfleg. (3 m., 2 w.). 2 Pflegkl. (1,25; 0,75 Rbl.).

Eröffnet 1905 zur Aufnahme v. gemeingefährl. Kr., die n. Ablauf d. akuten Erscheinungen entlassen od. e. Landespflegeanstalt überwiesen werden. 0,3 ha. 25 Plätze.

Lichtenrade bei Berlin, Prov. Brandenburg.

Sanatorium **Birkenhaag** f. Gemüts- u. Nervenkr. Ebst. Lichtenrade (Vorortbahn Berlin-Zossen).

Bes. Dr. Mart. Anker u. Dr. Karl Sander. Leit. Arzt Dr. Karl Sander; 2. Arzt Dr. Wilh. Lange.

1. 4. 1911: 154 Kr. (108 m., 46 w.); verpfl. 1. 4. 10—1. 4. 11: 291 Kr.

25 Pfleg. (18 m., 7 w.). 3 Pflegkl. (310; 210; 105 M. mon.).

Eröffnet April 1903. Erweiterungbau 1907 u. 1911. 3,8 ha. 154 Plätze.

Liebenau bei Tettnang, Kgr. Württemberg.

St. Galluspflege f. Schwachsinnige, Epileptiker u. Gebrechliche. **Jurist. Person.** Ebst. Meckenbeuren (Ulm-Friedrichshafen).

Anstaltarzt Dr. Jos. Krahe.

1. 1. 1911: 513 Kr. (228 m., 285 w.); verpfl. i. J. 1910: 644 Kr.

47 Schw. v. hl. Franziskus zu Reute. 1 Pflegklasse (0,10 bis 1,30 M. tgl.).

Gegründet 1860 in Tettnang, 1870 n. Schloß Liebenau verlegt. 1½ km entfernt Kolonie Hegenburg. 60,5 ha. 520 Kr.

Liebenburg am Harz, Prov. Hannover.

Privat-Heil- u. Pflegeanstalt f. Nerven- u. Gemütskr. Ebst. Othfresen (Hildesheim-Goslar) 30 Min., Klein-Mahner (Börssum-Kreiensen) 30 Min.

Bes. u. leit. Arzt Dr. Kurt Fontheim; Ass.-Ä. Dr. G. Meyer, Dr. W. Maaßmann, Dr. V. Birkenholz.

1. Pensionat 1. 1. 1911: 16 Kr. (8 m., 8 w.); verpfl. 1910: 24 Kr.

2. Pflegeanst. f. Prov.-Kr. 1. 1. 1911: 679 Fr.; verpfl. 1910: 861 Fr.

5 Oberpfl. (1 m., 4 w.), 54 Pfleg. (2 m., 52 w.).

Eröffnet 1877 als Pensionat. Dazu seit 1882 d. Pflegeanstalt f. weibl. Gkr. aus d. Prov.-Anst. zunächst Hannovers, seit 1884 auch d. Prov. Sachsen.

Liebenstein, Herzogtum Sachsen-Meiningen.

Sanat. **Liebenstein** f. nervöse u. innere Krankheiten.

San.-R. Dr. Heinr. Fülles, Dr. Otto Meyer, Dr. H. Beuttenmüller.

1. 1. 1911: 22 Kr. (8 m., 14 w.); verpfl. i. J. 1910: 389 Kr.

1 Pflegklasse (6 M. tgl.). 16 ha.

Liegnitz, Provinz Schlesien.

1. Kreißlersche Stiftung. Städtische Anstalt, d. Krankenhause angegliedert. Neue Haynauer Str. 18. Vom Bhf. 15 Min. Dir. Dr. Wilh. Hübener; O.-A. Dr. Friedr. Römer.

a) Pflegeabt. f. unheilb., harmlose Gkr. 1. 4. 11: 40 Kr. (18 m., 22 w.); verpflegt 1. 4. 10—1. 4. 11: 48 Kr. (22 m., 26 w.).

b) Durchgangkranke 1. 4. 1911: 6 Gk. (5 m., 1 w.); verpflegt 1. 4. 10—1. 4. 11: 134 Kr. (97 m., 37 w.).

6 Pfleg. (3 m., 3 w.). 2 Pflegkl. f. Pflegl. (3; 1,50 M. tgl.), 1 Pflegkl. f. Durchgangkr. (d. 2 ten entsprechend: 2—2,50 M. tgl.).

Eröffnet Mai 1901. 0,3 ha. 54 Plätze.

2. Idioten - Bildungs- u. Pflegeanstalt **Wilhelm u. Augusta-Stift** f. d. Rb. Liegnitz. Wohltätigkeitsanstalt.

Ärzte: Dr. Friedr. Römer (v. städt. Kr.-haus); Dr. Friedr. Plathner.

1. 4. 1911: 478 Kr. (261 m., 217 w.); verpfl. 1. 4. 10—1. 4. 11: 517 Kr.

3 Lehrkräfte, 49 Pfleg. (20 m., 29 w.). 1 Pflegkl. (1,30 M. tgl.) u. Pens. (v. 720 M. j. an).

Eröffnet 1. 5. 1881. Schule, Werkstätten, Gartenbau. Seit 1893 Vertrag m. d. Landarmenverband d. Prov. zur Pflege u. Ausbildung d. überwiesenen Idioten. 10,5 ha. 518 Plätze.

Liestal, Kanton Baselland.

Kantonspital, Abt. f. (meist unheilbare) Geisteskr. Ebst. Liestal (Basel-Olten).

Dir. Arzt Dr. L. Gelpke; Ass.-Ä. Dr. A. Eglin, Dr. F. Kutz.

1. 1. 1911: 166 Kr. (80 m., 86 w.); verpfl. i. J. 1910: 234 Kr.

7 Pfleg. 2 Pflegkl. (1,50—3; 0,70—1,30 fr. tgl.).

Eröffnet 1833. 160 Plätze.

Lintorf, Ldkr. Düsseldorf, Rheinprovinz.

Heil- u. Pflegeanstalten f. männl. Alkoholkr. Zweiganst. d. **Diakonenanstalt** zu Duisburg. Ebst. Lintorf (Düsseldorf-Essen).

Vorst. P. Kruse. Arzt Dr. Loth. Schenck in Ratingen.

1. 1. 1911: 93 M.; verpflegt i. J. 1910: 286 M.

3 Hausväter, 5 Gehilfen. 3 Pflegkl. (3—5; 2,25—2,50; 1,40 M. tgl.).

Eröffnet: Asyl (3. Kl.) 1851, Siloah (1. Kl.) 1879, Bethesda (2. Kl.) 1901. 20 ha. 90 Plätze.

Linz a. Rh., Rb. Koblenz, Rheinprovinz.

1. St. Antoniushaus der **Caritasgesellschaft,** Erziehungsanst. d. Franziskanerbrüder f. geistesschwache Knaben. Ebst. Linz (rechtsrhein. Bahn).

Leit. Arzt San.-R. Dr. Hub. Voßschulte; 2. A. Dr. Karl Voßschulte.

1. 1. 1911: 233 Kn.; verpflegt i. J. 1910: 257 Kn.

38 Pfleg., 3 Lehrer. 1 Pflegklasse. 250 Plätze.

2. Pflegeanstalt d. **Franziskanerinnen** v. Nonnenwerth f. weibl. Geistesschwache. Vom Bhf. 5 Min.

Leit. Arzt San.-Rat Dr. Hub. Voßschulte. 1906: 60 Fr.

Eröffnet Mai 1862. 1911 keine Nachricht zu erhalten.

(Deutsch-)Lissa bei Breslau, Prov. Schlesien.

Offene Anstalt für Nerven- und Gemütskranke. Ebst. Deutsch-Lissa (Berlin-Breslau).

Besitzer und Leiter: San.-R. Dr. R. Walter.

1. 1. 1911: 14 Kr. (7 m., 7 w.); verpfl. i. J. 1910: 20 Kr.

4 Pfleg. (2 m., 2 w.). 1 Pflegklasse (5—6,50 M. tgl.).

Eröffnet 1. 9. 1891 als Neubau. 1,15 ha. 17 Plätze.

Littenheid bei Sirnach, Kanton Thurgau.

J. J. Ühlingers Pflegeanstalt f. unheilb. Geisteskr. Ebst. Wil (Winterthur-St. Gallen).

Arzt: Dr. J. Meyenberger.

1. 4. 1911: 229 Kr. (115 m., 114 w.); verpfl. 1. 4. 10—1. 4. 11: 265 Kr.

28 Pfleg. 2 Pflegklassen (3—4; 2—2,50 fr. tgl.).

Eröffnet 1883. 91 ha. 230 Plätze.

Lörchingen bei Saarburg, Lothringen.

Lothr. **Bezirks-Pflegeanst.** f. Geisteskr. Ebst. Lörchingen (Saarburg-Alberschweiler).

Dir. Dr. Anton Wichert; Ass.-A. Dr. Friedr. Tophoven.

1. 4. 1911: 185 Kr. (127 m., 58 w.); verpfl. 22. 9. 10—1. 4. 11: 191 Kr.

10 Schwestern, 22 Pfleg. (12 m., 10 w.). 1 Pflegkl. (1.30 M. tgl.).

Eröffnet 22. Sept. 1910. 50 ha. 330 Plätze.

Lohr a. M., Kreis Unterfranken, Kgr. Bayern.

Kreis-Irrenanstalt im Bau. Eröffnung etwa Okt. 1912. Ebst. Lohr (Aschaffenburg-Gemünden). Im Gutshof bereits e. Kr.-Station m. 15 Kr. u. 3 Pfleg. f. d. Landwirtschaft.

Lublinitz, Oberschlesien.

Provinzial-Heil- u. Pflegeanstalt. Ebst. Lublinitz (Breslau-Kattowitz).

Dir. Dr. Otto Klinke; O.-Ä. Dr. Max Adelt, Dr. Friedr. Seemann; Abt.-Ä. Dr. Fritz Hoth, Dr. Otto Kieserling; Ass.-Ä. —, —, —, —.

Bestand 1. 4. 1911: 887 Kr. (521 m., 366 w.), davon 68 in Fam.-Pfl.; verpflegt 1. 4. 10—1. 4. 11: 1144 Kr. (677 m., 467 w.).

2 Oberpfl. (1 m., 1 w.), 134 Pfleg. (72 m., 62 w.). 2 Pflegklassen (2,10; 1,80 M. tgl.).

Eröffnet 21. 10. 1893 als Idioten- u. Siechenanst., ökon. verbunden m. d. 1902 aufgehobenen Prov.-Erziehunganst. 1904 Ankauf d. Ritterguts Schloß Lublinitz, Um- u. Erweiterungsbauten (bis 1910) d. alten Anst., Neubauten u. Ausgestaltung zu e. Vollanstalt f. alle Arten v. Geisteskr. Seit 1905 Familienpflege. 278 ha. 1100 Plätze.

Ludwigsburg, Kgr. Württemberg.

Privat-Pflegeanstalt f. Geisteskr. Rosenstr. 11. Ebst. Ludwigsburg (Stuttgart-Bietigheim) 15 Min.

Bes. u. Vorst. Frl. Marta Krauß. Arzt San.-R. Dr. Ernst Knapp.

1. 1. 1911: 8 Kr. (4 m., 4 w.).

2 Pfleg. 2 Pflegkl. (3—5 M. tgl.).

Eröffnet 1856. 1,2 ha. 18 Plätze.

Lübben, N.-L., Prov. Brandenburg.

Landesanstalt zur Pflege unheilb. Geisteskr. u. nicht bildungfähiger Idioten. Ebst. Lübben (Berlin-Görlitz).

Vorst. Betr.-Dir. R. Ewald. Leit. Arzt Kreisarzt Dr. Max Seeger; Anst.-Ä. Dr. Wilh. Plaskuda, Dr. Liebert, Geh. San.-R. Dr. Böhr (Stellvertr.).

Bestand 1. 1. 1911: 819 Kr. (202 M., 347 Fr., 270 Kinder).
Verpflegt i. J. 1910: 910 „ (211 „ 372 „ 327 „).

107 Pfleg. (36 m., 71 w.). 1 Pflegkl. (600 M. j.).

Eröffnet 1. 4. 1893. 68,2 ha. 793 Plätze.

Lübeck, Freie u. Hansa-Stadt.

1. Staats-Irrenanstalt. Ebst. Lübeck 2,5 km.

Dir. Arzt Dr. Oskar Wattenberg; 2. A. Dr. Joh. Enge; Ass.-A. Dr. Friedr. Westhoff; 1 Med.-Prakt.

Bestand.........1. 4. 1911: 279 Kr. (143 m., 136 w.).
Verpflegt 1. 4. 10—1. 4. 11: 353 „ (186 „ 167 „).

56 Pfleg. (28 m., 28 w.). 2 Pflegkl. (Lüb.: 1000; 450; Fremde: 1500; 900 M. j.).

1787 eröffnet. 1870 Erwerb e. Landhauses, aus dem sich allmählich e. landwirtsch. Kolonie entwickelte. Seit 1892 Familienpflege. 5 ha. 218 Plätze. Seit April 1909 e. neue staatl. Heilanst. f. Nervöse u. Geisteskr. im Bau; Eröffnung 1912. — Dr. Eschenburg Geschichte d. Lübecker Irrenanstalt, 1844.

2. Anstalt f. jugendl. Geistesschwache, Eigent. e. **Vereins.** Klosterstr. 10.

Leiter: E. Voß. Arzt: Dr. Fritz Eschenburg.

1. 4. 1911: 36 Zögl. (30 m., 6 w.); verpfl. 1. 4. 10—1. 4. 11: 41 Z.

Hauseltern, 2 Lehrerinnen, 3 Pfleg. (2 m., 1 w.). 1 Pflegkl. (150—500 M. j.).

Eröffnet 1906. 22 bildungfähige Zögl. 0,12 ha. 40 Plätze.

Lüben, Rb. Liegnitz, Prov. Schlesien.

Prov.-Heil- u. Pflegeanstalt. Ebst. Lüben (Liegnitz-Raudten) 1,5 km.

Dir. Geh. San.-R. Dr. Franz Simon; O.-Ä. Dr. Alfr. Linke, Dr. Joh. Bresler; Abt.-Ä. Dr. Ludw. Wicht, Dr. Heinr. Dresen, Dr. Heinr. Grau, Dr. Joh. Runkel.

Bestand.........1. 4. 1911: 974 Kr. (468 m., 506 w.).
Verpflegt 1. 4. 10—1. 4. 11: 1255 „ (636 „ 619 „).

4 Oberpfleg. (2 m., 2 w.), 157 (81 m., 76 w.). 2 Pflegkl. (2,10; 1,80 M. tgl.).

Eröffnet 16. 11. 1905 als Neubau. 20 Kr.-Pavillons. Familienpflege seit 1909 (in Pflegerfam.). 146 ha. 1193 Plätze.

Lüneburg, Prov. Hannover.

Prov.-Heil- u. Pflegeanstalt f. Geisteskr. Ebst. Lüneburg ½ St.

Dir. San.-R. Dr. Otto Snell; O.-A. Dr. Hans Schröder; Abt.-Ä. Dr. Ernst Stolzenburg, Dr. Erich Reinelt, Dr. Ernst Grütter, Dr. Werner Gerstenberg, Dr. Alb. Bartsch, Dr. Max Bräuner, Dr. Alb. Kracke.

Bestand.........1. 4. 1911: 965 Kr. (508 m., 457 w.).
Verpflegt 1. 4. 10—1. 4. 11: 1304 „ (676 „ 628 „).

158 Pfleg. (82 m., 76 w.). 3 Pflegkl. (wie Prov.-A. Göttingen).

Eröffnet 1. 7. 1901. Pavillonsystem. Ausgedehnter landwirtsch. Betrieb. 25 Kr.-Häuser. 26 Familienwohnungen f. Pfleger. Nervenpoliklinik. c. 510 ha. 1023 Plätze.

Lüttringhausen, Kreis Lennep, Rheinprovinz.

Tannenhof, evang. **Privat**-Heil- u. Pflegeanstalt f. Gemütskr. Ebst. Lüttringhausen (Barmen-Düsseldorf) 20 Min.

Leit. Arzt Dr. Otto Beelitz; O.-A. Dr. Wilh. Frobenius; Anst.-Ä. Dr. Georg Ittel, Dr. Weist.

Bestand.........1. 4. 1911: 479 Kr. (232 m., 247 w.).
Verpflegt 1. 4. 10—1. 4. 11: 631 „ (314 „ 317 „).

40 Brüder, 50 Schwestern. 3 Pflegkl. (3200; 1656; 648 M. j.).

30. 4. 1896 gegründet vom Rhein. Prov.-Ausschuß f. **Innere Mission.** Diakonissen- u. Diakonen-Mutterhaus. 40 ha.

Magdeburg, Prov. Sachsen.

Städt. Kr.-Anstalt **Sudenburg** m. Beobachtungsabt. f. Geisteskr.

Dir. Dr. Ernst Schreiber, O.-A. d. inneren Abt.; 2. A. Dr. Alfred Stühmer.

1. 1. 1911: 21 Kr. (6 m., 15 w.); verpfl. 1910: 348 Kr. (190 m., 158 w.).

6 Pfleg. (3 m., 3 w.). 3 Pflegkl. (Magd.: 6; 4,50; 2,20; Auswärt.: 8; 6; 3,50 M. tgl.).

Eröffnet 1. 12. 1891. 40 Plätze.

Mainkofen, Niederbayern.

Kreisanstalt f. Geisteskr. Ebst. Pankofen (Landshut-Eisenstein) 0,8 km.

Eröffnung Ende 1911 durch Überführung v. Kr. aus d. Deggendorfer Anstalt, mit der Mainkofen vorerst unter einer Direktion u. in wirtschaftl. Verbindung bleibt. 1 Pfleg.: 5 Kr. 1 Pflegkl. (1.30 M. tgl.). 131 ha. 374 Plätze.

Marburg, Prov. Hessen-Nassau.

Landes-Heilanstalt f. Geisteskr. d. Rb. Cassel. Ebst. Marburg-Süd (Main-Weserbahn).

Dir. Geh. Med.-R. Prof. Dr. Franz Tuczek; O.-A. Priv.-Doz. Prof. Dr. Max Jahrmärker; Abt.-A. Dr. Th. Malcus; Ass.-Ä. Dr. E. Thömmes, Dr. J. Hofmann.

Bestand 1. 1. 1911: 325 Kr. (155 m., 170 w.).
Verpflegt i. J. 1910: 715 „ (339 „ 376 „).

7 Oberpfl. (3 m., 4 w.), 82 Pfleg. (40 m., 42 w.).
3 Pflegkl. (f. Bez.-Ang.: 8; 3,50; 3; f. Auswärt.: 10; 4; 3 M. tgl.).
Eröffnet 7. 6. 1876. 46 ha. 300 Plätze. D. Dir. hält **klin. Vorlesungen** in d. Anst., zu der d. Zuhörer mittels Omnibus von Marburg hinbefördert werden (Entfernung vom Stadttor 2 km). — L. Meyer: Arch. f. Psych. VII, 224; Psych. Bladen V. afl. 3, 1887.

Mariaberg bei Mägerkingen, O.-A. Reutlingen, Kgr. Württ.

Heil- u. Pflegeanstalt f. Schwachsinnige. Anstalt eines **Vereins**. Ebst. Mariaberg 5 Min.

Leit. Insp. Rominger. Arzt: Dr. J. Burkarth in Gammertingen.
1. 1. 1911: 165 Kr. (122 m., 43 w.); verpfl. 1910: 183 Kr.
25 Pfleg. 3 Pflegklassen (800 u. m.; 600 u. m.; 240 u. m. M. j.).
Eröffnet 1. 5. 1847. 90 ha. 165 Plätze.

Maria-Veen, Kreis Borken, Prov. Westfalen.

Bernardshof, Heilanstalt der **Trappisten**patres f. kath. alkoholkr. Männer. Ebst. Maria-Veen (Oberhausen-Rheine) 7 Min.

Dir. P. Romanus. Arzt: Dr. Borghorst.
1. 1. 1911: 60 M.; verpfl. i. J. 1910: 182 M.
9 Pfleg. 1 Pflegkl. (1,75—2,25 M. tgl.).
Gegründet 1902. 8,9 ha. 62 Plätze.

Markgröningen, Neckarkreis, Kgr. Württemberg.

Abt. f. Schwachsinnige an d. **Landarmenanstalt.** Ebst. Asperg (Stuttgart-Bietigheim) 30 Min.

Hausvater G. Hammer. Arzt Dr. Ernst Meuret in Markgr.
1. 1. 1911: 220 Schwachs. (110 m., 110 w.).
Seit 1902. 1 Pflegkl. (1 M. tgl.). 220 Plätze.

Marsberg b. Niedermarsberg, Prov. Westfalen.

1. **Prov.**-Heilanstalt. Ebst. Marsberg (Arnsberg-Scherfede).
Dir. Geh. San.-R. Dr. H. F. Rubarth; O.-Ä. Dr. Franz

H a a s e , Dr. Alfr. S c h m i d t; Abt.-A. Dr. Carl W e g e n e r; Ass.-A. Dr. D a m m a n n.

Bestand.........1. 4. 1911: 569 Kr. (296 m., 273 w.).
Verpflegt 1. 4. 10—1. 4. 11: 713 „ (360 „ 353 „).

90 Pfleg. (44 m., 46 w.). 3 Pflegkl. (5—6; 2,50—3,50; 1,25 bis 1,50 M. tgl.).

Eröffnet 28. 1. 1813. 76 ha. 572 Plätze. — Allg. Ztschr. f. Psych., Bd. 24, Suppl.

2. Prov.-I d i o t e n anstalt **St. Johannisstift.** Ebst. wie 1. Leit. O.-A. Dr. Wendelin H e r w i g.

1. 1. 1911: 534 Kr. (315 m., 219 w.); verpfl. 1910: 617 Kr.

75 Vincentinerschw., 6 Pfleger. 3 Pflegkl. (1080—1620; 660—900; 450 M. j.).

Eröffnet 26. 2. 1881 vom St. Joh.-Verein; 1. 4. 1911 in Besitz d. Prov. Westfalen übergegangen. 34,6 ha. 540 Plätze.

Marsens, Kanton Freiburg.

Kantonale I r r e n anstalt. Ebst. Bulle (Lausanne-Bern).

Dir. Dr. René S e r r i g n y; Ass.-Ä. Dr. P. G u i s a u, Dr. R e m y.

1. 1. 1911: 237 Kr. (115 m., 122 w.); verpfl. 1910: 310 Kr. (160 m., 150 w.).

48 Pfleg. 3 Pflegklassen.

Eröffnet 20. 11. 1875. 76 ha. 245 Plätze.

St. Martin bei Klagenfurt, Kärnten.

I d i o t e n anstalt **Maria Josephinum** des Frauenvereins zur Gründung u. Erhaltung d. kärnt. Id.-A. Ebst. Klagenfurt.

Med.-Beiräte: Prof. Dr. Fr. T o r g g l e r u. Kais. R. San.-R. Dr. v. J o s c h.

1. 1. 1911: 51 Zögl. (34 m., 17 w.); verpfl. i. J. 1910: 67 Z.

8 Schwest. v. hl. Vincenz v. Paula. 1 Pflegklasse.

Eröffnet Aug. 1900. 1,7 ha. 50 Plätze.

Masans bei Chur, Kanton Graubünden.

Anstalt d. gemeinnützigen **Gesellschaft** des Kantons f. schwachsinnige Kinder. Ebst. Haldenstein (Chur-Sargans) 10 Min.
1. 1. 1911: 27 Kinder (13 m., 14 w.); verpfl. 1910: 28 K.
Vorst. Joh. Brack. Arzt Dr. Tuffli.
1 Lehrerin, 3 Pfleg. 1 Pflegkl. (200—400 fr. j.).
Eröffnet 1900. 1 ha. 28 (nach Fertigstellung e. im Bau befindlichen Hauses: 40—50) Plätze.

Mauer-Öhling, Niederösterreich.

Kaiser Franz Josef-Landes-Heil- u. Pflegeanstalt f. Geisteskr. Ebst. Mauer-Öhling.
Dir. Reg.-R. Dr. Jos. Starlinger; Prim.-A. Dr. Wilh. John; Ord. A.: Dr. Hans Eglauer; Sek.-Ä. Dr. Aug. Reichsritter v. Sammern u. Frankenegg, Dr. Dom. Cl. Stelzer, Dr. Math. Autengruber, Dr. Wolfr. Wunderer, Dr. Fritz Feichtinger, Dr. Jos. Schneiderbaur.
Bestand 1. 1. 1911: 1508 Kr. (796 m., 712 w.).
Verpflegt i. J. 1910: 1752 „ (926 „ 826 „).
214 Pfleg. (120 m., 94 w.). 3 Pflegkl. (8; 5; 2 K tgl.).
Eröffnet 2. 7. 1902. Seit 1903 Familienpflege m. Beginn im Pflegerdorf (jetzt 95 M., 140 Fr.). D. Anst. ist laut Statut zur Abstinenz verpflichtet u. m. reichen Mitteln zur Ablenkung u. Beschäftigung ausgestattet. Ausgeschlossen sind unheilb. geisteskr. Verbrecher u. moral. verkommene Trinker. 100 ha. 1050 Plätze. — Psych.-neur. Wchnschr. 1899, Nr. 34; 1906, Nr. 52.

Mauren, Kanton Thurgau.

Erziehungs-Anstalt f. schwachsinnige Kinder. Eigent. d. Thurgauer gemeinnützigen **Gesellschaft.** Ebst. Bürglen (Romanshorn-Winterthur).
Hausvater P. Oberhänsli. Arzt Dr. M. Hafftér in Berg.
1. 1. 1911: 43 Kr. (21 m., 22 w.); verpfl. i. J. 1910: 53 Kr.
2 Lehrerinnen, 5 Pfleg. 1 Pflegkl. (250—400 u. mehr fr. j.).
Eröffnet 1895. 1,4 ha. 42 Plätze.

Haus Meienberg b. Jona am Zürichsee, Kant. St. Gallen.

Sanat. f. Nervenkrankh. u. leichtere Psychosen b. weibl. Kr. Ebst. u. Dampfschiffstat. Rapperswil.

Arzt u. Mitbesitzerin Frl. Dr. Siglinde Stier.

1. 4. 1911: 17 Fr.; verpfl. 1. 4. 10—1. 4. 11: 76 Fr.

6 Pfleg. 1 Pflegklasse (8—12 fr tgl.).

Eröffnet 16. 4. 1903. 1¾ ha. 20 Plätze.

Bad **Mergentheim** a. d. Tauber, Kgr. Württemberg.

St. Rochusstift, Pflegeanst. f. Schwachsinnige u. Epilept. Ebst. Mergentheim (Crailsheim-Lauda).

Arzt Dr. Ludw. Sambeth.

1. 1. 1911: 18 Kr. (7 m., 11 w.); verpfl. i. J. 1910: 25 Kr.

5 Vincentinerschwestern. 2 Pflegkl. (2,80—3,50; 1,20—2 M. tgl.).

Eröffnet 1764. Neubauten sollen 1. 9. 1911 fertig sein. 3 ha. 20 (künftig 50) Plätze.

Merxhausen, Rb. Cassel, Prov. Hessen-Nassau.

Landeshospital, Pflegeanstalt f. weibl. Geisteskr. d. Rb. Cassel. Ebst. Sand (Kl.-B. Wilhelmshöhe-Naumburg).

Dir. Dr. Herm. Schedtler; O.-A. Dr. Otto Gerling; Abt.-Ä. Dr. Ernst Müller, Dr. Rich. Zeiz; Ass.-A. —.

Bestand 1. 4. 1911: 859 Kr. (20 m., 839 w., davon 49 in Fam.-Pfl.); verpflegt 1. 4. 10—1. 4. 11: 950 Kr. (20 m., 930 w.).

6 Oberpfleg., 73 Pfleg. 2 Pflegkl. (2—6,50; 0,85—2 M. tgl.).

Eröffnet 1533 als Pfl.-A. f. geisteskr. u. sieche Fr. Vorher Augustinerkloster, 1527 säkularisiert. Reorganisation 1880 u. d. ff. J. D. Anst. bewirtschaftet m. d. Pflegl. d. Gut Marxhausen (170 ha). Im Ganzen 930 ha (davon 600 ha Wald). 800 Plätze.

Merzig a. d. Saar, Rb. Trier, Rheinprovinz.

Prov.-Heil- u. Pflegeanstalt f. Geisteskr. d. Rb. Trier. Ebst. Merzig (Trier-Saarbrücken) 30 Min.

Dir. San.-R. Dr. Friedr. Buddeberg; O.-Ä. Dr. Gust. Sauermann, Dr. Emil Stallmann, Dr. Emil Ennen; Anst.-A. Dr. Osk. Hermann; Ass.-Ä. Dr. Mart. Steinbrecher, Dr. Heinr. Göring.

Bestand.........1. 4. 1911: 804 Kr. (416 m., 388 w.).
Verpflegt 1. 4. 10—1. 4. 11: 1137 „ (612 „ 525 „).
102 Pfleg. (52 m., 50 w.). 2 Pflegkl. (3; 1,50--1,80 M. tgl.)

Eröffnet 30. 7. 1876. 1887 der 10 Min. von der Anst. gelegene Wiesenhof erworben u. zur kolonialen Verpflegung eingerichtet. Neugebaut seit 1905 2 Häuser f. Ärzte, 4 Doppelhäuser f. Pflegerfamilien. Im Bau: 2 Isolierhäuser f. Infekt.-Kr. u. 1 Werkstätte f. Hausindustrie. 71 ha. 730 Plätze.

La Métairie bei Nyon, Kanton Waadt.

Privat-Heil- u. Pflegeanstalt f. Pat. aus d. höheren Ständen. Ebst. u. Dampfschiffstation Nyon.

Dir. Dr. F. Dizard.

Bestand 1. 1. 1898; 21 Kr.

Eröffnet 1860. Verwaltungrat v. 5 Mitgl.

Metz, Reichland Elsaß-Lothringen.

Hospiz **St. Nicolas, städt.** Pflegeanstalt f. Greise, Arme usw., sowie zur vorläuf. Aufnahme v. Geisteskr.

Spitalarzt Dr. Füth.

1. 4. 1911: 3 Gkr. (2 m., 1 w.); verpfl. s. 1. 4. 10: 74 Gkr.
2 Pfleg. (1 m., 1 w.). 1 Pflegklasse (4 M. tgl.).

D. Krankenhaus besteht seit 1100. Pflege durch barmh. Schw.

Mitau, Kurland.

1. Irrenabteilung (seit 1869) im **staatlichen** Krankenhaus (des Kollegiums d. allg. Fürsorge) **Stallplatz.** Hier auch e. Abt. f. gkr. Gefangene. 1988: 97 Kr. (52 m., 45 w.).

Neuere Nachricht nicht zu erhalten.

2. Günthershof, Irren-Heil- u. Pflegeanstalt d. kurländischen **Ritterschaft.** Ebst. Mitau (Riga-Murawjewo) 3 km.

Dir. Hofrat Dr. Herm. Hildebrandt; Ass.-A. —.

1. 1. 1911: 53 Kr. (22 m., 31 w.); verpfl. i. J. 1910: 140 Kr.

3 Oberpfl. (1 m., 2 w.), 22 Pfleg. (11 m., 11 w.). 2 Pflegkl. (Kurl.: 60; 50 Rub.; Ausl.: 70; 60 Rub. mon.).

Eröffnet 1. (14.) 1. 1901. Weiterer Ausbau u. Angliederung e. 3. Pflegkl. beabsichtigt. 5,1 ha. 60 Plätze.

3. Thabor, Anstalt f. Epilept. u. Schwachsinnige. Eigentum der kurländ. ev.-luth. **Predigersynode.** Ebst. Mitau 2 km.

Rektor: P. Wolfg. Urban; Arzt Staatsrat Dr. Gust. Otto.

1. 4. 1911: 276 Kr. (180 m., 96 w.); verpfl. seit 1. 4. 10: 331 Kr.

5 Brüder, 1 Oberin, 7 Schwestern, 37 Pfleg. (29 m., 8 w.). 3 Pflegkl. (1.: 600 Rb. j.; 2.: Kurl. 250, Ausl. 300; 3.: Kurl. u. Südlivl. 120 Rbl. j., Ausw. dazu 10 Rbl. Eintrittgeld).

Eröffnet 22. 5. 1887. D. Hausväter in d. Pfleglingheimen sind Brüder aus Bethel b. Bielefeld, wohin Thabor auch seine Pfleger zur Weiterausbildung schickt. 5 Thaborpfleger arbeiten in dem nebenan gelegenen Günthershof. 30 ha, dazu 27,3 ha Pachtland. 300 Plätze.

Mödling, Nieder-Österreich.

Abt. f. schwachsinnige Knaben im **städtischen** allg. Krankenhaus. Ebst. Mödling (Wien-Graz) 3 Min.

Dir. u. ärztl. Leiter Dr. Bog. Babig.

1. 1. 1911: 50 Kn. — 8 Pflegerinnen. 50 Plätze.

Seit 1882. 1 Pflegkl. (1,50 k tgl. auf Kosten d. n.-ö. Landesfonds).

Montabaur im Westerwald, Provinz Hessen-Nassau.

Charitas-Haus zur Aufnahme nicht bildungfähiger männl. Idioten vom 15. Lebensj. ab. Eigent. d. **Barmherz. Brüder** zu Montabaur. Ebst. Montabaur (Limburg-Altenkirchen).

Anstaltarzt: Dr. Peter Thewalt.

1. 4. 1911: 221 M.; verpflegt 1. 4. 10—1. 4. 11: 237 M.

32 Pfleg. 3 Pflegkl. (1,50—7 M. tgl.).

Eröffnet 1903. 250 Plätze.

Monthey, Kanton Wallis.

Maison de Santé de **Malévoz. Privat**anstalt f. Geisteskr. Ebst. Monthey (Bouveret-St. Maurice).

Dir. Arzt u. Besitzer: Dr. Paul Repond.

1. 1. 1911: 58 Kr. (29 m., 29 w.); verpfl. i. J. 1910: 90 Kr. (50 m., 40 w.).

9 Schwestern, 6 Pfleger. 2 Pflegklassen.

Eröffnet Sept. 1901. 4,2 ha. 60 Plätze (1/3 f. arme Kr. d. Kanton Wallis). Vergrößerung bevorstehend.

Morsbach a. d. Sieg, Kreis Waldbröl, Rheinprovinz.

Maria-Hilf, Pflegeanstalt d. kath. **Pfarrgemeinde** Morsbach f. Idioten u. Kranke. Ebst. Morsbach (Waldbröl-Wissen) 10 Min.

Vorst. Schwester Theodosia. Arzt San.-R. Dr. Osw. Kaufmann.

1. 1. 1911: 63 Kr. (51 m., 12 w.); verpfl. 1910: 145 Kr.

10 Schw. v. hl. Franziskus zu Olpe. 2 Pflegkl. (3; 1,50 M. tgl.).

Eröffnet 1870. 68 Plätze.

Mosbach, Großherzogtum Baden.

Privat-Erziehungs- u. Pflegeanst. f. Geistesschwache. Ebst. Mosbach (Heidelberg-Würzburg).

Insp. Pfarrer Riehm. Anstaltarzt Med.-R. Dr. Wippermann.

1. 1. 1911: 231 Zögl. (137 m., 94 w.); verpfl. i. J. 1910: 257 Z.

22 Pfleg. (8 m., 14 w.). 2 Pflegkl. (1200 u. m.; 300—500 M. j.).

Eröffnet 1880. 1400 ha. 280 Plätze.

München, Kgr. Bayern.

1. Kgl. Psychiatrische **Universitäts**klinik. Nußbaumstr. 7.

Dir. Hofr. Prof. Dr. Em. Kräpelin; O.-A. Priv.-Doz. Dr. Ernst Rüdin; Ass.-Ä. Dr. Carl Weiler, Dr. Chr. Friedr. Müller, Dr. Alw. Knauer, Dr. Alf. Jakob; Leit. A. d.

Poliklinik: Prof. Dr. Hans Gudden; wissensch. Ass. Prof. Dr. Alois Alzheimer, Priv.-Doz. Dr. Fel. Plaut, Priv.-Doz. Dr. Max Isserlin.

Bestand 1. 1. 1911: 127 Kr. (66 m., 61 w.).
Verpflegt i. J. 1910: 2048 „ (1277 „ 771 „).
40 Pfleg. (21 m., 19 w.); 3 Kl. (10; 6; 3 M. tgl.).

Eröffnet 7. 11. 1904. 1 ha. 120 Plätze. — D. Kgl. Psych. Klinik in München, Leipzig, Barth, 1905.

2. Psychiatrische Abt. im **Garnisonlazarett.**
Leiter: Oberstabsarzt Dr. Karl Glas.
Besonderer Pavillon m. 15—20 Betten.

3. Nervenheilanstalt **Neufriedenheim.** Getrennte offene u. geschlossene Abt. Hauptbhf. München 30 Min

Dir. u. Bes. Hofr. Dr. Ernst Rehm; O.-A. Dr. Otto Kaiser; Ass.-A. Dr. Wladimir Engels.

1. 1. 1911: 61 Kr. (32 m., 29 w.). Verpfl. i. J. 1910: 161 Kr.
50 Pfleg. (30 m., 20 w.). 1 Pflegklasse (10—15 M. tgl.).

1. 10. 1891 eröffnet, 1992 v. Dr. Rehm übernommen. 1910—11 vollständig modernisiert, m. großen Badeanlagen, Liegehallen, Wandelhallen, Sonnenbädern, Turnhallen, Beschäftigungsräumen usw. versehen. 12 ha. 70 Plätze.

Münchenbuchsee, Kanton Bern.

Privat-Irren-Heil- u. Pflegeanstalt **Wyß.** Ebst. Münchenbuchsee (Bern-Biel).

Bes.: Familie Wyß. Leitender Arzt Dr. Paul Feller.
Bestand 1906: 66 Kr. (1911 Nachricht nicht zu erhalten.)

Gegründet 1874 v. Dr. Straub. Sowohl Privat- wie Gemeinde- u. staatl. Kr. Ausgedehnte landwirtsch. Beschäftigung.

München-Gladbach, Rb. Düsseldorf, Rheinprovinz.

1. Pflegeanstalt der **Alexianer-Brüder** f. männl. Geisteskranke sowie f. Priv.-Pflege außer d. Anstalt. Blumenberger Str. 60. Ebst. M.-Gladbach 20 Min.

Vorsteher Reinh. Wittkamp. Leit. Arzt Kreisarzt Dr. G. Krause; Hausarzt Dr. G. Kentenich.

1. 1. 1911: 242 M.; verpflegt i. J. 1910: 256 M.

35 Brüder. 3 Pflegkl. (1200—1800; 900 u. m.; 560—600 M. j.).

Eröffnet 1859. Anbau 1910. 5,7 ha. 290 Plätze.

2. Hephata, evang. Erziehungs- u. Pflegeanstalt f. blödsinnige Knaben u. Erwachsene d. Rheinprov. Eigent. d. rhein. **Prov.-Kirche.** Reydterstr. 128—130.

Dir. Georg Pälzer. Arzt Dr. Emil Kröber in Rheydt.

1. 1. 1911: 317 m. Pflegl.; verpfl. i. J. 1910: 368 m. Pfl.

30 Pfleger. 3 Pflegkl. (1600—2400; 1200; 540 M. j.).

Eröffnet 15. 2. 1859. 12,7 ha. 348 Plätze.

Mündt, Kreis Jülich, Rheinprovinz.

St. Annahaus, Heilstätte der **Vincenzschwestern** Cöln-Nippes (kath. charit. Vereinigung) f. alkoholkr. Fauen. Ebst. Titz (M.-Gladbach-Jülich) 15 Min.

1. 4. 1911: 10 Kr.; verpfl. i. J. 1910: 24 Kr.

Vorst. Schwester Porsch. Arzt Dr. Herm. Bremer in Garzweiler.

5 Schwestern. 3 Pflegkl. (3,50; 2,50; 1,50 M. tgl.).

Eröffnet 21. 7. 1903. Seit d. Eröffnung v. Wassenberg (1908) nur Pflegeanstalt f. rückfällige, unheilbare Kr. 1,7 ha. 26 Plätze.

Münsingen, Kanton Bern.

Kantonale Irrenanstalt. Ebst. Münsingen (Bern-Thun).

Dir. Dr. G. Glaser; 2. A. Dr. A. Good; 3. A. Dr. K. Escher; 4. A. Dr. P. Feller; Ass.-Ärztin H. Siesckowska.

1. 1. 1911: 807 Kr. (389 m., 418 w.); verpfl. i. J. 1910: 921 Kr.

112 Pfleg. (55 m., 57 w.). 3 Pflegkl. (6 u. m., 2,50 u. m., 1 fr. u. m. tgl.).

Eröffnet 1895. Landwirtsch. Kolonie f. 45 Kr. Familienpflege (35—40 Kr.). 1905 Erweiterungbau f. Unruhige m. Wachabt. u. Bädern. Neue Vergrößerungbauten f. Unruhige 1911. 550 Plätze.

Münster, Prov. Westfalen.

1. Irrenabt. bei der **Kgl. Strafanstalt** zur Feststellung d. Geisteskrankh. u. Behandl. geisteskr. Gefangener.

Leit. Arzt: Dr. Heinrich Többen.

1. 4. 1911: 43 M.; verpflegt 1. 4. 10—1. 4. 11: 155 M.

1 Oberaufseher. 11 Aufseher.

Eröffnet 1. 11. 1900. 55 Plätze.

2. Provinzialheilanstalt f. kath. Geisteskranke.

Dir. Dr. Eberh. Kleffner; O.-A. San.-R. Dr. Heinr. Farwick; Abt.-Ä. Dr. Max Schwienhorst, Dr. Heinr. Lachmund; Ass.-A. Bernh. Dietrich.

Bestand.........1. 4. 1911: 630 Kr. (254 m., 376 w.).
Verpflegt 1. 4. 10—1. 4. 11: 763 „ (306 „ 457 „).

70 Schwestern, 2 Oberpfleger, 37 Pfleg. (36 m., 1 w.). 3 Pflegkl. (wie Aplerbeck).

Eröffnet 19. 8. 1878. Seit 1881 landwirtsch. Kolonie. 58 ha. 620 Plätze.

Münsterlingen am Bodensee, Kanton Thurgau.

Kantonale Irrenheilanstalt. Ebst. Münsterlingen-Scherzingen (Konstanz-Romanshorn).

Dir. Dr. Ulr. Brauchli; Ass.-Ä. Dr. Herm. Rorschach, Dr. Paul Sokolow.

Bestand 1. 1. 1911: 411 Kr. (170 m., 241 w.).
Verpflegt i. J. 1910: 533 „ (219 „ 314 „).

58 Pfleg. (24 m., 34 w.). 2 Pflegkl. (4—10; 0,70—3 fr. tgl.).

Eröffnet 1839. 1 Pavillon f. 20 w. Pens. im Bau. 58 ha, davon 50 ha landwirtschaftl. Betrieb. 370 Plätze.

Muri, Kanton Aargau.

Kantonale Pflegeanstalt f. Geisteskr. Ebst. Muri (Aarau-Arth-Goldau) 5 Min.

Vorst. Sam. Wernli. Arzt Dr. Rob. Glaser in Muri.

1. 1. 1911: 208 Kr. (111 m., 97 w.); verpfl. 1910: 444 Kr.

20 Pflegepersonen. 2 Pflegkl. (4; 1 fr. tgl.).

Eröffnet 6. 12. 1909. 300 Plätze.

Neckargemünd, Großherzgt. Baden.

Dr. R. Fischers Kurhaus f. Nerven- u. Gemütskr. Leit. Arzt Dr. Heinr. Schäfer; 2. A. —.

1. 1. 1911: 27 Kr. (12 m., 15 w.); verpfl. i. J. 1910: 85 Kr. 17 Pfleg. 2 Pflegklassen (200—500 M. mon.).

Juli 1898 eröffnet v. Dr. Rich. Fischer († 1910). Auch freiwillige Aufnahme. 3 ha. 42 Plätze.

Neckartailfingen, Kgr. Württemberg.

Privat-Pflegeheim f. geistig schwache Knaben. Ebst. Neckartailfingen (Stuttgart-Tübingen) 20 Min.

Bes. u. Leiter A. F. Hopf. Arzt Dr. Karl Leipold.

1. 4. 1911: 5 Kn. 1 Pflegklasse (1500—1800 M. j.).

Eröffnet 1908. Durchaus familiärer Charakter. Schreinerwerkstatt, Gemüsebau. 6 Plätze.

Neinstedt am Harz, Prov. Sachsen.

Elisabethstift zur Erziehung u. Pflege v. Geistesschwachen u. Epileptischen. Ebst. Neinstedt (Quedlinburg-Thale). Zweiganstalten: 1. Schloß Detzel bei Ebst. Neuhaldensleben, 2. Kreuzhülfe in Thale, 3. Gnadental in Thale, 4. Johannenhof in Neinstedt. Verwaltung in Neinstedt.

Dir. Pastor Steinwachs. Ärzte Dr. Otto Stanze, Med.-R. Dr. Fel. Schade in Neuhaldensleben (für Detzel).

Mit Zweiganstalten 1. 4. 1911: 639 Kr. (356 m., 283 w.).

79 Pfleg. (44 m., 35 w.), 3 Lehrer (2 m., 1 w.). 3 Pflegklassen (2000; 800—1400; 550 M. j.).

Eröffnet 3. 1. 1861 (Schl. Detzel 1864, Kreuzhülfe 1877, Gnadental 1884, Johannenhof 1906). Jan. 1911 Eröffnung e. Kranken- u. Isolierhauses auf d. Johannenhof m. 30 Betten. Zus. 665 Plätze. — Daneben seit 1850 die Diakonenbildungsanstalt Lindenhof m. e. Rettungshaus.

Neiße, Oberschlesien.

Privat-Heil- u. Pflegeanstalt **Rochusbad** f. weibl. Gemüts-kranke, Rochusallee. Ebst. Neiße (O.-S.) (Kandrzin-Camenz) 20 Min.

Leit. Arzt Dr. Karl Mertz in Neiße; Ass.-A. —.

1. 1. 1911: 14 Fr.; verpflegt seit 1. 7. 10: 30 Fr.

14 Marienstiftschwestern. 4 Pflegkl. (10; 6; 4; 2,50 M. tgl.).

Eröffnet 1. 7. 1910. Filiale d. St. Marienstifts in Branitz (O.-S.) u. Eigentum d. Konsist.-R. J. Nathan in Branitz. 6,6 ha. 45 Plätze.

Schloß Neresheim, Kgr. Württemberg.

Erziehungsanstalt f. geistesschwache Kinder. Anstalt d. **barmherz. Schwestern** von Untermarchtal (Württemberg). Ebst. Neresheim (Aalen-Dillingen).

Vorst. Pf. Schips. Anst.-A. Oberamt-A. Dr. Karl Muntsch.

1. 1. 1911: 138 Zögl. (74 m., 64 w.); verpfl. i. J. 1910: 174 Z.

5 Lehr-, 16 Pflegeschw., 4 Kindergärtn. 1 Pflegkl. (80—300 M.).

Eröffnet 1868 in Schwäb. Gmünd. Seit 1905 in Schloß Neresheim, Eigentum d. Fürsten v. Thurn u. Taxis, früher Benediktinerstift.

Neße b. Loxstedt, Rb. Stade, Prov. Hannover.

Villa Margareta f. Alkohol-, Morph.- u. Nervenkr. Ebst. Nesse (Kl.-B. Farge-Wulsdorf-Geestemünde).

Bes. u. Leiter G. Tienken. Arzt Dr. Rud. Knöner in Stotel.

1. 1. 1911: 1 M.; verpfl. i. J. 1910: 13 Kr. (11 m., 2 w.).

1 Pflegklasse (M.: 4—6; Fr.: 6—8 M.).

Eröffnet 9. 7. 1898. 0,5 ha. 10 Plätze.

Neubabelsberg bei Potsdam, Prov. Bandenburg.

1. Sanatorium **Neubabelsberg** m. geschlossener u. offener Abt. Ebst. Neubabelsberg (Berlin-Potsdam) 15 Min.

Leit. Arzt Dr. Rich. Sinn, in Vertretung Prof. Dr. Rich. Henneberg; Ass.-A. Dr. Opel.

1. 1. 1911: 32 Kr. (9 m., 23 w.); verpfl. i. J. 1910: 87 Kr.
22 Pfleg. 1 Pflegklasse (10—20 M. tgl.).
Eröffnet 1907. Bes. f. ruhige Psychosen, Psychopathien u. Entziehungskuren. 5 ha. 35 Plätze.

2. Privat-Heil- u. Pflegeanstalt f. gemütskr. Herren **Bergstücken-Babelsberg.** Ebst. Neubabelsberg (Berlin-Potsdam) 15 Min. u. Drewitz (Berlin-Güsten) 10 Min.
Leit. Arzt Dr. Bruno Koritkowski.
Eröffnung 1. 1. 1912 (bis dahin Groß-Lichterfelde, Dürerstr. 2). Neubau f. 60 Kr. m. 3 Pflegkl.

3. Sanatorium mit **Erziehungsanstalt** f. Kinder u. j. Mädchen (Knaben bis zum 12. J.). Steinstückner Str. 1.
Vorst. u. Bes. Agnes Wiebecke. Hausarzt Prof. Dr. Henneberg; konsult. A. Geh. Med.-R. Prof. Dr. Ziehen.
1. 4. 1911: 13 Kinder (3 m., 10 w.); verpfl. i. J. 1910: 17 K.
6 Lehr- u. Pfl.-Pers. 1 Pflegklasse (500 M. viertelj.).
Eröffnet 1. 10. 1906. 0,4 ha. 24 Plätze.

Neubrandenburg, Großherzgt. Mecklenburg-Strelitz.

Privat-Erziehungsheim f. schwachsinnige Zöglinge.
Bes. u. Leit. Martha Holm. Arzt Dr. Nahmmacher.
1. 1. 1911: 14 Zögl. (11 m., 3 w.); verpfl. i. J. 1910: 14 Z.
2 Lehrer (1 m., 1 w.), 1 Kindergärtn. 3 Pflegkl. (1200; 600; 300 M. j.).
Eröffnet April 1904 in Wustrow. 0,2 ha. 20 Plätze.

Neubreisach, Oberelsaß.

Irrenpflegeabt. d. **städtischen** Hospitals. Jourdainstr. 113. 10 Min. vom Bhf.
Hospitalarzt Dr. Alf. Brückner. 1. 4. 1911: 35 w. Gkr.
Seit 1882 besteht d. Abt. f. 35 Gkr. d. Bezirks O.-E.

Neuendettelsau, Mittelfranken, Kgr. Bayern.

Pflegeanstalten der **Inneren Mission** f. Blöde u. Epileptische. 1854 vom Gründer des Diakonissenhauses Neuendettelsau, Pfarrer W. Löhe, ins Leben gerufen. Leiter Pfarrer W. Eichhorn Rektor der Diakonissenanstalt.

1. **Neuendettelsau** f. weibl. Kr. Ebst. Neuendettelsau (Lokalbahn Wicklesgreuth-Windsbach).

Vorst. Pfarrer M. Reiser. Arzt Hofrat Dr. Herm. Dietlen.

1. 1. 1911: 220 w. Kr.; verpfl. i. J. 1910: 252 w. Kr.

20 Schwestern. 3 Pflegkl. (1200; 800; 360 M. j.).

Eröffnet 1854. Seit 1864 eigenes Haus. 6,5 ha. 225 Plätze.

2. **Polsingen** f. weibl Kr. Ebst. Öttingen (Gunzenhausen-Nördlingen) 11 km. Tgl. 2 mal Omnibus.

Vorst. Pfarrer M. Reiser. Arzt Dr. Konr. Koch in Öttingen.

1. 1. 1911: 102 Kr.; verpfl. i. J. 1910: 105 Kr.

9 Schwestern. 1 Pflegklasse (240—360 M. u. mehr j.).

Eröffnet 1866. 1,2 ha. 110 Plätze.

3. Schloß u. Asyl **Bruckberg** bei Ansbach, Erziehungs- u. Pflegeanst. f. männl. Kr. jeden Alters. Ebst. Wicklesgreuth (Ansbach-Nürnberg) 1½ St. Omnibusverbindung mit Ansbach.

Vorst. Pfarrer Th. Eichler. Arzt Dr. Jakob Kann.

1. 1. 1911: 410 m. Kr.; verpfl. i. J. 1910: 596 m. Kr.

17 Brüder, 18 Schwestern. 3 Pflegkl. (wie Neudettelsau).

Eröffnet 1892. 13,6 ha. 425 Plätze.

4. **Himmelkron,** Oberfranken, f. weibl. Kr. Ebst. (Neuenmarkt-Bischofsgrün).

Vorst. Pfarrer Zink. Arzt ?

Bestand 1906: 200 w. Pfl. 1911 keine Nachricht erhalten.

Neuenstadt (Neuveville), Kanton Neuchâtel.

Privat-Irren-Heil- und Pflegeanstalt **Bellevue.** Ebst. Neuenstadt (Neuchâtel-Biel).

Besitzer und Arzt: Dr. Burger.

1. 1. 1911: 16 Kr. (5 m., 11 w.); verpfl. 1910: 50 Kr.

3 Pfleg. (1 m., 2 w.). 1 Pflegklasse (8—10 fr.).

Eröffnet 1882. 0,6 ha. 16 Plätze.

Neu-Erkerode bei Sickte, Herzogt. Braunschweig.

Neu-Erkeröder Anstalten f. Blöd- u. Schwachsinnige, bes. f. bildungfähige Kinder. Anst. d. **Inneren Mission,** zunächst f. braunschweigische Staatsangehörige. Ebst. Veltheim a. d. Ohe (Braunschweig-Schöningen).

Vorst. P. W. Broistedt. Arzt Dr. Kupfernagel.

Bestand 1. 4. 1911: 468 Pfleglinge (252 m., 216 w.).

74 Pfleg. 3 Pflegkl. (1200—1500: 900; 400—550 M. j.).

1. Pflegeanstalt. Besteht seit 1868. — 2. Bildungsanstalt. Seit 1901. 145 Schulkinder in 9 Klassen (7 Stufen). 10 Lehrkräfte. — 3. Bethanien. Pensionat für schwachsinnige Herren (6). — 89 ha. 470 Plätze.

Neuhausen am Rheinfall, Kanton Schaffhausen.

Löwenstein, Erziehungsanstalt f. schwachsinnige Kinder. Ebst. Neuhausen (Schaffhausen-Basel).

Vorst. C. Müller. Arzt Dr. Rob. Werner in Neuhausen. Regelmäßige Untersuchungen durch Dir. Dr. Bertschinger in Breitenau.

Bestand 1. 1. 1911: 8 Zögl. (5 m., 3 w.).

Hauseltern, 1 Pflegerin. 1 Pflegklasse (Kantonbürger 300 u. m.; Auswärt. 400 u. m. fr. j.).

Eröffnet 1. 6. 1910 am Fuße d. Hohenfluh zwischen Schaffhausen u. Neuhausen. 5 ha. 20 Plätze.

Neuötting, Oberbayern.

Pflegeanstalt d. **St. Paulusstifts** (s. Herxheim) f. weibl. Schwachsinnige. Ebst. Neuötting (München-Braunau) 30 Min.

Vorst. Schwester Antonia. Arzt Dr. Edm. Kistenfeger.

1. 4. 1911: 30 w. Schwachs. 10 Schwestern. 3 Pflegklassen.

Eröffnet 1896. Mit e. Pensionat f. alleinstehende Damen verbunden. 1,4 ha.

Neu-Ruppin, Prov. Brandenburg.

Landes-Irrenanstalt. Ebst. Neu-Ruppin 2 km.

Dir. San.-R. Dr. Fritz Selle; O.-Ä. Dr. Matth. Schmitz, Dr. Wilh. Richstein, Dr. Georg Paul, Dr. Wilh. Dugge, Dr. Eberh. Rauch; Anst.-Ä. Dr. Ernst Knecht, Dr. Ludw. Loder, Dr. J. P. Klaus, Dr. Br. Petzsch, Dr. Fehsenfeld.

1. 1. 1911: 1644 Kr. (822 m., 822 w.), davon 16 m., 13 w. in Fam.-Pfl.

Verpflegt 1910: 1928 Kr. (988 m., 940 w.), davon 22 m., 21 w. in Fam.-Pfl.

8 Oberpfl. (4 m., 4 w.), 263 Pfleg. (149 m., 114 w.). 2 Pflegkl. (800; 600 M. j.).

Eröffnet 1. 4. 1897. 1899 e. Haus f. 120 Epil. u. gefährliche Geisteskr. Landwirtschaftl. Kolonie. 129 ha. 1700 Plätze.

Neuß a. Rh., Rb. Düsseldorf, Rheinprovinz.

1. Heil- u. Pflegeanstalt zum **hl. Alexius** f. männl. Geisteskranke. Eigent. d. **Alexianer**-Genossensch. Kölnerstr. 47. Ebst. Neuß 25 Min.

Leit. Arzt Dr. Ludw. Weiland; 2. A. San.-R. Dr. Joh. Goder.

1. 1. 1911: 269 M.; verpfl. i. J. 1910: 318 M.

50 Brüder. 5 Pflegkl. (7; 5; 3,50; 2; 1,30—1,40 M.).

Gegründet 1497. Kr. teils selbständig aufgen., teils v. d. Prov. übernommen. 16,6 ha, dazu 6 ha Pachtland. 275 Plätze.

2. Heil- u. Pflegeanstalt **St. Josefkloster** f. weibl. Geisteskr. Eigent. d. **Augustinerinnen.** Kölner Str. 23. Ebst. Neuß 15 Min.

Leit. Arzt Dr. Jos. Thywissen; 2. A. Dr. Franz Broich.

1. 1. 1911: 326 Fr.; verpfl. i. J. 1910: 379 Fr.

64 Schwestern. 3 Pflegklassen (125—300; 100; 60 M. mon.).

Eröffnet Herbst 1858. Meist selbständige Aufnahmen, doch auch Prov.-Kr. 5 ha. 340 Plätze.

Neustadt i. Holstein, Prov. Schleswig-Holstein.

Provinzial-Heil- u. Pflegeanstalt f. Geisteskr. u. Idioten. Ebst. Neustadt i. H. $1\frac{1}{2}$ km.

Dir. Dr. Paul Dabelstein; O.-Ä. Dr. Herm. Starke, Dr. Otto Walther, Dr. Franz Kleiminger, Dr. Aug. Metz; Ass.-A. Dr. Otto Rößle.

Bestand.........1. 4. 1911: 936 Kr. (497 m., 439 w.).
Verpflegt 1. 4. 10—1. 4. 11: 1129 „ (593 „ 536 „).

141 Pfleg. (77 m., 64 w.). 1 Pflegkl. (Prov.-Ang.: 400 od. 500; Angeh. d. Fürst. Lübeck: 800; Auswärt.: 750 M. j.).

Eröffnet 1. 10. 1893. Dez. 1905 festes Haus f. geisteskr. Verbrecher. 1910—11 Friedhofkapelle m. Sezierraum, Arzthaus usw. erbaut, Küchenhaus sowie e. Haus f. m. Kr. begonnen. Landwirtsch. Betrieb. Familienpflege seit 1903. 111 ha. 936 Plätze.

Neustadt, Prov. Westpreußen.

Provinzial-Irren-Heil- u. Pflegeanstalt. Ebst. Neustadt W.-Pr. (Stettin-Danzig) $^3/_4$ km.

Dir. San.-R. Dr. Gust. Rabbas: O.-Ä. Dr. Emil Heinze, Dr. Ernst Herse; Anst.-Ä. Dr. Friedr. Hantel, Dr. Hermes.

Bestand.........1. 4. 1911: 569 Kr. (299 m., 270 w.).
Verpflegt 1. 4. 10—1. 4. 11: 681 „ (365 „ 316 „).

70 Pfleg. (36 m., 34 w.); 3 Pflegkl. (4,11; 2,74; 1,10 M. tgl.).

Eröffnet Okt. 1883. 140 ha. 460 Plätze. Dazu in Familienpflege 50 Kr. (20 m., 30 w.), oben eingerechnet.

Niederfell a. d. Mosel, Rheinprovinz.

Herz Jesu-Haus f. weibl. Geistesschwache. Eigent. d. **Kongregation** d. Dienerinnen d. hlsten Herzens Jesu. Ebst. Lehmen a. d. Mosel.

Arzt Dr. G. Jos. Wagner in Brodenbach.

1\. 1. 1911: 152 Fr.; verpfl. i. J. 1910: 160 Fr.

36 Schwestern. 2 Pflegsätze (1,50; 1,05 M. tgl.).

Eröffnet 1884. 0,2 ha. 152 Plätze.

Niedernhart bei Linz a. d. Donau, Oberösterreich.

O.-ö. **Landes**irrenanstalt. Ebst. Linz a. d. Donau 2 km Dir. Dr. Franz Schnopfhagen; Hausärzte: Dr. Carl Ganhör, Dr. Franz Wule, Dr. Max Ritter v. Kurz, Dr. Hans Neumann.

Bestand 1. 1. 1911: 790 Kr. (370 m., 420 w.).
Verpflegt i. J. 1910: 1111 „ (538 „ 573 „).

51 Schw. v. hl. Vincenz v. P., 48 Pfleg. (47 m., 1 w.). 3 Pflegkl. (6; 4; 2,10 k tgl.).

Eröffnet 22. 9. 1867. 1881 Besiedlung e. angrenzenden Gütchens m. 20 Pflegl. zur Beschäftigung m. Gartenwirtschaft. 1911 ein neuer Pavillon m. 150 Betten. 20 ha. 700 Plätze. — Dr. Schnopfhagen: Niedernhart u. Gschwend, Linz 1897.

Nieder-Ramstadt bei Darmstadt, Großherzgt. Hessen.

1. Anstalt des **Vereins** f. epilept. Kinder u. Jugendliche im Großh. Hessen. Ebst. Nieder-Ramstadt (Darmstadt-Eberbach).

Leiter: Pfarrer Th. Weimar u. Anst.-A. Dr. L. Heid.

1. 4. 1911: 200 Kr. (99 m., 101 w.); 1. 4. 10—1. 4. 11: 215 Kr.

33 Pfleg. (16 m., 17 w.). 1 Pflegkl. (480 M. j.) u. Pensionäre (1000—2400 M. j.).

Eröffnet 1. 10. 1900. 2 ha. 250 Plätze.

2. Haus Burgwald, Heilstätte f. männl. Alkoholkr. Eigent. e. **Vereins.**

Arzt Dr. L. Heid, ärztl. Leiter d. Anst. f. Epil.

1. 4. 1911: 15 M.; verpfl. 1. 4. 10—1. 4. 11: 34 M.

2 Pfleger. 2 Pflegklassen (3—5; 2—2,50 M. tgl.).

Eröffnet 1902 auf d. Burgberg b. Gelnhausen ;Jan. 1902 in N.-R. neueröffnet. 4,3 ha. 26 Plätze.

Niederzwehren bei Cassel, Prov. Hessen-Nassau.

Neuemühle, Privat-Heil- u. Pflegeanstalt f. Nerven- u. Gemütskr. Ebst. Niederzwehren (Cassel-Waldkappel) od. Cassel (Wagenfahrt ½ St.).

Leit. Ärzte u. Bes. Dr. Otto u. Dr. Gustav Brunner. 1. 1. 1911: 38 Kr. (17 m., 21 w.); verpfl. i. J. 1910: 79 Kr. 18 Pfleg. (9 m., 9 w.). 1 Pflegkl. (250—300 M. mon.).

Eröffnet 1. 1. 1897. 6,8 ha. 46 Plätze.

Nietleben bei Halle a. S., Prov. Sachsen.

Landes-Heil- u. Pflegeanstalt. Ebst. Halle 45 Min. (Ebst. Nietleben d. Kleinbahn Halle-Hettstedt zu vermeiden).

Dir. Geh. San.-R. Dr. Sigmund Fries; O.-Ä. Dr. Rud. Grossmann, Dr. Hans Ehrcke; ordentl. Ä. Dr. Paul Krause, Dr. Rich. Hagemann; Ass.-Ä. Dr. Ferd. Pfannmüller, Dr. Fritz Rust, —.

Bestand.........1. 4. 1911: 863 Kr. (501 m., 362 w.).
Verpflegt 1. 4. 10—1. 4. 11: 1095 „ (619 „ 476 „).

6 Oberpfl. (4 m., 2 w.), 162 Pfleg. (104 m., 58 w.). 3 Pflegklassen (wie Alt-Scherbitz).

Eröffnet 1. 11. 1844 unter Damerow († 1866). 1899 Abt. f. 50 gkr. Verbrecher. Seit 1906: am Frauenlazarett Anbau e. Veranda u. Errichtung e. offenen Liegehalle; Erweiterung der Rieselfeldanlage; Erwerbung eines Gartengutes (Feldschlößchen) f. 1 Oberpfleger- u. 2 Pflegerfamilien (weitere Pflegerhäuser m. Familienpflege dort beabsichtigt); Erbauung e. Verwahrhauses f. 58 gkr. Verbrecher (1910); 1 Doppelwohnhaus f. 2 O.-Ä.; 1 Infektionskrankenhaus f. Fr. (1 Abt. f. Tuberk., 1 Abt. f. andre Inf.-Kr.); Wohnhaus f. d. Dir. im Bau. 45,5 ha. 884 Plätze.

Nieukerk, Kreis Geldern, Rheinprovinz.

St. Elisabeth-Hospital m. Pflegeabt. f. Geisteskr. u. Schwachsinnige. Eigent. d. **Kirchengemeinde.** Ebst. Nieukerk (Crefeld-Cleve) 2 Min.

Ärzte San.-R. Dr. Jac. Hesseling, Dr. Rob. Velder.

Bestand der Abt. am 1. 4. 11: 36 Kr. (32 m., 4 w.).

12 Clemensschwestern aus Münster i. W. 3 Pflegkl. (3; 2; 1 M. tgl.).

Eröffnet 1884. 1,3 ha. 36 Plätze.

Nikolassee(-Wannseebahn), Prov. Brandenburg.

Waldhaus, Privat-Heilanstalt f. Gemüts- u. Nervenkr. Potsdamer Chaussee. Ebst. Nikolassee 10 Min.

Leit. Ärzte u. Bes.: Dr. Emil Nawratzki u. Dr. Max Arndt; O.-A. Dr. Blum.

1. 1. 1911: 133 Kr. (65 m., 68 w.); verpfl. i. J. 1910: 217 Kr.

34 Pfleg. 3 Pflegkl. (1. u. 2.: 7—15; 3.: 3—4 M. tgl.).

Eröffnet 15. 10. 1903. Erheblich vergrößert 1909—11. D. Anst. umfaßt jetzt 3 Kr.-Häuser inmitten großer Park- u. Gartenanlagen. 5 ha. 159 Plätze.

Rittergut **Nimbsch** a. Bober b. Reinswalde, Pr. Schlesien.

Kuranstalt f. alkoholkr. Herren u. Damen. Ebst. Reinswalde (Sagan-Sommerfeld) 5 km, Sagan 11 km.

Besitzer: v. Boltenstern. Arzt Dr. Rud. Oster.

1. 1. 1911: 5 M.; verpfl. i. J. 1910: 40 Kr. (39 m., 1 w.).

1 Pflegkl. (8,50—14 M.).

Eröffnet 1905. 510 ha. 16 Plätze.

Nöbdenitz, Herzogt. Sachsen-Altenburg.

Tannenfeld, Heil- u. Pflegeanstalt f. Nerven- u. Gemütskranke. Ebst. Nöbdenitz (Gera-Glauchau).

Bes. u. leit. Arzt Dr. Arth. Tecklenburg; 2. A. Dr. Paul Mack.

1. 1. 1910: 54 Kr. (23 m., 31 w.); verpfl. i. J. 1910: 153 Kr.

26 Pfleg. 1 Pflegklasse (250—450 M. mon.).

Eröffnet Dez. 1899. Offene u. geschlossene Abt. 1906 Neubau f. 20 ruhige Damen m. Wachabt.; 1910 Haus m. Familienwohnung f. d. 2. Arzt u. Neubau d. Hauptgebäudes m. größeren Gesellschafträumen. 20 ha. 55 Plätze.

Nordend bei Niederschönhausen, Prov. Brandenburg.

Dr. Oestreichers Privat-Heil- u. Pflegeanstalt f. Gemütskranke, auch Entziehungskuren. Schönhauser Str. 27—28. Ebst. Niederschönhausen (Vorortbahn Berlin-Oranienburg).

Leit. Ärzte San.-R. Dr. Carl Oestreicher (Bes.) u. Dr. Joh. Finckh; Ass.-Ä. Dr. Ballert, Dr. Goldstein.

1. 1. 1911: 183 Kr. (113 m., 70 w.); verpfl. i. J. 1910: 262 Kr.

26 Pfleg. (16 m., 10 w.). 2 Pflegkl. (12—25; 6—8 M. tgl.).

1890 gegründet. 1,2 ha. 224 Plätze.

Nordhausen a. Harz, Prov. Sachsen.

B. Wildts Erziehungsanstalt f. schwachbegabte Kinder besserer Stände.

Bes. Dir. B. Wildt. Arzt Dr. Er. Zimmer.

50 Kinder, die in 5 Kl. v. 6 Lehrkräften in allen Fächern d. Volksschule u. in Handfertigkeit unterrichtet werden.

Eröffnet 1. 1. 1894.

Nürnberg, Kr. Mittelfranken, Kgr. Bayern.

1. Im **Garnisonlazarett** Einzelräume f. Geisteskr. unter spezialistisch ausgebildeten Mil.-Ärzten.

Leiter: Stabsarzt Dr. Vith.

2. Irrenabt. d. allg. **städtischen** Krankenhauses.

Oberarzt Dr. Karl v. Rad; Ass.-A. Dr. Max Sörg; Med.-Prakt. —.

1. 1. 1911: 47 Kr. (27 m., 20 w.); verpfl. i. J. 1910: 672 Kr.

9 Pfleg. (5 m., 4 w.). 2 Pflegkl. (7; 3,50 M. tgl.).

Eröffnet 1897. 0,1 ha. 45 Plätze. Vergrößerung in Aussicht.

Ober-Berkowitz, Böhmen.

Landesirrenanstalt. Ebst. Ober-Berkowitz.

Leit. Prim.-Arzt Dr. Rud. Smejkal; Prim.-A. Dr. Jos. Pilar; Ord. A. Dr. Anton Tacheci; Sek.-A. Dr. Ferd. Adam.

1. 1. 1911: 583 Kr. (87 m., 496 w.); verpfl. i. J. 1910: 655 Kr.

17 Schwestern, 86 Pfleg. 3 Pflegkl. (8; 4; 2 K tgl.).

Eröffnet 1890. 50 ha. 653 Plätze.

Oberhollabrunn, Niederösterreich.

Landesanstalt f. schwachsinnige Kinder. Ebst. Oberhollabrunn (Nordwestbahn).

Präfekt Wilh. Hubmann. Arzt Dr. Raim. Romanofsky.

1\. 1. 1911: 130 Knaben; verpfl. i. J. 1910: 139 Kn.

16 Pflegepers. 1 Pflegklasse (1,20 k tgl.).

Eröffnet 29. 9. 1909 in d. Gebäuden der früheren Landes-Siechenanstalt. Filiale d. Landespflegeanstalt Gugging. 140 Plätze.

Obernigk bei Breslau, Prov. Schlesien.

1. Dr. Kleudgens Heil- u. Pflegeanstalt f. Nerven- u. Gemütskr. Ebst. Obernigk (Breslau-Posen) 5 Min.

Konsult. Arzt u. Bes. San.-R. Dr. Wiemar Kleudgen; leit. A. Dr. Arthur Schmidt; O.-A. Dr. Leibowitz.

1\. 1. 1910: 64 Kr. (31 m., 33 w.); verpfl. i. J. 1910: 141 Kr.

20 Pfleg. (8 m., 12 w.). 5 ha. 65 Plätze.

Eröffnet 1. 11. 1881 v. Dr. W. Kleudgen. Seit 1894 neben d. geschlossenen Anst. e. offenes Pensionat.

2. Lewaldsche Heilanstalt f. Nerven- u. Gemütskr. Ebst. Obernigk 10 Min.

Leit. Arzt Dr. Jos. Löwenstein; Ass.-A. Dr. Paul Hagen.

1\. 1. 1911: 43 Kr. (23 m., 20 w.); verpfl. i. J. 1910: 133 Kr.

5 Oberpfl. (2 m., 3 w.), 23 Pfleg. (12 m., 11 w.). 1 Pflegkl. (7—15 M. tgl.).

Eröffnet 23. 2. 1870 als Kr.-Pfl.-A., 1895 f. Psych.-Kr. eingerichtet, 1898—1906 im Besitz v. Dr. Lewald, seitdem v. Dr. Löwenstein. In d. letzten Jahren erneuert u. vergrößert. Offenes u. geschlossenes Haus. 1,5 ha. 73 Plätze.

Obersendling bei München, Oberbayern.

Privat-Kuranstalt f. weibl. Nerven- u. Gemütsleidende. Wolfratshauser Str. 29. Ebst. Prinz-Ludwigshöhe (Isartalbahn). Hptbh. München 5 km.

Bes. u. Leit. Arzt Dr. Karl Ranke; 2. A. Dr. Ed. Schnorr v. Carolsfeld.

1\. 4. 1911: 57 Fr.; verpfl. 1. 4. 10—1. 4. 11: 126 Fr.

4 Ob., 36 Kr.-Schwestern. 1 Pflegklasse.

Eröffnet 1893. 5 Villen. Seit 1909 e. Schwesternhaus. 4 ha, dazu e. Bauernhof am Starnberger See mit 20 ha.

Oberstammheim, Kanton Zürich.

Dr. med. E. Vetters Heil- u. Pflegeanstalt. Ebst. Stammheim (Singen-Winterthur).

Arzt Dr. Em. Vetter.

1. 1. 1911: 20 Kr. (5 m., 15 w.); verpfl. i. J. 1910: 37 Kr.

7 Pfleg. 1 Pflegkl. (5—12 fr. tgl.).

Eröffnet 1863. 2,2 ha. 24 Plätze.

Obrawalde bei Meseritz, Prov. Posen.

Provinzial-Irrenanstalt. Ebst. Meseritz (Landsberg a. W.-Bentschen).

Dir. San.-R. Dr. Alfr. Dluhosch; O.-Ä. Dr. Karl Wickel, Dr. Karl Christoph; Anst.-Ä. Dr. Aug. Weber, Dr. Osk. Reimann, Dr. Wilh. Knust, Dr. Ulr. Bosse.

Bestand 1. 1. 1911: 874 Kr. (451 m., 423 w.).
Verpflegt i. J. 1910: 1001 „ (518 „ 483 „).

6 Oberpfl. (3 m., 3 w.), 130 Pfleg. (70 m., 60 w.). 1 Pflegkl. (300—432 M. j.).

Eröffnet 2. 11. 1904. Bewahrhaus f. 50 Kr. Neben d. Anst. e. Pflegerdorf m. bisher 6 Doppelwohnhäusern. Darin Familienpflege (z. Z. 36 Kr.). 181 ha. 900 Plätze. Ausbau d. Anst. zur Aufnahme v. 1500 Kr. beschlossen.

Ötwil am See, Kanton Zürich.

Privatpflegeanstalt f. Geisteskr. Ebst. Ötwil (Straßenbahn von Meilen Zürich-Rapperswil]) 5 Min.

Bes. u. Vorst. Fr. Wwe. Hinderer. Arzt Dr. Ernst in Stäfa.

1. 1. 1911: 23 Kr. (3 m., 20 w.); verpfl. i. J. 1910: 36 Kr.

5 Pflegepers. 2 Pflegkl. (2—4; 1,70 fr. tgl.).

Eröffnet 1889. 4,3 ha. 25 Plätze.

Oldenburg, Großherzogt. Oldenburg.

Idioten-Pflege- u. Erziehungsanstalt unter Aufsicht d. **Großh.** Kommission f. Verwaltung d. Fonds u. milden Stiftungen. Nadorster Chaussee 3. Ebst. Oldenburg ½ St.

Hausv. Diak. Becker. Arzt Med.-R. Dr. Fritz Schläger.
1. 1. 1911: 127 Kr. (65 m., 62 w.); verpfl. i. J. 1910: 141 Kr.
10 Diak. (4 m., 6 w.). 1 Pflegkl. (Oldenb.: 400—450; Ausw.: 500—550 M. j.).

1. 6. 1887 als Anst. d. Inneren Mission eröffnet, 1894 v. d. Großherz. Kommission übernommen. 0,04 ha. 140 Plätze.

Osnabrück, Prov. Hannover.

Provinzial-Heil- u. Pflegeanstalt f. Geisteskr.

Dir. San.-R. Dr. Ernst Schneider; O.-A. Dr. Ed. Schütte; Abt.-Ä. Dr. Karl Wendenburg, Dr. Georg Jänecke.

Bestand.........1. 4. 1911: 424 Kr. (193 m., 231 w.).
Verpflegt 1. 4. 10—1. 4. 11: 608 „ (276 „ 332 „).
5 Oberpfl., 69 Pfleg. 3 Pflegklassen (wie Prov.-A. Göttingen).

Eröffnet 1. 4. 1868. 1876 Erwerb e. Ackerguts f. 18 Kr. 1906 Neubau e. Villa f. 48 M. 30 ha. 455 Plätze.

Owinsk, Prov. Posen.

Provinzial-Irrenanstalt Owinsk. Ebst. Owinsk (Posen-Bromberg).

Dir. San.-R. Dr. Karl Werner; O.-Ä. San.-R. Dr. Paul Winckler, Dr. Emil Baller; Anst.-Ä. Dr. Otto Schütze, Dr. Karl Dodillet; Vol.-A. Mil.-O.-A. Dr. Willi Gerloff.

Bestand.........1. 4. 1911: 750 Kr. (346 m., 404 w.).
Verpflegt 1. 4. 10—1. 4. 11: 932 „ (456 „ 476 „).
1 Pfleg. auf 8 Kr. (dazu 3 Nachtwachen). 3 Pflegkl. (wie Dziekanka).

15. 1. 1838 eröffnet in e. umgebauten Zisterzienser Nonnenkloster. 1877 Meierei m. 8 Kr. 1889 Familienhaus f. 8 verheir. Pfleger. 33 ha. 750 Plätze.

Pankow bei Berlin, Prov. Brandenburg.

Privat-Heilanstalt f. Gemütskranke. Breite Str. 18/19 u. Pestalozzistr. 7/8. Ebst. Pankow (Vorortbahn v. Stettiner Bhf.).

Dir. Dr. Gust. Scholinus; Ass.-A. Dr. Heinr. Kurzrock, —.

1. 1. 1911: 99 Kr. (46 m., 53 w.); verpfl. i. J. 1910: 218 Kr.

4 Oberpfl. (1 m., 3 w.), 36 Pfleg. (12 m., 24 w.). 2 Pflegkl. (200—400 M. mon.).

1. 11. 1868 v. Prof. Em. Mendel gegründet. Seit 1895 in Besitz v. Dr. Scholinus. Auch freiwillige Aufnahmen. 2,6 ha. 110 Plätze.

Paterswalde, Prov. Ostpreußen.

Privatpflegeanstalt f. Geisteskr. Ebst. Wehlau (Königsberg-Gumbinnen) 2,5 km.

Bes. u. Vorst. Hedwig Rade. Arzt O.-A. Dr. E. Krebs (Allenberg).

1. 1. 1911: 12 M. 1 Pfleger. 1 Pflegkl. (2—2,50 M. tgl.).

Seit 1. 11. 1877. Nur Privatkr. 86,7 ha (Gut u. Pensionat). 15 Plätze.

Perchtoldsdorf b. Wien, Niederösterreich.

Lehr- u. Erziehungsanstalt v. **Franz Salzlechner** f. schwachbegabte u. schwachsinnige Kinder. Ebst. Perchtoldsdorf (Wien-Kaltenleutgeben) 5 Min.

1. 1. 1911: 37 K. (28 m., 9 w.); verpfl. i. J. 1910: 45 K.

7 Lehr- u. Pflegepers. 1 Pflegkl. (100—180 K mon.).

Eröffnet 1895. Behandlung v. Sprachfehlern. 0,6 ha.

Pergine (Persen) bei Trient, Tirol.

Landes-Irrenanstalt f. d. italienischen Landesteil. Ebst. Pergine (Trient-Primolano).

Dir. Dr. Aurel v. Zlatarovic; Dir.-Stellvertreter K. Rat Dr. Pius Zeiaco; Ass.-Ä. Dr. Dario Baroni, Dr. Joh. Bordamini.

Bestand 1. 1. 1910: 479 Kr. (254 m., 225 w.).
Verpflegt i. J. 1909: 622 „ (335 „ 287 „).

42 Schwestern, 43 m. Pfleg. 3 Pflegkl. (Tir.: 7; 5; 1,50; Ausw.: 10; 7; 2 k tgl.).

Eröffnet 1881 als Korridorbau. 1905 2 Pavillons (Wachabt.). 1904 agrikole Kolonie m. 40 Kr., 20 Min. entfernt. 45 ha. 408 Plätze.

Perreux bei Boudry, **Kanton Neuchâtel.**

Hospice **cantonal** f. körperl. u. g e i s t i g Kr. **Ebst. Bevaix** (Neuenburg-Lausanne).

Dir. Dr. G. S a n d o z; 2. A. Dr. Ed. B o r e l.

1. 1. 1911: 263 Gkr. (133 m., 130 w.); verpfl. i. J. 1910: 305 Gkr.

32 Pfleg. 2 Pflegkl. (Kanton: 4 u. m.; 1—2,50; Ausw.: 5 u. m.; 3,75 fr. tgl.).

1898 eröffnet; auf kolonialer Basis. Neubau f. Epil. 10 ha. 350 Plätze i. G.

Pfäffikon, Kanton Zürich.

Pestalozziheim d. gemeinnütz. **Gesellschaft** d. Bez. Pfäffikon. Erziehungsanstalt f. s c h w a c h s i n n i g e Kinder. Ebst. Pfäffikon (Effretikon-Hinwil) 2 Min.

Vorst. Lehrer DD. Frei. Arzt Dr. B r u n n e r.

1. 4. 1911: 30 K. (16 m., 14 w.); verpfl. i. J. vorher: 34 Kinder.

3 Pfleg. 1 Pflegklasse (300—720 fr. j.).

Eröffnet 4. 11. 1900. 0,4 ha. 30 Plätze.

Pfingstweide bei Tettnang, Kgr. Württemberg.

Pflegeanstalt f. männl. evang. E p i l e p t i k e r. Ebst. Gerbertshaus (Friedrichshafen-Ulm) od. Tettnang (Meckenbeuren-Tettnang).

Vorst. Stadtpfarr. Schmidt. Arzt O.-A.-A. Dr. Al. F i n c k h in Tettnang.

1. 1. 1911: 58 M.; verpflegt i. J. 1910: 62 M.

7 Pfleg. 1 Pflegklasse (360—400 M. j.).

Eröffnet 1867. 17,3 ha. 62 Plätze.

Pforzheim, Großherzogt. Baden.

Großherzogl. Heil- u. Pflegeanstalt.

Dir. Geh. Med.-R. Dr. Franz Fischer; O.-A. Med.-R. Dr. Arth. Barbo; Anst.-A. Dr. Ernst Jäger; Ass.-Ä. Dr. C. Schmidt, Dr. F. Weisenhorn.

Bestand 1. 1. 1911: 592 Kr. (297 m., 295 w.).
Verpflegt i. J. 1910: 670 „ (344 „ 326 „).

94 Pfleg. (44 m., 50 w.). Pensionäre u. 3 Pflegkl. (1200—1800; 800—1000; 450—600 M. j.).

1322 als Spital f. Sieche, auch Geisteskr., gegründet v. Markgräfin Luitgard. 1689 durch d. Franzosen eingeäschert, aufgebaut als Landeswaisenhaus, das auch Gkr. aufnahm. 1804 d. Waisenhaus aufgelöst. Erster eigener Arzt Dr. J. Chr. Roller bis 1814. 3,4 ha. 630 Plätze. — Fischer: Ztschr. f. Psych. Bd. 33 u. 34.

Pfullingen, O.-A. Reutlingen, Kgr. Württemberg.

Privatheilanstalt f. Psychisch-Kranke. Ebst. Pfullingen (Reutlingen-Münsingen).

Dir. Dr. Otto Kurz; O.-A. Dr. Ad. Hoppe; Anst.-A. Dr. Alfr. Frey; Ass.-A. Dr. Alfr. Friedmann.

Bestand 1. 1. 1911: 477 Kr. (228 m., 249 w.).
Verpflegt i. J. 1910: 624 „ (291 „ 333 „).

65 Pfleg. 3 Pflegklassen (5,50—8; 4; 2 M. tgl.).

1844 gegründet v. Wundarzt Fr. Flamm in e. 1563 erbauten Schlosse. Reorganisation durch dessen Sohn, Geh. Hofr. Dr. Otto Flamm († 1891). 1881 landwirtsch. Kolonie Alteburg. Seit 1900 Reorganisation u. Umbau. Familienpflege (15 w. Kr.). 100 ha. 480 Plätze.

Pinneberg, Prov. Schleswig-Holstein.

Kreis-Irrenpflegeanstalt. Ebst. Pinneberg. (Hamburg-Neumünster).

Arzt: Kreisarzt Geh. Med.-R. Dr. Ludwig Wenck (seitdem †).
1. 1. 1911: 70 Kr. (39 m., 31 w.); verpfl. i. J. 1910: 73 Kr.

4 Pfleg. (2 m., 2 w.). 1 Pflegkl. (Kreisansäss.: 300; Auswärt. 400—450 M. j.).

Eröffnet 1. 12. 1889. 41 ha. 80 Plätze.

St. Pirminsberg bei Pfäfers, Kanton St. Gallen.

Kantonale Heil- u. Pflegeanstalt f. Geisteskr. Ebst Ragaz (Sargans-Chur).

Dir. Dr. Häberlin; 2. A. Dr. Würth.

1. 1. 1911: 254 Kr. (126 m., 128 w.); verpfl. i. J. 1910: 328 Kr.

51 Pfleg. (26 m., 25 w.). 3 Pflegkl. (6 u. m.; 3—5; 0,90—4 fr. tgl.).

Eröffnet Aug. 1847 in e. früheren Benediktinerkloster. Sommerbeschäftigung auf Kolonie St. Margrethenberg (1262 m) seit 1848 f. 15—25 Kr. 1910 2 neue Pavillons m. Wachabt. 1911 Umbau d. alten Wachabt. f. M. 120 ha. 260 Plätze.

Plagwitz a. Bober, Prov. Schlesien.

Provinzial-Heil- u. Pflegeanstalt f. Geisteskr. Ebst. Plagwitz (Greiffenberg-Goldberg).

Dir. San.-R. Dr. Wilh. Peterssen-Borstel; O.-A. San.-R. Dr. Eug. Möller; Abt.-Ä. Dr. Ludw. Wicht, Dr. Jos. Stein, Dr. Ulr. Wilcke.

Bestand.........1. 4. 1911: 697 Kr. (317 m., 380 w.).
Verpflegt 1. 4. 10—1. 4. 11: 838 „ (395 „ 443 „).
89 Pfleg. (41 m., 48 w.). 2 Pflegkl. (1,80; 1,50 M. tgl.).

1826 eröffnet als ständische Irrenpflegeanstalt im 1550 erbauten Schloß Plagwitz. 1863 nach Bau d. Anst. Bunzlau geschlossen, aber 1868 wieder eröffnet. Kolonie f. 50 M. u. Familienpflege im Werden. 168 ha. 708 Plätze. Erweiterung auf 1400 Kr. u. Errichtung e. festen Hauses f. 60 M. beschlossen.

Plauen i. V., Kgr. Sachsen.

Psychiatr. Abt. d. **Stadtkrankenhauses** am Alberthain. Auch f. Krampf-, Alkohol- u. Nervenkr.

Oberarzt Dr. H. Schwabe; Ass.-A. —.

Bestand 1. 1. 1911: 73 Kr. (31 m., 42 w.).
Verpflegt i. J. 1910: 306 „ (143 „ 163 „).
12 Pfleg. (5 m., 7 w.). 3 Pflegkl. (8; 4—6; 2,25 M. tgl.).
Eröffnet 23. 5. 1906 für Plauener Kr. innerhalb d. Krankenhauses. 70 Betten. Städt. Pflegeanst. f. c. 60 M. in Kauschwitz im Bau.

Pontareux, Kanton Neuchâtel.

Anstalt der **Société** de l'Asile de Pontareux (Neuchâtel) f. Alkoholkr. Ebst. Boudry (Neuchâtel-Lausanne) 2 km.
Vorst. Ch. Piaget. Arzt Dr. Bovet in Areuse.
1. 4. 1911: 20 M.; verpfl. 1. 4. 10—1. 4. 11: 42 M.
Eröffnet 1897. 1 Pflegklasse. 10 ha. 20 Plätze.

Posen, Provinz Posen.

1. Geisteskrankenstation des **Garnison-Lazaretts.**
Stabsarzt Dr. Marquardt, Stabsarzt Dr. Weyert.
1. 1. 1911: 7 M.; verpflegt i. J. 1910: 140 M.
1 Stat.-Aufseher, 2 San.-Untffz., 3 San.-Gefr.
Eröffnet 18. 2. 1908. 0,2 ha. 14 Plätze. — Allg. Ztschr. f. Ps. Bd. 63, S. 911.

2. Städtische Irrenbewahranstalt (bis zur Überführung in e. Prov.-A.). Grabenstr.
Dir. Arzt San.-R. Prof. Dr. Gust. Korach.
1. 4. 1911: 10 Kr. (4 m., 6 w.); verpfl. 1. 4. 10—1. 4. 11: 214 Kr. (159 m., 55 w.).
1 Oberpfl. (w.); 4 Pfleg. (2 m., 2 w.). 1 Pflegkl. (Pos.: 2—3; Ausw.: 3—5 M. tgl.).
Eröffnet 1849. 9 Plätze.

Potsdam, Prov. Brandenburg.

1. Provinzialanstalt f. Epileptische. Saarmunder Chaussee. Ebst. Potsdam 25 Min.
Dir. Dr. Osk. Kluge; O.-Ä. Dr. Kurt Gallus, Dr. Mart. Lahse, Dr. Friedr. Skierlo, Dr. Walt. Schulze; Anst.-Ä. Dr. Friedr. Brandt, Dr. Ehlers.

1. 1. 1911: 641 Kr. (344 m., 297 w.), davon 3 M., 2 Fr. in Fam.-Pflege.

Verpfl. 1910: 813 Kr. (459 m., 354 w.).

106 Pfleg. 2 Pflegklassen (1500; 600 M. j.).

Eröffnet 1886 als Anstalt d. Inneren Mission, seit 1893 in Besitz u. Verwaltung d. Prov. Brandenburg. Besondre Anstaltschule. 53,5 ha. 670 Plätze.

2. **Provinzial**-Erziehungs- u. Pflegeanstalt **Wilhelmstift** f. bildungfähige jugendl. Idioten. Neben d. vor. Anst. gelegen.

Vors. d. Kuratoriums u. Vorst. d. Anst. Dr. O. Kluge zugleich Dir. d. Anst. f. Epil., deren übrige Ärzte auch an d. Idiotenanst. arbeiten.

1. 4. 1911: 416 Kr. (280 m., 136 w.), dav. 57 m., 26 w. in Fam.-Pflege in u. um Treuenbrietzen.

Verpfl. 1910: 585 Kr. (387 m., 198 w.).

50 Pfleg. (12 m., 38 w.). 1 Pflegklasse (430 M. j.).

Gegründet 1868 aus Mitteln d. öffentl. Liebestätigkeit, seit 1893 in Besitz u. Verwaltung d. Prov. Brandenburg. Zunächst bestimmt f. evang. Kinder aus d. Prov. Br. 4,8 ha. 360 Plätze.

3. **Bethlehemstiftung** f. 40 männl. psychopath. Fürsorgezöglinge im schulpflicht. Alter u. 40 Außenzögl.; unter Oberleitung des Wilhelmstiftes; ärztlich überwacht durch d. Anst. f. Epil.

1. 1. 1911: 40 Z.; verpfl. i. J. 1910: 62 Z.

1 leit. Lehrerin, 1 Lehrer, 2 Gehilfen. 1 Pflegkl. (410 M.).

Eröffnet 2. 5. 1905 in Nowawes auf d. Gelände d. Prov.-Anst. f. Epil. Eigene Rechtspersönlichkeit. Verwaltung u. Vertretung durch d. Prov.-Verband Brandenburg. 1,2 ha.

4. **Helenenhof,** Mädchen-Heil-Erziehungsheim f. 50 weibl. psychopath. Fürsorgezögl. (20 erwachsene, 30 jugendl.), dazu 6 Außenzöglinge. Ärztl. überwacht durch d. Anst. f. Epil.

2 Lehrerinnen, 4 Erziehungsgehilfinnen. 1 Pflegkl.

Eröffnet 1. 7. 1911 auf d. Gelände d. Prov.-Anst. f. Epil.

5. Irrenabt. im **städt.** Krankenhause, nur zum vorläuf. Aufenthalt bis zur Aufnahme in e. andre Anst. Türkstr. 5.

Dir. Arzt: O.-A. Dr. Max Schmid.

1\. 1. 1911: 4 Kr. (3 m., 1 w.); verpfl. 1910: 84 Kr. (49 m., 35 w.). 1 Schwester, 1 Pfleger. 1 Pflegkl. (Potsd.: 2,50; Ausw.: 4 M. tgl.) Eröffnet 1852. Eigener Pavillon f. Geisteskr. 1907. 20 Plätze.

Prag, Böhmen.

1. K. k. Deutsche psychiatr. Universitäts-**Klinik.**

Vorst. Hofrat Prof. Dr. Arn. Pick; Ass.-Ä. Priv.-Doz. Dr. Osk. Fischer (Laborat.), Dr. Klemens Bergl, Dr. Alice Weiß, Dr. Otto Sittig, Dr. Jul. Lederer.

Bestand 1. 1. 1911: 241 Kr. (122 m., 119 w.).
Verpflegt i. J. 1910: 831 „ (467 „ 364 „).
33 Pfleg. (17 m., 16 w.). 1 Pflegklasse (2 K tgl.).
Eröffnet 1882 in der Landesanstalt. Mit Poliklinik verbunden. 117 Plätze.

2. K. k. Böhmische psychiatrische Universitäts-**Klinik.**

Vorst. Prof. Dr. Karl Kuffner; Ass.-Ä. Priv.-Doz. Dr. Joh. Jansky, Dr. Ant. Janecek, Dr. Leo Taunig, Dr. Emil Waitzmann.

Bestand 1. 1. 1911: 201 Kr. (107 m., 94 w.).
Verpflegt i. J. 1910: 636 „ (378 „ 258 „).
29 Pfleg. (15 m., 14 w.).
Eröffnet 1886 m. e. Poliklinik in d. Landesanstalt.

3. Kgl. Böhm. **Landes-**Irren heil- u. -pflegeanstalt.

Dir. Dr. Bohuslav Hellich; Prim.-Ä. Dr. Ludw. Stransky, Dr. Joh. Klučina, Dr. Joh. Hladík; ord. Ä. Dr. Prok. Urban, Dr. Eman. Kabrhel. Dr. Jos. Sirc; Sek.-Ä. Dr. Vit. Hrivna.

Bestand......... 1. 4. 1911: 1098 Kr. (551 m., 547 w.).
Verpflegt 1. 4. 10—1. 4. 11: 2815 „ (1598 „ 1217 „).
171 Pfleg. (90 m., 81 w.). 3 Pflegkl. (8; 4; 2 K tgl.).

1\. 11. 1790 Eröffnung d. Tollhauses in e. Pavillon d. Allg. Krankenhauses. 1822 d. St. Katharinen-Klostergebäude (jetzt 1. Abt. „Altes Haus“) zur Irrenabt. adaptiert; 1846 d. neue, seinerzeit m. allem Komfort versehene Heilanstalt (2. Abt. „Neues Haus“) bezogen. Im Parterre dieses Gebäudes ist die k. k. böhmische psychiatr. Klinik (Vorstand o. Prof. Dr. Karl Kuffner), im

2. Stockwerk die k. k. deutsche psychiatr. Klinik (Vorstand o. Prof. Hofrat Dr. Arn. Pick), im 3. Stockwerk d. Pat. d. 1. u. 2. Kl. untergebracht. Als 3. Abt. „Sluper Kolonie", wurde d. ehemal. Serviten-Kloster u. e. Ökonomie angekauft u. 1860 bezogen (1. landwirtsch. Kolonie in Österreich), aber Ende 1910 an den Staat zu Hochschulzwecken verkauft, während die Sluper Kr. in d. neue Anst. n. Bonitz überführt wurden. Als 4. Abt. ward 1875 d. „alte Gebärhaus" eingerichtet. — D. Anst. besitzt 2 Filialanst. (Woporan b. Tabor u. Ober-Berkowitz b. Raudnitz, s. dort). Sie selbst liegt auf 2 großen, einander nahen Geländen mit Parkanlagen innerhalb d. Stadt. 879 Plätze.

4. Dr. Kramers Privatheilanstalt f. Nerven- u. Gemütskr. in Prag-Bubentsch. Ebst. Prag-Bubentsch.

Dir. Arzt Dr. Leop. Kramer; Ass.-Ä. Dr. Otto Exner, Dr. Fr. Bäck.

1. 1. 1911: 44 Kr. (21 m., 23 w.). 15—22 Pfleg.

Eröffnet 1. 5. 1896. 1 Pflegkl. (300 K u. m. mon.). 45 Plätze.

5. Ernestinum, Pflege- u. Erziehungsanstalt des St. Anna-Frauen**vereins** f. schwachsinnige Kinder. Prag IV. Gradschin 57.

Dir. Dr. med. Karl Herfort.

1. 1. 1911: 113 Kd. (71 m., 42 w.); verpfl. i. J. 1910: 136 Kd.

20 Klosterfrauen v. hl. Kreuz, 1 Katechete, e. weltl. Lehrerin. 2 Pflegkl. (2400; 700 K j.).

Gegründet 1871. 2 deutsche, 2 böhm. Schulkl. 130 Plätze. — Dr. Herfort in „Eos", 1908.

Preetz, Provinz Schleswig-Holstein.

Privat-Heilanstalt **Schellhorner Berg** f. gemüts- u. nervenkr. Damen. Ebst. Preetz (Lübeck-Kiel) 10 Min.

Besitzer u. Arzt: San.-R. Dr. Otto Jaspersen.

1. 1. 1911: 33 Fr.; verpflegt i. J. 1910: 58 Fr.

12 Pfleg. 1 Pflegklasse (300—450 u. m. M. mon.).

1. 1. 1897 eröffnet. 18 ha.

Préfargier bei Marin, Kanton Neuchâtel.

Maison de Santé. **Stiftung.** Ebst. Marin (Bern-Neuchâtel).

Dir. Dr. M. Dardel; 2. A. Dr. H. O. Schlub; Ass.-A. Dr. H. Perey.

1. 1. 1911: 143 Kr. (64 m., 79 w.); verpfl. i. J. 1910: 250 Kr.

2 Pflegklassen (5—30; 0,75—2 fr. tgl.).

Eröffnet 31. 1. 1849. Öffentl., v. Herrn v. Meuron gestiftete Anst., verwaltet von e. sich durch Wahl ergänzenden Kommission, in die d. Staat 1 Vertreter sendet. 28 ha. 150 Plätze.

Prilly bei Lausanne, Kanton Waadt.

Maison de Santé **Château de Prilly. Privat**anstalt. Ebst. Prilly (Lausanne-Bercher); Lausanne 3 km (Trambahn).

Arzt u. Bes. Dr. Pinard.

20. 8. 1911: 21 Kr. (10 m., 11 w.); verpfl. i. J. 1910: 34 Kr.

6 Pfleg. (2 m., 4 w.). 1 Pflegklasse (180 fr. u. mehr mon.).

Eröffnet 1898. 1 ha. 21 Betten.

Pützchen bei Bonn, Rheinprovinz.

Dr. Guddensche Heilanstalt f. Nerven- u. Gemütskr. Elektr. Straßenbahn v. Ebst. Beuel (rechtsrhein. B.) u. Bonn (linksrhein. B.).

Konsult. Arzt Dr. Clem. Gudden in Bonn; Dir. A. u. Besitzer Dr. Alfr. Peipers; 2. A. Dr. Heinr. Wildenrath; Ass.-A. Dr. Ludw. Stambach.

1. 1. 1911: 70 Kr. (36 m., 34 w.); verpfl. i. J. 1910: 99 Kr.

31 Pfleg. (13 m., 18 w.). 1 Pflegklasse (300 M. u. m.).

Gegründet 1866 von Dr. Leop. Besser († 14. 2. 1906). 1890 v. Dr. Gudden, 1904 v. Dr. Peipers übernommen. Letzte Vergrößerung n. d. Plänen v. Prof. Bruno Paul 1911. 17,8 ha. 70 Plätze.

Rabenhof bei Ellwangen, Jagstkreis, Kgr. Württemberg.

Schwachsinnigen-Abt. d. **Land**armenanstalt. Ebst. Ellwangen (Aalen-Crailsheim) 4,2 km.

Vorst. Ober-Reg.-R. Haakh in Ellwangen. Arzt O.-A.-W.-A. Dr. M. Rister in Ellwangen.

1. 4. 1911: 49 Schw. (40 m., 9 w.); verpfl. 1. 4. 10—1. 4. 11: 55 Schw.

2 Pfleg. (1 m., 1 w.). 1 Pflegkl. (keine Selbstzahler).

Eröffnung d. Abt. 1. 12. 1906. 55 Plätze.

Rasemühle bei **Roßdorf** a. d. Leine, Prov. Hannover.

Provinzial-Sanatorium f. minderbemittelte Nervenkr. (ausgeschl. Geisteskr., Epil. u. Selbstmordsücht.). Ebst. Roßdorf.

Dir. Geh. Med.-R. Prof. Dr. Aug. Cramer in Göttingen; O.-A. Dr. Georg Quaet-Faslem; Abt.-A. Dr. Karl Vix.

Bestand.........1. 4. 1911: 84 Kr. (51 m., 33 w.).
Verpflegt 1. 4. 10—1. 4. 11: 567 „ (354 „ 213 „).

14 Pfleg. 2 Pflegkl. (f. Hannov.: 5,50; 3: f. Ausw. 6,50; 3,50 M. tgl.).

Eröffnet 3. 10. 1903. Neu errichtet e. Villa f. Pat. 1. Kl. im Stil e. norwegischen Hotels. 29 ha. 101 Plätze.

Rastenburg, Provinz Ostpreußen.

1. **Provinzial**anstalt f. Schwachsinnige. Sembeckstr. Ebst. Rastenburg 0,3 km.

Dir. Dr. Paul Holthausen; Anst.-A. Dr. Georg van der Briele.

1. 1. 1911: 504 Kr. (295 m., 209 w.); verpfl. i. J. 1910: 582 Kr.

55 Pfleg. (30 m., 23 w.). 1 Pflegklasse (360—600 M. j.).

Eröffnet 15. 5. 1865 als Privat-Idiotenanst. 1. 7. 1908 v. d. Provinz übernommen. 72 tuberkul. Pflegl. sind in Carlshof untergebracht. 1. 7. 1911 Eröffnung e. Sonderabt. f. 30 m schulpflichtige geistig minderwertige Fürsorgezöglinge. 30,6 ha. 500 Plätze.

2. **Carlshof,** Heil- u. Pflegeanstalt d. **Inneren Mission** f. Epilept. Ebst. Rastenburg 3,2 km. Ebst. Carlshof (Rastenburg-Angerburg) 2 Min.

Vorst. Pfarrer D. Dr. Dembowski. Leit. Arzt Dr. Alfr. Ehrhardt; O.-A. Dr. Kaminski; Ass.-A. —.

1. 4. 1911: 807 Kr. (386 m., 521 w.); verpfl. 1. 4. 10—1. 4. 11: 905 Kr.

95 Diakon. (52 m., 43 w.). 3 Pflegkl. (1500; 6—800; 300 bis 420 M. j.). In d. Abt. f. Tuberkulöse 1 Pflegkl. (540 M. j.).

Eröffnet 23. 10. 1882. Isolierhaus f. 100 Tuberkulöse (auch der Prov.-A. f. Schwachs.). D. Prov.-Verwalt. v. Ost- u. Westpr. bringen Pflegl. in Carlshof unter. 146,6 ha. 900 Plätze.

3. Trinker heilanstalt **Wartburg,** Zweiganstalt v. Carlshof, auf dessen Boden errichtet, von dort verwaltet u. ärztlich versorgt.

1. 4. 1911: 28 M.; verpfl. 1. 4. 10.—1. 4. 11: 88 M.

3 Pflegkl. (900; 600; 360 M. j.). 30 Plätze.

Dazu tritt am 1. 11. 1911 e. Trinker heilstätte d. **Landesversicherungsanstalt.**

Realta, Kanton Graubünden.

Korrektionshaus u. Irren verwahranstalt. Ebst. Rodels-Realta (Chur-Thusis) 10 Min.

Dir. H. Gerber. Ärzte Dr. Gilli u. Dr. Schreiber in Thusis.

1. 4. 1911: 25 Gkr. (16 m., 9 w.); verpfl. 1. 4. 10—1. 4. 11: 41 Gkr.

Erbaut 1854. Hauptsächlich Zwangarbeitsanstalt. Nur arbeitfähige u. körp. gesunde Gkr. werden u. zwar nur aus e. staatl. Irrenanst. u. auf e. Zeugnis, daß sie unheilbar sind, aufgenommen.

Regensberg, Kanton Zürich.

Schloß Regensberg, Anstalt f. Erziehung schwachsinniger Kinder. **Stiftung.** Ebst. Dielsdorf (Oberplatt-Niederweningen).

Dir. H. Plüer. Ärzte: Dr. Bucher u. Dr. Müller in Dielsdorf.

1. 1. 1911: 78 Kinder; verpflegt i. J. 1910: 97 Kinder.

4 Lehrerinnen, 7 Pfleg. (1 m., 6 w.). 1 Pflegkl. (300—600 M. j.).

Eröffnet 1. 5. 1883. Gründung e. Heims geplant f. schulentlassene u. arbeitlose frühere Zögl. 2 ha. 75 Plätze.

Regensburg, Kr. Oberpfalz, Kgr. Bayern.

Oberpfälzische Heil- u. Pflegeanstalt. Ebst. Regensburg 2 km. Dir. Med.-R. Dr. Joh. Feldkirchner; O.-A. Dr. Edw. Harlander; Anst.-Ä. Dr. Karl Renninger, Dr. Ad. Vierzigmann; Ass.-A. Dr. Max Maier.

Bestand 1. 1. 1911: 714 Kr. (388 m., 326 w.).
Verpflegt i. J. 1910: 908 „ (492 „ 416 „).

107 Pfleg. (58 m., 49 w.). 3 Pflegkl. (Kreisangeh.: 4; 2,50; 1,20; f. andre bayr. Kr.: 4,50; 2,80; 2; f. Andre: 5; 3,20; 2,50 M. tgl.)

1852 eröffnet in dem 997 v. d. Karthäusern gegründeten, 1484 den Benediktinern überwiesenen, 1803 säkularisierten Kloster Karthaus Prüll. 34 ha. 564 Plätze.

Reichenbach, Kreis Oberpfalz, Kgr. Bayern.

Kretinenanstalt der **Barmherz. Brüder** bayr. Provinz. Ebst. Nittenau (Bodenwöhr-Nittenau) 1½ St.

Vorsteher Br. Fleischmann, Prior. Arzt Bez.-A. Dr. Nothaaß.

1. 8. 1911: 288 Gkr., Schwachs., Epil., Trunksüchtige.

25 Brüder. 2 Pflegklassen (350; 270 M. j.).

Eröffnet 1891. 95 ha. 290 Plätze.

Reinbek, Prov. Schleswig-Holstein.

Abstinenz-Sanatorium **Waldesruh** f. männl. Alkoholkr. Eigent. e. **Vereins.** Ebst. Reinbek (Hamburg-Büchen) 30 Min.

Inspektor Heine. Dir. Arzt Dr. M. Nonne in Hamburg; Hausarzt Dr. Th. Odefey.

1. 1. 1911: 13 M.; verpflegt i. J. 1910: 57 Kr.

1 Inspektor. 3 Pflegklassen (1800; 1600; 700 M. j.).

Eröffnet 1. 5. 1898 in Öjendorf bei Schiffbek; seit 1900 in Reinbek. 28 Plätze.

Rekawinkel bei Wien, Niederösterreich.

Sanatorium **Rekawinkel, Privatanstalt** f. Nerven- u. Psychisch-Kr. Ebst. Rekawinkel (Wien-Linz) 10 Min.

Dir. Arzt Dr. Sigm. Weiß; Anst.-Ä. Dr. Edw. Kohn, Dr. Alb. Joachim, Dr. Bernh. Schwarzwald.

1. 1. 1911: 45 Kr. (21 m., 24 w.); verpfl. i. J. 1910: 123 Kr.

40 Pfleg. 1 Pflegklasse (von 20 K an).

Eröffnet 1905, mitten im Wiener Wald gelegen. Pavillonsystem, auch Einzelwohnhäuser. Jede Art d. Nervenbehandlung; Beschäftigungstherapie; Psychoanalyse, Psychotherapie. Eigene Quellenleitung. 23 ha. 45 Plätze.

Rellingen, Prov. Schleswig-Holstein.

Privatanstalt f. männl. Gemütskranke. Ebst. Halstenbeck u. Pinneberg (Hamburg-Elmshorner Vorortverkehr).

Besitzer u. leit. Arzt: San.-R. Dr. Guido Ofterdinger.

Durchschnittlicher Bestand: 15—20 M.

Gegründet 1881 in „Schroeders Landsitz", 1887 von Dr. O. übernommen. 4 ha. 35 Plätze.

Renchen, Großherzogt. Baden.

Heilstätte f. männl. Alkoholkr. Eigent. d. Bezirk**vereins** Karlsruhe geg. d. Mißbr. geist. Getr. Ebst. Remchen (Rastatt-Appenweier).

Leit. Arzt: O.-A. Med.-R. Dr. Thoma in Illenau.

1. 1. 1911: 19 M.; verpflegt i. J. 1910: 69 M.

2 Pfleg. 1 Pflegklasse (2—4 M. tgl.).

Eröffnet 1. 5. 1905. 1,5 ha. 19 Plätze.

Reutlingen, Schwarzwaldkreis, Kgr. Württ.

Kreispflegeanstalt m. Abt. f. Schwachsinnige.

Arzt: Oberamtsarzt Med.-R. Dr. H. Steinbrück.

1. 1. 1911: 110 Schwachs. (49 m., 61 w.); verpfl. 1910: 137 S.

4 Pfleg. (2 m., 2 w.). 1 Pflegklasse (0,80—1 M. tgl.).

Eröffnet 1893. 33 ha.

Reval, Estland.

1. Landes-Irren**anstalt Seewald.** Baltischportsche Str. 52. Ebst. Reval 2,8 km.

Dir. Dr. Ernst v. Kügelgen; 2. A. Dr. Ad. Friedenthal; 3. A. Dr. Leo v. Kügelgen.

Bestand 1. 1. 1911: 284 Kr. (170 m., 114 w.).
Verpflegt i. J. 1910: 574 „ (365 „ 209 „).

4 Ob., 3 Schwestern, 49 Pfleg. (26 m., 23 w.). 3 Pflegkl. (80 bis 150; 60; 15—30 Rubel mon.).

1. 11. 1903 eröffnet v. d. Gesellsch. zur Fürsorge f. Nerven- u. Gemütskr. in Estland. Dez. 1909 u. Mai 1910 wurden 4 neue Pavillons eröffnet; je 1 Aufnahmestat. f. M. u. Fr., 1 offner Pav. f. M., 1 Pav. f. Fr. 1. u. 2. Kl. — 68 ha. 300 Plätze.

2. Evang.-luth. **Diakonissenanstalt** m. Hospital u. e. Asyl f. 8 unheilb. weibl. Geisteskr. u. Geistesschwache.

Ärzte d. Hospitals. 1 Schwester.

Eröffnet 1867 außerhalb d. Stadt in freundl. Gärten.

Rheinau, Kanton Zürich.

Kantonale Pflegeanstalt f. Geisteskr. Ebst. Altenburg-Rheinau (gew. Züge) 3 km, Neuhausen a. Rheinfall (Schnellz.) 6 km (Eglisau-Schaffhausen); Martalen (Winterthur-Schaffhausen) 5 km.

Dir. Dr. Friedr. Ris; Sek.-Ä. Dr. K. Gehry, Dr. K. Brünnich; Ass.-Ä. Dr. Chaja Brailowskaja, Dr. Ottilie Granberg.

1. 1. 1911: 929 Kr. (422 m., 507 w.); verpfl. 1910: 1069 Kr.

106 Pfleg. 1 Pflegklasse (0,70—3 fr. tgl.).

Eröffnet 15. 7. 1867 in e. ehemal. Benediktinerabtei auf e. Rheininsel 1½ St. unterhalb Schaffhausens. 950 Plätze. — Dr. Wille: Allg. Ztschr. f. Psych. Bd. 26, H. 1 u. 2.

Rickling, Provinz Schleswig-Holstein.

Trinkerheilanstalt **Salem**, Eig. d. Landesvereins f. **innere Mission.** Ebst. Rickling (Oldesloe-Neumünster) 20 Min.

Hausvater K. Otto. Arzt Kreisarzt Med.-R. Dr. Th. Bruhn in Segeberg.

1. 4. 1911: 37 Kr.; verpfl. 1. 4. 10—1. 4. 11: 121 Kr.

3 Pflegklassen (1200; 800; 500 M. j.).

Eröffnet 1887. Meist v. Angehörigen d. besseren Stände besucht. 8,5 ha. 40 Plätze.

Riedhof bei Ulm, Donaukreis, Kgr. Württemberg.

Landarmenanstalt m. Abt. f. Schwachsinnige. Ebst. Grimmelfingen (Ulm-Friedrichshafen).

Arzt Dr. Otto Vogelsang in Söflingen.

1. 1. 1911: 45 Schwachs. (20 m., 25 w.); verpfl. 1910: 55 Sch.

4 Pfleg. (2 m., 2 w.). 1 Pflegkl.

Eröffnet 1892. 50 Plätze.

Riehen, Kanton Basel-Stadt.

1. Sonnenhalde, evang. Heilanstalt f. weibl. Gemütskr. d. **Diakonissenanstalt** Riehen. Ebst. Riehen (Wiesentalbahn).

Dir. Arzt Dr. Charles Bach; Ass.-A. Dr. Hans Hopf.

1. 1. 1911: 49 Fr.; verpflegt i. J. 1910: 149 Fr.

16 Diak. 3 Pflegkl. (10 u. m.; 5—10; 3—5 fr. tgl.).

Eröffnet 18. 10. 1900. 1,1 ha, dazu Ackerland. 50 Plätze.

2. Anstalt zur **Hoffnung** f. bildungfähige schwachsinnige Kinder in Morhalde Riehen. Eigent. e. **Vereins.**

Hausvater E. Burckhardt. Ärzte Dr. Wilh. Bernoulli u. Dr. Alfr. Christ in Basel.

1. 1. 1911: 24 Kr. (15 m., 9 w.); verpfl. i. J. 1910: 29 Kr.

Hauseltern, 1 Lehrerin. 1 Pflegklasse (300—500 fr. j.).

Gegründet 1857. Verlegt 1905 v. Basel n. Riehen. 1 ha. 25 Plätze.

Riga, Livland.

1. Alexanderhöhe, Staatl. Anstalt f. Geisteskr. d. Gouvernements Livland. Apothekerstr. 15. Ebst. Riga ¼ Werst.

Bestand 1906: 161 Kr.

Eröffnet 1801. Korridorsystem. 1 Abt. f. gkr. Gefangene. 1 Pensionklasse.

1911 keine Nachricht zu erhalten.

2. Rothenburg, städt. Irrenanst. Ebst. Riga-Kriegshospital.

Dir. Dr. Th. Tiling; 2. A. Dr. P. Baron Lieven; Ass.-Ä. Dr. E. Hollander, Dr. J. Schröder.

Bestand 1. 1. 1911: 429 Kr. (243 m., 186 w.).
Verpflegt i. J. 1910: 626 „ (375 „ 251 „).

8 Oberpfl. (4 m., 4 w.), 94 Pfleg. (52 m., 42 w.). 3 Pflegklassen (80; 60 Rbl. mon.; 0,75 Rbl. tgl.).

Gegründet 1862 v. Dr. G. Brutzer, 1872 v. d. Stadt übernommen. 1881 kam d. Pflegeabt. Asyl Waldheim hinzu. 7, 6 ha. 429 Plätze. — Festschrift zum 25. Jubiläum d. Dir. Dr. Th. Tiling 1909.

3. Theresia zu Sassenhof bei Riga, **Städtische** Anstalt f. Schwachsinnige u. Epil. Ebst. Sassenhof 10 Min.

Vorst. cand. theol. A. Tannenberg. Arzt Dr. K. Andreas.

1. 1. 1911: 25 Kr. (16 m., 9 w.); verpfl. i. J. 1910: 31 Kr.

Pfleg. 4 (2 m., 2 w.). 3 Pflegkl. (100; 60; 35 Rbl. mon.).

1865 als heilpädagog. Anstalt v. Frau Therese Platz gegründet, 1901 v. ihrem Neffen, Dr. A. Fehrmann († 1909), zur „Heil- u. Pflegeanst. f. Schwachs. u. Ep.“ umgewandelt u. v. ihm der Stadt Riga vermacht. 0,3 ha. 60 Plätze.

4. Atgasen. Privatanstalt d. Dr. Max Schönfeldt.

Rinteln a. W., Prov. Hessen-Nassau.

Sanat. **Parkhof** f. Nerven- u. Gemütskr. Ebst. Rinteln (Hameln-Löhne) 15 Min.

Arzt u. Bes. Dr. H. Lehne.

1. 1. 1911: 21 Kr. (10 m., 11 w.); verpfl. i. J. 1910: 43 Kr.

8 Pfleg. 1 Pflegkl. (200—300 M. j.).

Eröffnet Dez. 1894 v. Dr. Em. Koch, 1911 v. Dr. Lehne übernommen. 3 ha. 25 Plätze.

Roda, Herzogt. Sachsen-Altenburg.

1. Genesungshaus, Landes-Irrenheil- u. Pflegeanstalt f. d. Herz. S.-Altenburg u. durch Staatsvertrag f. d. Fürst. Reuß j. L. Ebst. Roda (Weimar-Gera).

Dir. Med.-R. Dr. Alfons Schäfer; O.-A. Dr. Erw. Friedel; Anst.-A. Dr. Paul Mahr; Ass.-A. Eug. Jennicke; 1 Med.-Pr.

Bestand 1. 1. 1911: 442 Kr. (234 m., 208 w.).
Verpflegt i. J. 1910: 582 „ (317 „ 265 „).

53 Pfleg. (26 m., 27 w.). 3 Pflegkl. (S.-A.: 4; 2,25; 1,50; R. j. L.: 5,50; 2,75; 1,80 M. tgl. u. 80 M. j.; andere: 5,50; 3,50; 2,25 M. j.).

Eröffnet 1848. 1889 Eröffnung d. landwirtsch. Kolonie. Seit 1905 Familienpflege. 1909 Erbauung e. Pavillons f. Fr. u. e. Pav. f. kontagiöse Gkr. 37 ha. 440 Plätze.

2. Martinhaus, Landesanstalt f. bildungfähige idiotische Kinder (6—16 J.) aus d. Herz. S.-A. u. durch Staatsvertr. v. J. 1900 aus d. Großherz. S.-Weimar.

Zweiganstalt d. Genesungshauses u. ärztlich v. dort versorgt.

1. 1. 1911: 85 Kr. (53 m., 32 w.); verpfl. 1910: 102 K. (61 m., 41 w.).

9 Pflegerinnen. 1 Pflegkl. (S.-A.: 0,80 M. tgl.; S.-W.: 100 M. j. u. d. durchschnittlich f. d. Tag berechneten Verpflegungskosten; andre: 1,60 M. tgl.

Eröffnet 1886 auf d. Gelände d. Genesungshauses. 100 Plätze.

Roderbirken bei Leichlingen, Rheinprovinz.

Heilstätte d. **Landesversicherungs**anstalt d. Rheinpr. f. Nervenkr., Erholungbedürft. u. Rekonvalesz. (ausgeschl.: Gemütskr., Epil., Id., Tuberk. usw.). Ebst. Leichlingen (Elberfeld-Cöln).

Dir. Arzt Dr. Ernst Beyer; O.-A. Dr. Wilh. Schlodtmann; Ass.-A. Dr. Emil Kauert.

1. 1. 1911: 89 Fr.; verpflegt i. J. 1910: 785 Fr.

6 Schwestern. 1 Pflegklasse (Selbstzahler: 4,50—6 M. tgl.).

Eröffnet 28. 5. 1906 v. e. Verein; 1. 1. 1909 v. d. Landesvers.-Anst. übernommen. Z. Z. nur f. w. Kr. E. Abt. f. 150 m. Kr. im Bau (Eröffnung 1912). 135 ha. 145 Plätze.

Rogasen, Prov. Posen.

Gastfelde, Trinkerrettungshaus d. **Inneren Mission** f. d. Prov. Posen. Ebst. Rogasen (Posen-Schneidemühl) 2,5 km.

Hausvater Diak. Schnier. Arzt Dr. Schirmer in Rogasen.
1. 1. 1911: 21 M.; verpflegt i. J. 1910: 52 M.
1 Pflegkl. (37,50 M. mon.). 12 ha. 25 Plätze. Eröffnet 30. 4. 1905.

Rosegg bei Solothurn, Kanton Solothurn.

Kantonale Heil- u. Pflegeanstalt. Ebst. Solothurn (Olten-Biel) u. Langendorf.

Dir. Dr. Leop. Greppin; Sek.-A. Dr. Carl Bresci.
1. 1. 1911: 341 Kr. (187 m., 154 w.); verpfl. i. J. 1910: 383 Kr.
43 Pfleg. 2 Pflegklassen (2,50 u. m.; 0,60—2,50 fr tgl.).
Eröffnet Juni 1860. E. sehr nötige Erweiterung soll nächstens begonnen werden. 27 ha. 240 Plätze.

Rostock, Großherzogt. Mecklenburg-Schwerin.

1. Großh. Irren-Heil- u. Pflegeanstalt **Gehlsheim** bei Gehlsdorf. Psychiatr. **Klinik** d. Univ. Rostock. Ebst. Rostock.

Dir. Geh. Med.-R. Prof. Dr. Fedor Schuchardt; O.-A. San.-R. Dr. Otto Schlüter; Ass.-Ä. Dr. Max Kastan, Dr. Walt. Tödter, Mil.-O.-A. Dr. Schuppius.

Bestand 1. 1. 1911: 347 Kr. (184 m., 163 w.).
Verpflegt i. J. 1910: 582 „ (297 „ 285 „).

9 Hauptpfl. (6 m., 3 w.), 49 Pfleg. (27 m., 22 w.). 3 Pflegkl. (Meckl.-Schw.: 1500; 900; 520; Ausw.: 2000; 1400; 640 M. j.).
Eröffnet 17. 11. 1896. 28 ha. 250 Plätze.

2. Städtische Irrenheil- u. Bewahranstalt **St. Katharinenstiftung.**

Leit. Arzt Prof. Dr. Ulr. Scheven.
1. 1. 1911: 124 Kr. (58 m., 66 w.); verpflegt i. J. 1910: 195 Kr.
2 Oberpfleg. (1 m., 1 w.), 13 Pfleg. (6 m., 7 w.). 3 Pflegklassen (Rostocker: 1000; 750; 450; Auswärt.: 1200; 900; 500 M. j.).
Gegründet 1825. 70 ha. 125 Plätze.

Rotenburg, Rb. Stade, Prov. Hannover.

Asyl f. Epilept. u. Idioten, Anst. d. **Inneren Mission.** Ebst. Rotenburg (Hamburg-Bremen).

Vorst. P. Buhrfeind. Leit. Arzt Kreisarzt Dr. Ad. Reßel; Abt.-Ä. (jährl. wechselnd) Dr. Ludw. Krücke u. Dr. Carl Roters.

1. 4. 1911: 351 Kr. (173 m., 178 w.); verpfl. 1. 4. 10—1. 4. 11: 407 Kr.

51 Diakon. (20 m., 31 w.). 3 Pflegkl. (1200; 900 M. j.; 1,45 M. tgl.).

Eröffnet 4. 6. 1880. 4 Schulkl. 44 ha. 360 Plätze.

Rothenburg, O.-L., Prov. Schlesien.

Pflegehaus **Zoar** f. männl. Kr., Sieche, Taubstumme. Blinde, Schwachsinnige, ruhige Fallsüchtige u. Geisteskranke. Eigent. d. ev. Brüderschaft **Zoar** E. V. Ebst. Rothenburg (Horka [Berlin-Görlitz]-Priebus) 10 Min.

Vorst. P. Max Meister. Arzt Dr. Karl Hüttenmüller in Rothenburg.

1. 4. 1911: 141 Pflegl., davon c. $^{1}/_{3}$ Gkr., Schwachs. u. Ep.

18 Brüder. 1 Pflegkl. (1,30 M. tgl.).

Eröffnung 2. 1. 1899. Fast durchweg Landarmenverbandpflegl.

Rottenmünster bei Rottweil a. N., Kgr. Württemberg.

Heilanstalt der **Barmherz. Schwestern** v. Untermarchtal f. Geisteskr. Ebst. Rottweil (Stuttgart-Immendingen) 30 Min.

Dir. Dr. Leo Eha; O.-A. Dr. Weinberger; Ass.-A. —.

1. 1. 1911: 324 Kr. (112 m., 212 w.); verpfl. i. J. 1910: 433 Kr.

34 Schw., 6 Novizen, 12 Pfleger. 3 Pflegkl. (7—8; 4—5; 2 M. tgl.).

Eröffnet 1864 in Schwäb.-Gmünd; 1898 nach Rottenmünster verlegt. 46 ha. 350 Plätze. — Württ. Korr.-Bl. Nov. 1902.

Rufach, Bez. Oberelsaß.

Bezirks-Heil- u. Pflegeanstalt f. Geisteskr. Ebst. Rufach (Colmar-Mülhausen) 20 Min.

Dir. Dr. Ad. Groß; O.-Ä. Dr. Willib. Liebert, Dr. Friedr. Sandner; Anst.-Ä. Dr. Edm. Mollweide; Ass.-Ä. Dr. Wittermann, Dr. Hauber.

Bestand 1. 1. 1911: 669 Kr. (296 m., 373 w.).
Verpflegt i. J. 1910: 1027 „ (506 „ 521 „).

14 Schwestern, 2 Oberpfleger, 112 Pfleg. (55 m., 57 w.). 3 Pflegkl. (7; 4,50; 2 M. tgl).

Eröffnet 1908. 45 ha. 760 Plätze. Erweiterung auf 800 Plätze im Bau.

Rybnik, Oberschlesien.

Provinzial-Heil- u. Pflegeanstalt. Ebst. Rybnik (Jägerndorf-Ratibor-Kattowitz).

Dir. Geh. San.-R. Dr. Rud. Zander; O.-Ä. Dr. Otto Elias, Dr. Walt. Fünfstück; Abt.-A. Dr. Friedr. Berthel, Dr. Kurt Konietzny, Dr. Gust. Lohrmann; Ass.-A. Dr. Ludw. Thürwächter.

Bestand.........1. 4. 1911: 881 Kr. (446 m., 435 w.).
Verpflegt 1. 4. 10—1. 4. 11: 1025 „ (518 „ 507 „).

1 Pfleg. auf 8 Kr. (im festen Hause 12 : 40). 2 Pflegkl. (2,10; 1,80 M. tgl.).

Eröffnet 18. 5. 1886. In d. c. 1 km entfernten Meierei Rudamühle 30 M., 40 Fr. m. Arzt, auf d. Josephhofe 40 M. Seit Herbst 1910 Familienpflege (üb. 50 Fr. in 18 Pfleger-Familienwohnungen). 260 ha. Neue, fast fertige Erweiterungsbauten erhöhen d. Belegfähigkeit auf 1090 Plätze.

Saargemünd, Reichsland Elsaß-Lothringen.

Lothringische **Bezirks**-Heil- u. Pflegeanstalt. Ebst. Saargemünd 2 km.

Dir. Geh. San.-R. Dr. Carl Dittmar; O.-Ä. Dr. Ed. Dingel, Dr. Carl Zengerly; Abt.-A. Dr. Carl Eßer; Ass.-A. —.

Bestand 1. 1. 1911: 587 Kr. (282 m., 305 w.).
Verpflegt i. J. 1910: 817 „ (436 „ 381 „).

10 Schwestern. Pfleg. (1 : 7 M., 1 : 10 Fr.). 4 Pflegkl. (Extrakl.: 7; 1. Kl.: 5; 2. Kl.: 2,40; 3. Kl.: 1,60 M. tgl.).

Eröffnet 1880. Umfangreicher landwirtsch. Betrieb. 58 ha 400 Plätze.

Saffig bei Plaidt, Rheinprovinz.

Heilanstalt d. **Barmherz. Brüder** v. hl. Johannes von Gott (Trier) f. männl. Geisteskr. Ebst. Plaidt b. Andernach.

Vorst. Br. Erasmus. Arzt Dr. Bibon.
1. 1. 1911: 109 M.; verpflegt i. J. 1910: 142 Kr.
20 Brüder. 3 Pflegkl. (5; 4; 2 M. tgl.).
Eröffnet 1869. Auch freiwillige Aufnahmen. 6,4 ha. 112 Plätze.

Sagorsch, Prov. Westpreußen.

Westpreuß. Heilanstalt f. Alkoholkr. **Stiftung.** Ebst. Rahmel-Sagorsch (Danzig-Stolp).

Arzt Dr. Friedrich Timm in Sagorsch.
1. 1. 1911: 15 Kr. (12 m., 3 w.); verpfl. i. J. 1910: 44 Kr.
2 Pfleg. 3 Pflegklassen (900; 600; 400 M. j.).
Eröffnet Okt. 1892. 15,3 ha. 31 Plätze.

Salzburg, Kronland Salzburg.

Landesheilanstalt f. Geisteskr. Salzburg Maxglau.

Dir. Reg.-R. Dr. Jos. Schweighofer; O.-A. Dr. Rich. Dangl, Ass.-Ä. Dr. Osk. Eggerth, Carl v. Schmidt.

Bestand 1. 1. 1911: 394 Kr. (199 m., 195 w.).
Verpflegt i. J. 1910: 624 „ (324 „ 300 „).
35 Schwestern, 30 Pfleger. 3 Pflegkl. (10 : 6; 2,80 k).

Eröffnet 1898. Landwirtsch. Betrieb. Ambulante Behandl. früherer Kr. 1908 wurden 2 neue Häuser als Aufnahmeabt. in Betrieb genommen. 1910 Umbau u. Vergrößerung v. Küche u. Wäscherei, weitere Um- u. Neubauten 1911. 50 ha. 400 Plätze. — Der L.-H.-A. ist angegliedert 1. d. frühere (bis 1898) Irrenanstalt m. 50 Pflegl.; 2. (ärztlich) das „Leprosenhaus“ m. 50 Schwachsinn. u. Epil. S. auch Eugendorf.

Sarnen, Kanton Obwalden.

Pension **Vonderflüh,** Heilanstalt f. Alkoholkr. Eigent. d. Schweizer kath. Volks**vereins**. Ebst. Sarnen (Brienz-Luzern).

Dir. Kupferschmid. Ärzte Nat.-R. Dr. Ming, Landammann, u. Dr. E. Etlin.

1. 1. 1911: 33 Kr. (27 m., 6 w.); verpfl. i. J. 1910: 83 Kr. 4 Pfleg. 2 Pflegkl. (2—5 fr tgl.).

Eröffnet 1. 9. 1896. Mit Berggut u. Alp 29 ha. 32 Plätze.

Sayn bei Coblenz a. Rh., Rheinprovinz.

Jakobysche (israelit.) Anstalt f. Nerven- u. Gemütskr. Ebst. Sayn (Westerwaldbahn) 4 Min.; Straßenb. Coblenz-Sayn.

Dir. Arzt San.-R. Dr. Sal. Behrendt; 2. A. Dr. Aug. Rosenthal (Miteigent.); Ass.-A. Dr. Prager.

1. 1. 1911: 163 Kr. (87 m., 76 w.); verpfl. i. J. 1910: 199 Kr. 36 Pfleg. 3 Pflegklassen (5—12 M. tgl.).

Gegründet 17. 11. 1870 v. Meyer Jacoby. Seit 1883 Abt. f. geistig zurückgebliebene Kinder in bes. Gebäude. Seit 1906 Neubau v. 2 Wachabteilungen. 5 ha. 173 Plätze.

Scheibe bei Glatz, Prov. Schlesien.

Anstalt f. Geisteskr., Abt. des Barmherzigen Krankenstifts in besonderen Gebäuden. Ebst. Glatz.

Vorst.: Kuratorium des Stifts. Leit. Arzt San.-R. Dr. Herm. Kolbe; Ass.-Ä. Dr. Willib. Gossinska, Dr. Franz Klemm.

1. 1. 1911: 199 Kr. (78 m., 121 w.); verpfl. i. J. 1910: 237 Gkr. 58 Pfleg. (Schwestern u. m. Pfleg.). 3 Pflegkl. (5; 2,50; 1,50 M. tgl.).

Eröffnet 1848. 20 ha. 200 Plätze.

Scheuern bei Nassau a. d. Lahn, Prov. Hessen-Nassau.

Erziehungs- u. Pflegeanstalt f. Geistesschwache, evang. Wohltätigkeitsanstalt (selbständig m. Korporat.-R.) Ebst. Nassau.

Pädag. Dir. K. Todt. Arzt Dr. Anthes in Nassau.

1. 1. 1911: 323 Kr. (198 m., 125 w.); verpfl. i. J. 1910: 336 Kr. 2 Lehrer, 35 Pfleg. 3 Pflegklassen (1500; 900; 500 M. j.).

Eröffnet 1. 5. 1870. 1888 Filiale Langau m. Landwirtschaft, Mühle, Bäckerei u. Werkstätte. 15 ha.

Schlachtensee-Wannseebahn, Prov. Brandenburg.

Sanat. **Fichtenhof, Privat**-Heil- u. Pflegeanstalt f. Gemüts- u. Nervenkr. Potsdamer Chaussee. Ebst. Schlachtensee 12 Min.

Dir. Arzt u. Bes. Prof. Dr. Just. Bödeker; O.-A. Dr. Bruno Saaler; Ass.-A. Dr. Willy Dockhorn.

1. 1. 1911: 96 Kr. (48 m., 48 w.); verpfl. i. J. 1910: 148 Kr. 28 Pfleg. 2 Pflegkl. (c. 12,50 M. tgl.; 50 Komm.-Kr. v. Berlin). Eröffnet 1898. 1,5 ha. 119 Plätze.

Schleswig, Provinz Schleswig-Holstein.

1. Provinzial-Irren-Heil- u. Pflegeanstalt. Ebst. Schleswig.

Dir. Prof. Dr. Theod. Kirchhoff; O.-Ä. Geh. San.-R. Dr. Herm. Adler, Dr. Otto Repkewitz, Dr. Theod. Hinrichs, Dr. Ernst Weißenborn, Dr. Fritz Krömer, Dr. Rich. Eichbaum; Ass.-A. Dr. Hans Schultze.

Bestand.........1. 4. 1911: 1107 Kr. (624 m., 483 w.).
Verpflegt 1. 4. 10—1. 4. 11: 1481 „ (816 „ 665 „).

177 Pfleg. 3 Pflegkl. (Provinzangeh.: 1600; 1000; 400—500; Auswärt.: 2000; 1400; 750 M. j.).

Eröffnet 1. 10. 1820. 126 ha, davon 100 ha f. d. landwirtsch. Betrieb. 1130 Plätze. — Dr. Rüppell: Summar. Ber. üb. d. Irrenanst. b. Schleswig 1820—70, Hamburg 1872.

In u. um Schleswig befinden sich z. Z. 9 Privatpflegeanstalten f. Geisteskr., welche eigene Verwaltung haben, jetzt aber unter Aufsicht d. Anstaltsdirektion stehen u. v. Ärzten d. Prov.-Irrenanst. besucht werden. Von ihnen haben 7 je 50, 2 zus. noch 50 Plätze. Sie nehmen fast nur Prov.-Kr. auf.

2. Provinzial-Idiotenanstalt. Flensburger Str. 56. Ebst. Schleswig 30 Min.

Dir. Dr. Willib. Zappe; O.-A. Dr. Friedr. Lütgerath; Ass.-A. —.

1. 4. 1911: 361 Kr. (224 m., 137 w.); verpfl. 1. 4. 10—1. 4. 11: 382 Kr.

49 Pfleg. 2 Pflegkl. (Provinzangeh.: 800; 400—540; Ausw.: 1000; 660 M. j. Dazu ev. j. Schulgeld v. 100 M.).

Eröffnet 1. 10. 1852 v. Dr. med. C. F. Hansen († 1861) als Priv.-Anst. z. Erziehung blöd- u. schwachsinn. Kinder. 1861 vom bisherigem Anstaltlehrer F. L. Stender, 1895 v. dessen Sohn Dr. med. Aug. Stender übernommen. 1. 10. 1900 v. d. Provinz angekauft. 3 Schulkl. u. 2 Vorkl. Unterricht in Handarbeit (6 Lehrkr.). Aufenthalt d. Zögl. gewöhnlich bis zum 20. Lebensjahr. 5,3 ha. 380 Plätze.

Schmiedeberg (Riesengebirge), Prov. Schlesien.

Privat-Pflegeanstalt f. (entmündigte) Geisteskranke. Landeshuter Str. 35. Ebst. Schmiedeberg 10 Min.

Dir. u. Bes. V. Kiersch. Arzt San.-R. Dr. Joh. Nimsch.

1. 4. 1911: 7 Kr. (4 m., 3 w.); verpfl. 1. 4. 10—1. 4. 11: 9 Kr.

2 Pfleg. (1 m., 1 w.). 2 Pflegklassen (100—150 M.).

Eröffnet 1854. 0,9 ha. 30 Plätze.

Schönbrunn bei Röhrmoos, Rb. Oberbayern.

Assoziationsanstalt f. Schwach- u. Blödsinnige, Epilept. u. Gebrechliche. Eig. e. Zweigvereins d. St. Johannesvereins in Bayern. Ebst. Röhrmoos (München-Ingolstadt) 30 Min.

Dir. G. Nöscher. Arzt Dr. Fr. X. Fischl in Schönbrunn.

1. 1. 1911: 325 Kr. (132 m., 193 w.); verpfl. i. J. 1910: 349 Kr.

92 Schwestern v. 3 Ord. d. hl. Franziskus. 1 Pflegkl. (400 M. j.).

Eröffnet 1862. 215 ha. 340 Plätze (3/4 Gkr., Schwachsinnige u. Epilept.).

Schöneberg bei Berlin, Prov. Brandenburg.

Maison de santé, Privatanstalt f. Geisteskr., Epilept. u. Idioten Hauptstr. 14—16.

Leit. Arzt u. Bes. Dr. Walt. Levinstein; 2. A. Dr. Karl Schilling; Ass.-Ä. Friedr. Roth, Dr. Arn. Alexander.

Bestand 1. 1. 1911: 366 Kr. (176 m., 190 w.).
Verpflegt i. J. 1910: 875 „ (491 „ 384 „).
53 Pfleg. 2 ha. 454 Plätze.

Eröffnet 20. 8. 1862 durch Geh. San.-R. Dr. Ed. Levinstein († 1882). Seit 1. 1. 1911 werden nur Gkr. auf Veranlassung v. Kommunalverbänden, Polizeiverwaltungen u. Krankenkassen aufgenommen.

Schönecken, Kreis Prünn, Rheinprovinz.

St. Vincenzhaus, Pflegeanst. f. geistesschwache Mädchen, Eig. des **Caritasvereins** Cöln-Nippes. Ebst. Prüm (Gerolstein-St. Vith) 2 St.

Arzt Dr. Rob. Engel in Schönecken. — 1. 4. 11: 22 K.
6 Schwestern v. hl. Vincenz v. Paula. 1 Pflegklasse.
Eröffnet 1904. 0,5 ha. 30 Plätze.

Schreiberhau i. R., Prov. Schlesien.

Rettungshaus u. Anstalt zur Erziehung u. Pflege schwachsinniger Kinder. Rettungshausweg 189. Eigent. d. **Vereins** z. Rettung verwahrloster Kinder i. R. Ebst. Mittelschreiberhau 20 Min.

Leiter H. Uhlig. Arzt San.-R. Dr. Rich. Kloidt in Schreiberhau.

1. 1. 1911: 161 K. (107 m., 54 w.); verpfl. i. J. 1910: 185 K.
14 Pfleg. 1. Pflegklasse (1,30 M. tgl.).

Gegründet 1835 auf d. östl. Vorsprung d. Felsberges, 620 m üb. d. Meere. Seit 1845 auch, seit 1897 nur schwachsinnige Kinder aufgenommen, großenteils durch d. Prov.-Verwalt. D. Anst. besitzt Korporationsrechte. 22 ha. 165 Plätze.

Schussenried, Donaukreis, Kgr. Württemberg.

Kgl. Heilanstalt f. Geisteskr. Ebst. Schussenried (Ulm-Friedrichshafen) 1,5 km.

Dir. Med.-R. Dr. Rob. Groß; O.-Ä. Dr. Hans Koch, Dr. Aug. Weinland; Ass.-Ä. Dr. Malvine Weiß, —.

Bestand 1. 1. 1911: 506 Kr. (277 m., 229 w.).
Verpflegt i. J. 1910: 646 „ (365 „ 281 „).

4 Oberpfl. (2 m., 2 w.), 83 Pfleg. (43 m., 40 w.). 3 Pflegkl. (1600—3000; 800—1200; 600 M. j.).

Eröffnet 9. 3. 1875 in e. früheren Prämonstratenser-Abtei. 1892 landwirtschaftl. Kolonie f. jetzt 42 M., 1903 e. weitere f. jetzt 24 Fr. 1904 Einführung d. Familienpflege. 1908 u. 10 Umbau d. alten Zellenabt. in Wachabt. 52 ha. 478 Plätze.

Schwanberg, Steiermark.

Landes-Irren-Siechenanstalt. Ebst. Schwanberg (Graz-Wies).

Prim.-Arzt Dr. Adalbert Buchberger.

1. 1. 1911: 204 Kr. (104 m., 100 w.); verpfl. i. J. 1910: 230 Kr.

5 Schw. v. hl. Vincenz v. P., 12 Pfleg. (8 m., 4 w.). 1 Pflegkl. (1 K tgl.).

Eröffnet 20. 2. 1892 im fr. fürstl. Liechtensteinschen Schloß Schwanberg. 35 ha. 200 Plätze.

Schwarzach im Pongau, Kronland Salzburg.

Fürstl. Schwarzenbergsche Versorgungsanstalt **Schernberg-Schwarzach** f. ruhige Geisteskr., Sieche u. Epilept. Anstalt d. Kongregation d. **barmherz. Schwestern** d. hl. Vincenz v. Paula. Ebst. Schwarzach-St. Veit (Bischofshofen-Gastein) 45 Min.

Vorst. Schwester Dem. Weindl. Arzt Dr. Franz Hain.

1. 4. 1911: 90 Kr. (40 m., 50 w.); wenig Wechsel.

6 Schwestern, 2 Pfleger. 3 Pflegkl. (4; 3; 1,40—2 k tgl.).

1845 in altem, früher erzbischöfl. Schlosse errichtet. Einfache Verhältnisse im Gebirge, abseits vom Verkehr. 90 Plätze.

Schweidnitz, Rb. Breslau, Prov. Schlesien.

Irrenabteilung d. Krankenanstalt **Bethania**.

Leit. Arzt Med.-R. Dr. Aug. Krau; 2. A. San.-R. Dr. Ernst Meyer.

1. 1. 1911: 4 Kr. (3 m., 1 w.); verpfl. i. J. 1910: 49 Kr.

3 Pfleg. 4 Pflegklassen (2,80—5 M.).

Eröffnet 1909. 8 Plätze.

Schweinspoint b. Marxheim, Kr. Schwaben, Kgr. Bayern.

Anstalt der **Barmherzigen Brüder** bayr. Provinz f. männl. Unheilbare. Ebst. Rain am Lech (Ingolstadt-Donauwörth) 1½ St.

Vorst. Prior Vogl. Arzt Dr. G. Enzler in Rennertshofen,

1. 1. 1911: 148 Gkr. u. Id.; verpfl. i. J. 1910: 168 Gkr. u. Id. 20 Brüder. 3 Pflegklassen (35; 30; 25 M. mon.).

Eröffnet 1860. 0,5 ha. 170 Plätze f. Gkr. u. Id.

Schwelm bei Barmen, Prov. Westfalen.

Israelitisches Landheim f. nervöse, schwachsinnige u. debile Knaben über 14 J. **Privat**unternehmen. Steinhauser Berg 34. Trambahnhaltestelle (Linie Barmen-Schwelm) 10 Min.

Leit. u. Miteigent. Dir. Silberberg in Ahlem. Arzt San.-R. Dr. Wertheim in Barmen.

15. 8. 1911: 4 Knaben. 1 Pflegklasse (1500 M. j.).

Eröffnet Mai 1911. 8 ha. 10 Plätze.

Schwerin, Großherzogt. Mecklenburg-Schwerin.

1. **Großherz.** Irren anstalt **Sachsenberg.** Ebst. Schwerin 30 Min.

Dir. Obermed.-R. Dr. Fel. Matusch; O.-A. San.-R. Dr. Carl Rust; 3. A. Dr. Walt. Albrand; Ass.-Ä. Dr. Georg Kruse, —.

Bestand 1. 1. 1911: 573 Kr. (280 m., 293 w.).
Verpflegt i. J. 1910: 712 „ (360 „ 352 „).

85 Pfleg. (44 m., 41 w.). 3 Pflegkl. (wie Rostock-Gehlsheim).

Eröffnet 1830 als 1. Neubau e. Irrenheilanst. in Deutschland. 1875 landwirtsch. Kolonie f. 50 Kr. Jetzt Erweiterungsbauten f. 250 Kr. begonnen. 51,5 ha. 450 Plätze. — C. F. Flemming: D. Irrenheilanst. Sachs., Nachr. üb. Entstehung, Einrichtung, bisher. Verwaltung, Schwerin, 1851.

2. Kinderheim **Lewenberg, Großherz.** Heil- u. Pflegeanstalt f. geistesschwache Kinder. Gutenbergstr. 72. Ebst. Schwerin 15 Min.

Dir. Med.-R. Dr. Louis Jenz; 2. A. —.

1. 4. 1911: 247 K. (126 m., 121 w.); verpfl. 1. 4. 10—1. 4. 11: 273 K.

9 Schwestern, 1 Oberpfl., 35 Pfleg. (12 m., 23 w.). 2 Pflegkl. (900—1200; 200—360 M. j.), nur d. 1. Kl. auch f. Nicht-Mecklenburger.

Eröffnet 1867. Kinder v. 5. Lebensjahr an aufgenommen. 8 ha. 250 Plätze.

Schwetz a. d. Weichsel, Prov. Westpreußen.

Provinzial-I r r e n anstalt. Ebst. Schwetz (Zweigbahn v. Terespol (Bromberg-Dirschau).

Dir. San.-R. Dr. Bernh. S c h a u e n ; O.-Ä. Dr. Theophil M o o t z , Dr. Hugo B i r n b a u m , Dr. Rud. R e i n h a r d t ; Ass.-Ä. —, —, —; 1 Med.-Pr.

Bestand.........1. 4. 1911: 767 Kr. (410 m., 357 w.).
Verpflegt 1. 4. 10—1. 4. 11: 916 „ (477 „ 439 „).

4 Oberpfl. (2 m., 2 w.), 102 Pfleg. (58 m., 44 w.). 3 Pflegkl. (1500; 1000; 400 M. j.).

Eröffnet 1. 4. 1855. Seit 1908 ist der Anst. e. Abt. f. I d i o t e n angegliedert. 97 ha. 860 Plätze, davon 60 in Fam.-Pfl.

Sebenico, Dalmatien.

Zemaljska ludnica. Ebst. Sebenico.

Dir. Dr. Božo K u r a j i c a.

Bestand 1. 1. 1910: 214 Kr. (136 m., 78 w.).
Verpflegt i. J. 1909: 279 „ (177 „ 102 „).

6 Schwestern, 12 m. Pfleg. 2 Pflegkl. (6; 1,17—1,50 K tgl.).

Eröffnet 1883. 164 Plätze.

Seefrieden b. Moritzburg, Bez. Dresden, Kgr. Sachsen.

Heilstätte d. **Vereins** sächs. Volksheilstätten f. A l k o h o l kr. Ebst. Moritzburg (Radebeul-Radeburg) 3 km.

Arzt Dr. Arn. S t e g m a n n in Dresden.

1. 1. 1911: 29 M.; verpflegt i. J. 1910: 87 M.

6 Pfleg. (3 m., 3 w.). 2 Pflegklassen (3; 2 M. tgl. f. unbemittelte Sächs. Staatsangeh., dazu f. Andere noch 100 M. 1/4 j.).

Eröffnet 1. 11. 1903 in Cunnertswalde; 1907 in d. jetzigen waldumgebenen Neubau verlegt. 10 ha. 30 Plätze.

Sigmaringen, Hohenzollern.

Dem **Fürst-Carl-Landesspital** ist als Abt. e. Irren-Heil- u. Pflegeanst. angegliedert. Ebst. Sigmaringen (Tuttlingen-Ulm).

Dir. San.-R. Dr. Joh. Longard; Ass.-A. —; 1 Med.-Pr.

1. 4. 1911: 161 Gkr. (81 m., 80 w.); verpfl. 1. 4. 10—1. 4. 11: 197 Kr.

6 Schwestern, 11 Pfleg. (6 m., 5 w.). 3 Pflegkl. (Hohenz.: 4,50; 3,50; 2,50; Ausw.: 5; 4,50; 3,50 M. tgl.).

Eröffnet 1847. 3 ha. 150 Plätze f. Gkr.

Sohland am Rotstein, O.-L., Kgr. Sachsen.

Martinstift zur Pflege v. Idioten. Ebst. Reichenbach, O.-L. (Dresden-Görlitz).

Vorst. Lic. Dr. Gehring. Arzt Dr. Pörner in Reichenbach.

1. 1. 1911: 90 Kr. (58 m., 32 w.); verpfl. i. J. 1910: 94 Kr.

Hauseltern, 5 Pfleg. (3 m., 2 w.). 3 Pflegkl. (200--450 M. j.).

Eröffnet 10. 11. 1789 vom **Verein** Martinstift. 5 ha. 90 Plätze.

Sonnenstein bei Pirna a. d. Elbe. Kgr. Sachsen.

Kgl. Heil- u. Pflegeanstalt. Ebst. Pirna.

Dir. Med.-R. Dr. Georg Ilberg; O.-Ä. Dr. Curt G. Ackermann, Dr. Wold. F. Winkler, Dr. Karl P. Rentsch; Anst.-Ä. Dr. Berth. Berlit, Dr. Bodo Krafft, Dr. Friedr. A. W. Kürbitz.

Bestand 1. 1. 1911: 650 Kr. (347 m., 303 w.).
Verpflegt i. J. 1910: 783 „ (419 „ 364 „).

10 Oberpfl. (4 m., 6 w.), 143 Pfleg. (87 m., 56 w.). Pens.-u. 3 Pflegkl. (Sachsen a) heilbar od. gefährlich: 6,60; 4; 2,50; 1,25; b) unheilb. u. ungefährl.: ?; 6; 5; 3; Nicht-Sachsen: ?; 7; 6; 4 M. tgl.).

Eröffnet 8. 7. 1911 im früher befestigten Schloß Sonnenstein. 1885 Meierei f. 20 m. u. 20 w. Kr. im nahen Cunnersdorf gebaut;

1888 d. 5 km entfernte Kammergutvorwerk **Jessen** f. 96 M. m. landwirtsch. Betrieb eingerichtet. 12 ha. 536 Plätze. — Nostiz v. Jänkendorf: Kgl. S. Heil- u. Pflegeanst. Sonnenstein m. Bemerk. üb. Anst. f. Herstellung od. Verwahrung v. Geisteskr., Dresden. Walther, 1829.

Sorau, N.-L., Prov. Brandenburg.

Brandenburg. **Landes**-Irrenanstalt. **Ebst.** Sorau.

Dir. Geh. San.-R. Dr. Ad. Schmidt; O.-Ä. Dr. Hugo Wörnlein, Dr. Hans Schulze, Dr. Paul Schmidt; Anst.-Ä. Dr. Georg Brandt, Dr. Ad. Schöngarth; Ass.-A. Dr. Gerich.

Bestand 1. 1. 1911: 822 Kr. (427 m., 395 w.).
Verpflegt i. J. 1910: 978 „ (517 „ 461 „).

174 Pfleg. (95 m., 79 w.). 4 Pflegkl. (wie Eberswalde).

1812 ward d. sog. Tummelhaus zur Aufnahme auch v. Geisteskr. eingerichtet. Neubauten seit 1835. 1881 d. landwirtsch. Vorwerk angekauft. 1911 werden Häuser zus. f. 560 Kr., 1 Küchengebäude u. 1 Ärztehaus gebaut. 316 (von Juli 1911 ab: 533) ha. 850 Plätze. — Schmidt: Allg. Ztschr. f. Psych. Bd. 51, S. 213.

Speichersdorf bei Königsberg, Prov. Ostpreußen.

Privat-Heilanstalt f. Nervöse u. Gemütskr. **G. m. b. H.** Ebst. Königsberg 35 Min.

Leit. Arzt Dr. Gust. Steinert; Ass.-A. Dr. Marian Ehrlich.

1. 1. 1911: 48 Kr. (19 m., 29 w.); verpfl. i. J. 1910: 204 Kr.

2 Oberpfl. (1 m., 1 w.), 22 Pfleg. (11 m., 11 w.). 1 Pflegkl. (200—300 M. mon.).

Eröffnet März 1904. Offene u. geschlossene Abt. 10 ha. 100 Plätze.

Spiez am Thunersee, Kanton Bern.

Privat-Kuranstalt **Sonnenfels** zur Heilung von Gemüts- u. Nervenkr. Ebst. Spiez (Bern-Interlaken) 12 Min.

Bes. u. leit. Arzt Dr. E. Mützenberg.

1\. 1. 1911: 20 Kr. (8 m., 12 w.); verpfl. i. J. 1910: 26 Kr.

10 Pfleg. (5 m., 5 w.). 1 Pflegklasse (10—15 fr. tgl.).

Eröffnet 1885; 1897 aus Mariahalten in das neuerbaute Schloß Sonnenfels verlegt. Seit 1906 Neubau f. 6 Unruhige. 3,7 ha. 24 Plätze.

Spittal a. Drau, Kärnten.

Privatanstalt f. Nerven- u. Internkranke, Morphiumsüchtige u. Erholungsbedürftige. Ebst. Spittal (Franzensfeste-Villach).

Bes. u. dirig. Arzt Dr. Michael Fasan; 1 Ass.-A.

Eröffnet 1893. 1 Pflegkl. (8—12 k tgl.). 5,2 ha. 30 Plätze.

Stackeln, Livland.

Livländische **Landes**-Heil- u. Pflegeanstalt f. Geisteskr. Ebst. Stackeln (Riga-Walk).

Dir. Dr. Alb. Behr; Ass.-Ä. Dr. Harald Siebert, Dr. Karl Reppun.

Bestand 1. 1. 1911:	210 Kr.	(115 m., 95 w.).
Verpflegt i. J. 1910:	366 „	(212 „ 154 „).

48 Pfleg. (15 m., 33 w.). 1 Pflegkl. (Livl. Bauerngemeinden: 10; Andre: 25 Rb. mon.).

Eröffnet 28. 1. 1907. Seit 1910 landwirtsch. Kolonie m. 14 M. u. 4 Fr. in e. 20 Min. entfernten Gehöft. 105 ha. 182 Plätze. — St. Petersb. med. Wchnschr. 1906, Nr. 6 u. 7; Psych.-neur. Wchnschr. 1910, Nr. 14.

Stahnsdorf, Kreis Teltow, Prov. Brandenburg.

Mittelstandsanatorium **Parforceheide** f. gemüts- u. nervenkr. Damen. Ebst. Neubabelsberg 40 Min.

Bes. Dr. Rich. Mittenzweig. Dir. Arzt Dr. Kurt Ollendorff.

1\. 4. 1911: 31 Fr.

1 Oberpfl., 6 Pfleg. 1 Pflegklasse (120 M. mon.).

Eröffnet 1. 1. 1911. 5 ha. 50 Plätze.

Steg (Tößtal), Kanton Zürich.

Blumenau, Heilstätte f. Trinkerinnen. Ebst. Steg (Winterthur-Wald) 1 km.

Bes. u. Vorst. S. Diener. Arzt Dr. C. Spörri in Bauma.

1. 4. 1911: 16 Fr. 2 Pflegkl. (3,20—4,20 fr. tgl.).

Eröffnet 1894. 0,7 ha. 26 Plätze.

Steglitz-Wannseebahn, Prov. Brandenburg.

M. Rassows Erziehungsanstalt f. geistig schwache Kinder. Viktoriastr. 1.

Bes. u. Leit.: Marie Rassow. Arzt Dr. S. Placzek in Berlin.

1. 1. 1911: 66 K. (43 m., 23 w.). Verpfl. i. J. 1910: 71 K.

2 Lehrer (1 m., 1 w.), 6 Kindergärtn., 5 Pfleg. 2 Pflegkl. (50 bis 150 M. mon.).

Eröffnet 1. 10. 1891. 0,4 ha. 66 Plätze.

Steinau a. O., Rb. Breslau, Prov. Schlesien.

Diakonissenanstalt Bethanien m. Abt. f. Geisteskr. Ebst. Steinau a. O. (Glogau-Breslau).

Vorst. Superint. Richarts. Arzt Kreisarzt Dr. Kutzky.

1. 1. 1911: 28 gkr. Fr.; verpflegt i. J. 1910: 31 Fr.

1 Diak., 2 Pfleg. 1 Pflegklasse (1,50 M. tgl.).

Eröffnung d. Anst. 1866, der Abt. f. Gkr. 1. 2. 1898. Kr. v. d. Armendirektion Breslau. 30 Plätze.

Stellingen bei Hamburg, Prov. Schleswig-Holstein.

Privatanstalt zu Entziehungskuren v. Morphium usw. u. Alkohol. Ebst. Stellingen (Altona-Kaltenkirchen) 5 Min.

Bes. u. leit. Arzt Dr. Arnold Fromme.

1. 4. 1911: 18 Kr. (12 m., 6 w.). 1 Pflegkl. (9—16 M. tgl.).

Eröffnet 1. 5. 1896. 20 Plätze.

Stephansfeld-Hördt bei Brumath, Unter-Elsaß.

1. Heilanstalt **Stephansfeld** f. d. **Unter-Elsaß.** Ebst. Stephansfeld (Straßburg-Avricourt; Straßburg-Saargemünd).

Dir. San.-R. Dr. Alb. Ransohoff; O.-Ä. Dr. Joh. Aumüller, Dr. Friedr. Bökelmann; Abt.-A. Dr. Hans Joachim; Ass.-A. Dr. Frankhenau.

Bestand ....1. 4. 1911: 925 Kr. (421 m., 504 w.).
Verpflegt 1. 4. 10—1. 4. 11: 1150 „ (545 „ 605 „).

18 Schwestern, 3 Oberpfl. (m.), 129 Pfleg. (63 m., 66 w.). 5 Pflegkl. (Unter-Els. 7,50; 5,50; 3,50; 2; 1,50; Ausw.: 8,50; 6,50; 4; 2,50; 2 M. tgl.).

Eröffnet 1835, diente Stephansfeld bis 1909 m. d. Filiale Hördt als Irrenheil- u. Pflegeanst. f. d. Bez. Ober- u. Unter-Elsaß. Seitdem werden, abgesehen v. d. Pensionärabt., nur noch Kr. aus Unter-Elsaß aufgenommen. Seit 1906 Anschluß an d. Elektr.-Werk d. Stadt Straßburg; seit 1909 Schwemmkanalisation. An d. älteren Kr.-Gebäuden haben in d. letzten J. erhebl. Umbauten, bes. zur Einrichtung v. Dauerbädern, stattgefunden. 54 ha. 980 Plätze.

2. Gemeinsame Pflegeanst. d. **3 Bezirke** in **Hördt**. Ebst. Hördt (Straßburg-Weißenburg).

Dir. San.-R. Dr. Alb. Ransohoff; O.-A. Dr. Joh. Haberkant; Abt.-A Dr. Schulze.

1. 4. 1911: 357 Kr. (187 m., 170 w.); verpfl. 1. 4. 10—1. 4. 11: 395 Kr.

1 Pflegkl. (1,40 M. tgl.).

Eröffnet 1. 4. 1878. 1909 vom Land angekauft u. den Landarmenverbänden als Pflegeanst. zur Verfügung gestellt. D. Verwaltung verblieb d. Bez.-Präsidenten des U.-Elsaß, Direktion u. Rechnungwesen in Stephansfeld. Umfängl. bauliche Arbeiten (Verwahrungshaus, Waschküche, Arzthaus, elektr. Beleuchtung) sind begonnen u. z. T. fertiggestellt. 20 ha. 410 Plätze.

Sternberg, Mähren.

Landes-Irrenanstalt. Ebst. Sternberg (Nezamyslitz-Ziegenhals).

Dir. Reg.-R. Dr. Konst. Schubert; Prim.-Ä. Dr. Ed. Valníček, Dr. Ign. Tiefenbach; Sek.-Ä. Dr. Aug.

Pust, Dr. Vlad. Kytlica, Dr. Franz Svehla, Dr. Hugo Bezděk, Dr. Joh. Kubelka, —.

Bestand 1. 1. 1911: 821 Kr. (483 m., 338 w.).
Verpflegt i. J. 1910: 1076 „ (614 „ 462 „).

139 Pfleg. (78 m., 61 w.). 3 Pflegkl. (6; 4; 2 K tgl.).

Eröffnet 1. 1. 1893. 1898 Vollendung d. landwirtsch. Station (30 ha Ackerland). 62,4 ha. 770 Plätze.

Stetten i. R., Oberamt Cannstatt, Kgr. Württemberg.

Heil- u. Pflegeanstalt d. **Inneren Mission** f. Schwachsinnige u. Epileptische. Ebst. Endersbach (Remstalbahn) 3,6 km.

Leit. Arzt O.-A. Dr. Ad. Schott; Anst.-A. San.-R. Dr. Harzmann.

1. 1. 1911: 483 Kr. (295 m., 188 w.); verpfl. i. J. 1910: 539 Kr.

85 Pfleg. 3 Pflegkl. (2100—2400; 750—1500; 240—680 M. j.).

Mai 1849 gegründet, seit 1864 in d. früher Herzogl. Schlosse Stetten i. R. Schule, Landwirtsch., Gärtnerei, 9 Werkstätten. 12 ha. 495 Plätze.

Stettin, Provinz Pommern.

1. Kückenmühler Anstalten. I. Kückenmühle, Erziehungs-, Pflege- u. Beschäftigungsanstalt f. Blöd- und Schwachsinnige; II. Tabor, Heil- u. Pflegeanstalt f. Epilept.; III. Diakonissen-Mutterhaus. Ebst. Stettin-Westend. Elektr. Straßenbahn v. Bhf. Stettin.

Dir. P. Borchardt. Leit. Arzt Dr. Hub. Schnitzer; O.-A. Dr. Gust. Mangelsdorf; Abt.-A. Dr. Paul Jödicke; Ass.-A. —.

I. 1. 1. 1911: 743 Kr. (392 m., 351 w.); verpfl. i. J. 1910: 816 Kr.

II. 1. 1. 1911: 371 Kr. (186 m., 185 w.); verpfl. i. J. 1910: 436 Kr.

144 Pfleg. (58 m., 86 w.). 3 Pflegkl. (1200—3600; 900; 500 bis 600 M. j.).

Eröffnet I: Okt. 1863, II: Okt. 1882, III: Juli 1883 v. Pommerschen Prov.-Verein f. **Innere Mission.** Wohltätigkeitsanstalten, geleitet v. e. Kuratorium. E. 10 Kl. enthaltende Schule wird v. c. 160 Schülern besucht. Feld-, Gartenarbeit, Handwerkstätten 149,6 ha.

2. Ernst Moritz Arndt-Haus f. Nervenkr. in Stettin-Nemitz. **Stiftung.** Ebst. Stettin 30 Min. Bis zur Straßenbahn 10 Min.

Leit. Arzt San.-R. Dr. Sigism. Marcus.

1. 4. 1911: 60 Kr. (15 m., 45 w.), verpfl. i. J. vorher: 306 Kr.

6 Schwestern, 9 Pfleg. (1 m., 8 w.). 1 Pflegkl. (5—9 M. tgl.).

1890 v. Komm.-R. J. Quistorp gestiftet. 15,3 ha. 70 Plätze.

Storchnest, Kr. Lissa, Prov. Posen.

St. Josefhaus, Asyl f. schwachsinnige **Mädchen.** Eig. d. **Grauen Schwestern** v. d. hl. **Elisabeth in Breslau. Ebst.** Leiperode (Posen-Lissa) 8 km.

Kurator Propst Steinmetz. Arzt Dr. Eugen Plath.

1. 1. 1911: 22 **Mädchen**; verpflegt i. J. 1910: 25 M.

4 Pflegerinnen. 1 Pflegklasse (200—300 M. j.).

Eröffnet 1906. Aufnahmen direkt u. durch d. Provinz. 1 ha. 22 Plätze.

Stralsund, Prov. Pommern.

Provinzial-Heilanstalt. Eröffnung 1. 6. 1912.

Dir. Dr. Wilh. Horstmann.

Zunächst f. 500 Kr. Zentraleinrichtungen f. 1000 Kr.

Straßburg, Elsaß-Lothringen.

1. Psychiatrische u. Nervenklinik der **Universität.** Spitalplatz 1.

Dir. o. Prof. Dr. Rob. Wollenberg; Ass.-Ä. Prof. Dr. Max Rosenfeld, Priv.-Doz. Dr. Karl Pfersdorff, Dr. Meyer, Dr. Steiner, Mil.-O.-A. Dr. Heilig.

1. 4. 1911: 142 Kr. (75 m., 67 w.); verpflegt i. J. vorher: 1268 Kr.

9 Schwestern, 30 Pfleg. (13 m., 17 w.). 3 Pflegklassen (11,80; 6,70; 3,50 M. tgl.).

Gegründet 1872. Zunächst im Bürgerhospital. Seit 1886 eigener Bau. Umbau 1911. Dann 174 Plätze.

2. Garnison-Lazarett I, Abt. f. Geisteskr.

Arzt Stabsarzt Dr. Max Rauschke.

1. 1. 1911: 18 M.; verpflegt i. J. 1910: 118 M.

1 Aufseher, 5 San.-Unteroffiziere.

Eröffnet 1. 1. 1909. 19 Betten. Außer dieser geschlossenen Abt. stehen f. Psych.-Kr., die deren nicht bedürfen, Betten in belieb. Anzahl zur Verfügung.

3. Heim f. alkoholkr. Frauen in Straßburg-Neudorf, Heyritzweg 11. Eigent. d. Blaukreuz**vereins**. Ebst. Straßburg Hbh. u. Neudorf (Straßburg-Kehl) je 30 Min.

Vorst. Stadtmissionar W. Meis. Arzt Dr. E. Hüter.

1. 1. 1911: 4 Fr.; verpfl. i. J. 1910: 9 Fr.

Eröffnet 1. 10. 1908. 1 Pflegkl. (1,50—3 M. tgl.). 0,05 ha. 6 Plätze.

Straubing, Niederbayern.

Stiftungsanstalt (Orden d. Barmherz. Brüder) f. männl. Kretinen u. Unheilbare. Ebst. Straubing (Regensburg-Passau).

Hausarzt: Bezirksarzt Med.-R. Dr. Franz Appel.

1. 1. 1911: 413 M.; verpflegt i. J. 1910: 516 M.

38 Pfleg. 3 Pflegklassen (400; 350; 270 M. j.).

Eröffnet 1885 f. d. Kreis Niederbayern. 7 ha. 423 Plätze.

Strelitz, Großherzgt. Mecklenburg-Strelitz.

Landes-Irrenanstalt. Ebst. (Alt-)Strelitz (Berlin - Neu-Strelitz).

Dir. San.-R. Dr. Karl Serger; O.-A. Dr. G. Lomer.

1. 1. 1911: 196 Kr. (89 m., 107 w.); verpfl. 1910: 249 Kr.

40 Pfleg. 3 Pflegkl. u. Kinderabt. (Inl.: 1500; 800; 500; 360; Ausl.: 1900; 1200; 640; 500 M. j.).

Eröffnet 21. 8. 1902 (frühere Anst. 1805—1902, bis 1886 in Verbindung m. d. Landarbeit- u. Zuchthaus). 30 ha. 250 Plätze. — Allg. Ztschr. f. Psych. Bd. 60, S. 145.

Studenec bei **Mariafeld**, Herzogt. Krain.

Landes-Irrenanstalt. Ebst. Salloch ½ St.

Ord. Arzt u. prov. Dir. Dr. Stefan Divjak; Sek.-A. Dr. Jul. Polec.

Bestand 1. 1. 1911: 222 Kr. (115 m., 107 w.).
Verpflegt i. J. 1910: 460 „ (237 „ 223 „).

20 Schw. v. hl. Vincenz v. P., 16 Pfleger. 3 Pflegkl. (6; 4; 1,80 K tgl.).

Eröffnet 1880. 19,5 ha. 230 Plätze.

Stuttgart, Kgr. Württemberg.

Irrenabteilung d. **städtischen** Bürgerhospitals zur vorübergehenden Aufnahme v. Geisteskr.

Dir. Arzt San.-R. Dr. Aug. Fauser; Ass.-Ä. Dr. Lempp, Dr. Prager; 1 Med.-Pr.

Bestand 1. 1. 1911: 62 Kr. (27 m., 35 w.).
Verpflegt i. J. 1910: 502 „ (284 „ 218 „).

19 Pfleg. 3 Pflegklassen (6; 4; 2,50 M. tgl.).

Eröffnet 1. 5. 1894. 89 Plätze. — Dr. Fauser: Württ. Korresp.-Bl. 1903.

Süchteln, Rb. Düsseldorf, Rheinprovinz.

Prov. Heil- u. Pflegeanstalt **Johannistal** f. Epilept. u. Geisteskr. bei Ebst. Süchteln (Crefeld-Viersen), auch elektr. Str.-B. v. Viersen (30 Min.) u. M.-Gladbach (60 Min.).

Dir. Dr. Karl Orthmann; O.-Ä. Dr. Arth. Siebert, Dr. Jos. Günther, Dr. Theod. van Husen; Anst.-Ä. Dr. Osk. Hermann, Dr. Walt. Völker, Dr. Heinr. Mappes; Ass.-Ä. Dr. Arth. Schwan, Dr. Er. Kellner, Dr. Joh. Recktenwald.

Bestand.........1. 4. 1911: 1070 Kr. (592 m., 478 w.).
Verpflegt 1. 4. 10—1. 4. 11: 1585 „ (886 „ 699 „).

2 Oberpfl. (1 m., 1 w.); 147 Pfleg. (84 m., 63 w.). 2 Pflegkl. (3; 1,80 M. tgl.).

Eröffnet 1. 7. 1905. Kinderabt. f. je 60 epilept. bildungfähige kath. Kn. u. Mädchen m. regelm. Schul- u. Handfertigkeitsunterricht.

Poliklinik f. psychisch-nervöse u. Krampfleiden. 136 ha. 1040 Plätze.

Sully bei Vevey, Kanton Waadt.

Privatanstalt f. Nerven- u. Psychisch-Kr. Ebst. Vevey u. Montreux. 10 Min. v. d. Trambahn.

Bes. u. Arzt Dr. Pachoud.

1\. 1. 1911: 22 Kr. (11 m., 11 w.). verpfl. i. J. 1910: 35 Kr.

Eröffnet 1892. 8 Pflegepers. 1 Pflegkl. 3 ha. 22 Plätze.

Tapiau, Prov. Ostpreußen.

A. **Landes**pflegeanstalt d. Prov. O.-Pr. f. unheilb. Geisteskr.

B. **Prov.**-Pflegeanstalt f. geisteskr. gewalttätige Männer. Ebst. Tapiau (Königsberg-Eydtkuhnen).

Ärzte f. beide Anst.: O.-Ä. Dr. Hans Havemann, Dr. Otto Krakow, Dr. Gerh. v. Seidlitz; Anst.-Ä. Dr. Paul Krüger, Dr. Art. Unruh (inzwischen gestorben), Dr. Ernst Pietsch, Dr. Wilh. Riebes.

A. 1. 1. 1911: 1118 Kr. (545 m., 573 w.); verpfl. 1910: 1192 Kr.

178 Pfleg. 2 Pflegkl. (1000; 400, Ortsarme 240 M. j.).

Eröffnet 15. 12. 1902. 26,7 ha. 1155 Plätze. Am 1. 4. 1912 wird e. Aufnahmeabt. f. neuerkrankte M. u. Fr. hinzukommen.

B. 1. 1. 10: 68 M. Verpflegt i. J. 1910: 73 M.

20 Pfleger. 68 Plätze.

Eröffnet 1.5.1895 im Anschluß an d. o.-pr. Besserungsanst. Tapiau. — Fr. Hoppe: Psych.-neur. Wchnschr. 1904, Nr. 9.

Tarnowitz, Oberschlesien.

St. Johanneshaus, Heilstätte f. m. Alkoholkr. **G. m. b. H.** Ebst. Tarnowitz (Breslau-Beuthen) 15 Min.

Dir. P. Beckers. Arzt San.-R. Dr. Karl Seiffert in Beuthen.

Durchschnittl. 70 m. Kr. 9 Kamillianerbrüder. 3 Pflegkl. (1830; 1280; 730 M. j.).

Eröffnet 1907. 6,4 ha.

Tegel bei Berlin, Prov. Brandenburg.

Sanatorium **Waldhaus** f. nerven- u. gemütskr. Damen. Bernauer Str. 4.

Leit. Arzt u. Bes. Dr. Paul Horn.

1. 1. 1911: 63 Fr.; verpflegt i. J. 1910: 98 Fr.

1 Oberpfl., 8 Pfleg. 2 Pflegklassen (150—400 M. mon.).

Eröffnet 1895. 0,8 ha. 64 Plätze.

Telgte, Prov. Westfalen.

St. Rochus-Hospital, Heil- u. Pflegeanstalt f. weibl. Gemütskr., Eigent. d. Ordens d. Kr.-Schwestern v. hl. Franziskus zu St. Mauritz-Münster i. W. Ebst. Telgte (Münster-Rheda).

Dir. Arzt Geh. San.-R. Dr. Joh. zur Verth; 2. A. Dr. H. Maxen.

1. 1. 1911: 220 Fr.; verpfl. i. J. 1910: 260 Fr.

40 Schwestern. 3 Pflegkl. (4; 2,50; 1,50 M. tgl.).

Als allg. Krankenhaus seit 1845. Seit 1850 Aufnahme v. Gkr., seit 1887 eigene Anstalt f. diese. 220 Plätze.

Templin, Prov. Brandenburg.

Ein **Heilerziehungs**heim f. psychopath. Kinder in Vorbereitung seitens d. Deutschen Zentrale f. Jugendfürsorge.

Teupitz, Kreis Teltow, Prov. Brandenburg.

Landes-Irrenanstalt. Ebst. Teupitz-Groß Köris (Berlin-Görlitz) 4 km (Omnibus).

Dir. Dr. Karl Knörr; O.-Ä. Dr. Wilh. Ahrens, Dr. Friedr. Baumann, Dr. Er. Noack; Anst.-Ä. Dr. Ernst Liehr, Dr. v. Leupold, Dr. Fritz Allendorff, Dr. Fel. Großmann, Dr. Henning; Ass.-Ä. Dr. Dreibholz.

Bestand 1. 1. 1911: 1200 Kr. (606 m., 594 w.).
Verpflegt i. J. 1910: 1681 „ (887 „ 794 „).

8 Oberpfl. (4 m., 4 w.), 223 Pfleg. (120 m., 103 w.). 4 Pflegkl. (wie Eberswalde).

Eröffnet 1908. Aufnahmebezirk Charlottenburg, Wilmersdorf, Schöneberg, Rixdorf u. Kr. Teltow. Für d. Kr. 1. u. 2. Pflegkl. ist e. v. d. Hauptanstalt getrennte Pensionäranst. (150 Betten; eigene Küche) errichtet. 144 ha. 1350 Plätze. Juli 1911 Eröffnung eines weiteren Baues f. 50 unruhige w. Kr.

Thal, Herzogt. Sachsen-Koburg-Gotha.

Brückenhof, Trinkerasyl f. Männer. Ebst. Thal (Wutha-Ruhla).

Bes. Pfarrer E. Lohmann in Freienwalde a. O. Hausvater Seipp. Ärzte Dr. Kamprad u. Dr. Fuge.

1. 1. 1911: 10 M.; verpflegt i. J. 1910: 23 M.

Hauseltern, 2 Pfleg. (1 m., 1 w.). 1 Pflegkl. (1—2 M.).

Eröffnet 1892 in Bockenheim b. Frankfurt. 1 ha. 10 Plätze.

Tost, Oberschlesien.

Provinzial-Heil- u. Pflegeanstalt f. Geisteskr. Ebst. Tost (Oppeln-Beuthen) 2 km.

Dir. San.-R. Dr. Ew. Schütze; O.-A. Dr. Ottomar Schmidt; Abt.-Ä. Paul Przewodnik, Dr. Alois Schinke.

Bestand.........1. 4. 1911: 592 Kr. (271 m., 321 w.).

Verpflegt 1. 4. 10—1. 4. 11: 738 „ (345 „ 393 „).

2 Oberpfl. (1 m., 1 w.), 84 Pfleg. (42 m., 42 w.). 2 Pflegkl. (2,10; 1,80 M. tgl.).

Eröffnet 1890. 97,5 ha. 625 Plätze. — Klinke: Allg. Ztschr. f. Psych. Bd. 52, S. 481.

Trebnitz, Rb. Breslau, Prov. Schlesien.

Irren-Pflegehaus der **Borromäerinnen** Kloster Trebnitz. Ebst. Trebnitz (Breslau-Trebnitz).

Leit. Arzt Geh. San.-R. Dr. Theod. Körner; Anst.-A. Dr. Jos. Rommerskirch.

1. 1. 1911: 51 Kr. (3 m., 48 w.); verpfl. i. J. 1910: 78 Kr.

8 Schwestern. 3 Pflegkl. (6; 3,50; 2 M. tgl.).

Eröffnet 1898. 57 Plätze.

Treptow a. d. **Rega,** Provinz Pommern.

Provinzial-Heilanstalt. Ebst. Treptow (Gollnow-Kolberg) 2,9 km.

Dir. San.-R. Dr. Aug. Mercklin; O.-Ä. Dr. Paul Albrecht, Dr. Viktor Tomaschny, Dr. Herm. Vollheim, Dr. Erw. Lauschner, Dr. Hub. Ermisch; Vol.-A. —.

Bestand.........1. 4. 1911: 759 Kr. (375 m., 384 w.).
Verpflegt 1. 4. 10—1. 4. 11: 970 „ (478 „ 492 „).

103 Pfleg. (53 m., 50 w.). 3 Pflegkl. (1800; 1000; 700 M. j.).

Eröffnet 1900 zunächst f. 560 Kr. 3 Kl.; 1907 Erweiterungsbauten auch f. Kr. 1. u. 2. Kl. Ackerhof m. Kr.-Station. Familienpflege in Treptow-Vorstadt (41 Kr.). 95 ha. 750 Plätze.

Treysa, Rb. Cassel, Prov. Hessen-Nassau.

Hephata, Erziehungs- u. Pflegeanstalt f. Schwachsinnige u. Krüppel. Diakonissen- u. Diakonenanstalt. Ebst. Treysa (Cassel-Gießen).

Vorst. Pf. Schuchard. Arzt Dr. Wilh. Wittneben.

1. 1. 1911: 324 Schw. (194 m., 130 w.); verpfl. i. J. 1910: 378 S.

74 Diak. (36 m., 38 w.). 3 Pflegkl. (1200—1800; 900—1200; 650 M. u. mehr j.).

Eröffnet 1893. Ausbildung in 6 klass. Schule u. 8 versch. Werkstätten. 41 ha.

Trier, Rheinprovinz.

Krankenhaus d. **Barmherz. Brüder** m. Pflegeanstalt f. männl. Geisteskr. Nordallee 6.

Leit. Arzt Dr. Theod. Schwickerath; Ass.-A. Dr. Irsch.

1. 1. 1911: 378 gkr. M.; verpflegt i. J. 1910: 402 gkr. M.

38 Brüder. 4 Pflegklassen (5; 3,50; 2; 1,50 M. tgl.).

Eröffnet 1889. 1 ha. 380 Plätze.

Triest, Österr. Küstenland.

Städtische Irrenanstalt (Frenocomio civico) **Andrea di Sergio Galatti.** Istrien hat d. Recht, 150 Kr. aufnehmen zu lassen. Ebst. Triest (S. Giovanni di Guardiella).

Dir. Dr. Luigi C a n e s t r i n i; Prim.-Ä. Dr. Gugl. de P a s t r o v i c h, Dr. Giov. S a i z; Ass.-A. Dr. Costant. C o n s t a n t i n i d e s, —. 2 Sek.-Ä.

Bestand 1. 1. 1911: 420 Kr. (220 m., 200 w.).
Verpflegt i. J. 1910: 545 „ (283 „ 262 „).

80 Pfleg. (42 m., 38 w.). 3 Pflegkl. (15; 8; 2,66 K tgl.).

Eröffnet 1908 (bis dahin d. alte Anstalt, die bis 1785 bischöfliche Residenz, dann städt. Krankenhaus u. seit 1841 Irrenanst. gewesen war). 27 ha. 480 Plätze.

Troppau, Österr. Schlesien.

Landes-I r r e n anstalt. Ebst. Troppau (Jägerndorf-Troppau-Schönbrunn).

Dir. Dr. Ernst B o e c k; Prim.-A. Dr. Stef. F e l k l; O.-A. Dr. Rud. F r a n z; Sek.-Ä. Dr. Alois N e u m a n n, Dr. Jos. T h y m, Dr. Gust. H e i n z.

Bestand 1. 4. 1911: 980 Kr. (507 m., 473 w.).
Verpflegt 1. 1. 10—1. 4. 11: 1294 Kr. (686 m., 608 w.).

67 Schwestern, 1 Oberpfleger, 74 Pfleg. 3 Pflegklassen (10; 5; 2,20 K tgl.; Irrensiechenhaus: 8; 4; 1,80 K tgl.).

Eröffnet 23. 3. 1889. 1898 Eröffnung e. lok. u. administr. damit vereinigten Irrensiechenhauses f. 60 Kr. Seit 1905 Fam.-Pfl. (jetzt 41 Kr.). 1908 e. 2. Abt. f. Infektiöse, e. 2. Irrensiechenhaus nur f. M. u. mehrere Zubauten. 35 ha, davon 25 f. Landwirtschaft. 696 Plätze.

Tschugg, Bez. Erlach, Kanton Bern.

Privatanstalt Bethesda f. E p i l e p t i s c h e. Ebst. Gampelen (Bern-Neuenburg) 30 Min.

Vorsteher R. Hegi. Arzt Dr. Ed. B l a n k.

1. 1. 1911: 139 Kr. (71 m., 68 w.); verpfl. i. J. 1910: 141 Kr.

16 Pfleg. 1 Pflegkl. (0,80 fr. u. mehr tgl.).

Eröffnet 1886. 31 ha, davon 6 ha Reben. 145 Plätze.

Tübingen, Kgr. Württemberg.

K. Universitätsklinik f. Gemüts- u. Nervenkrankh. Osianderstr. 22.

Dir. o. Prof. Dr. Rob. Gaupp; O.-A. Priv.-Doz. Dr. Ed. Reiß; Ass.-Ä. Priv.-Doz. Dr. Korbin. Brodmann, Dr. Paul Beetz, Dr. Scharpff, Priv.-Doz. Dr. Alfr. Busch, Mil.-O.-A. Dr. Ernst Schnizer; 2 Med.-Pr.

Bestand 1. 1. 1911: 118 Kr. (58 m., 60 w.).
Verpflegt i. J. 1910: 689 „ (382 „ 307 „).

4 Oberpfl. (2 m., 2 w.); 36 Pfleg. (18 m., 18 w.); 3 Pflegkl. (6; 4—5; 1,20 M. tgl.).

Eröffnet 1. 11. 1894 als psychiatr. Klinik. Beseitigung aller Isolierzellen seit 1906. Umfangreiche bauliche Veränderungen 1907—10. Seit 1909 „Klin. f. Gemüts- u. Nervenkrankh." Seither auch offene Abt. ohne Gitter u. geschlossene Türen. 4 ha. 150 Plätze.

Tulln bei Wien, Niederösterreich.

Privat-Heilanstalt f. Gemütskr. Ebst. Tulln (Franz-Josefbahn) 6 Min.

Leit. Ärzte u. Bes. Dr. Silv. Vigili v. Kreuzinfeld, Dr. Jul. Bonvicini; Ass.-A. Dr. Leop. Isler.

1. 1. 1910: 43 Kr. (35 m., 8 w.); verpfl. i. J. 1909: 66 Kr.

2 Oberpfl. (1 m., 1 w.), 24 Pfleg. (17 m., 7 w.). 1 Pflegkl. (10 K tgl.).

Eröffnet 19. 6. 1884. 2,3 ha. 43 Plätze.

Uchtspringe, Altmark, Prov. Sachsen.

1. Landes-Heil- u. Pflegeanstalt f. Kranksinnige aller Art u. Krampfleidende. Ebst. Uchtspringe (Stendal-Lehrte).

Dir. Prof. Dr. Konr. Alt; O.-Ä. Dr. Herm. Bockhorn, Dr. Jos. Hoppe, Dr. Wilh. Weidenmüller; ord. Ä. Dr. Herm. Engelken, Dr. Rühle, Dr. Ernst Bufe, Dr. Fritz Orland; Ass.-Ä. Dr. Paul Ritter, Dr. Paul Flemming, Dr. Willi Schwartz, Mil.-O.-A. Dr. Friedr. Coler.

Bestand 1. 4. 1911: 1521 (837 m., 684 w.); davon in Famil.-Pfl.: 418 (212 m., 206 w.).

Verpflegt v. 1. 4. 1910—1. 4. 11: 2031 (1160 m., 871 w.).

10 Oberpfl. (5 m., 5 w.), 183 Pfleg. (110 m., 73 w.). 3 Pflegkl. (wie Alt-Scherbitz).

Eröffnet 1. 9. 1894. Es werden auch jugendl. Krampfleidende (Epil., Hyst., Chorea usw.) aufgenommen, f. deren elementare Weiterbildung 6 semin. geprüfte Lehrkräfte tätig sind. Seit 1905 werden im Mai an d. Anstalt psychiatr. Fortbildungskurse f. Ärzte m. bes. Berücksichtigung der Bedürfnisse d. allg. u. d. forens. Praxis abgehalten (Dauer: 14 Tage; 1910: 28 ausw. Teilnehmer). 255 ha. 1058 Plätze.

2. Wilhelmshof, Kurhaus f. alkohol- u. nervenkr. Männer.

Leit. Arzt Prof. Dr. Alt, 2. A. Dr. Bufe (s. Landesanstalt).

1. 1. 1911: 13 M.; verpflegt i. J. 1910: 45 M.

1 Hausvater, 2 Pfleg. 2 Pflegkl. (5; 2 M. tgl.; für Nicht-Angeh. d. Prov. oder d. Herz. Anhalt je 1 M. mehr).

Eröffnet 1909 v. e. **Verein.** 27,5 ha. 36 Plätze.

Ückermünde, Prov. Pommern.

Provinzial-Heilanstalt bei Ebst. Ückermünde (Zweigbahn Jatznick-Ückermünde d. Linie Berlin-Pasewalk-Stralsund).

Dir. Dr. Franz Encke; O.-Ä. Dr. Rud. Heinke (Liepgarten), Dr. Gust. Deutsch, Dr. Herm. Bauer, Dr. Kurt Halbey; Ass.-A. Dr. Hans v. Sydow.

Bestand 1. 1. 1911: 760 Kr. (376 m., 384 w.), davon 112 Fam.-Pflegl.

Verpflegt i. J. 1910: 887 Kr. (437 m., 450 w.).

1 Pfleg. : 7 Kr. d. 3. Kl.; 1 : 5 Kr. d. 1. u. 2. Kl.; 5 Werkstättenvorst. u. 1 Pflegerehepaar f. d. Fam.-Pflege. 3 Pflegkl. (wie Lauenburg).

Eröffnet 1. Okt. 1875. 15 Gebäude f. Kr., darunter 2 Baracken f. ansteckende Krankh. u. 2 Villen f. Pens. 1 Wirtschaftshof m. Platz f. 10 Kr. Seit 1899 Familienpflege in Nachbardörfern, seit 1907 dort auch ärztliche Zentrale (Liepgarten). 100 ha. 614 Plätze.

Ülsby bei Schleswig, Prov. Schleswig-Holstein.

Villa Wilhelma, Privatpflegeanstalt f. g e i s t e s kr. Fr. Ebst. Ekeberg-Krug (Kl.-B. Schleswig-Satrup) 10 Min.

Arzt Dr. Ferd. S c h u l z e.

1. 4. 1911: 9 Fr.; verpfl. i. J. vorher: 13 Fr.

3 Pfleg. 1 Pflegklasse (Sätze verschieden).

Eröffnet 1907. 1,5 ha. 9 Plätze.

Untergöltsch bei Rodewisch i. Vogtl., Kgr. Sachsen.

Landes-Heil- u. Pflegeanstalt f. G e i s t e s kr. Ebst. Rodewisch (Zwickau-Ölsnitz).

Dir. Med.-R. Dr. Herm. B r a c k m a n n; O.-Ä. Dr. Friedr. G e i s t, Dr. Hans G ö t z e; Anst.-Ä. Dr. Reinh. S c h n e i d e r, Dr. Thilo V o l k m a n n, Dr. Wilh. S a g e l.

Bestand 1. 1. 1911: 600 Kr. (278 m., 322 w.).
Verpflegt i. J. 1910: 736 „ (346 „ 390 „).

5 Oberpfl. (2 m., 6 w.), 107 Pfleg. (52 m., 55 w.). Pens. u. 3 Pflegkl. (6,60; 4; 2; 1.25 M. tgl.).

Eröffnet 25. 7. 1893. 17 Kr.-Pavillons, 16 Verw.- u. Wohngebäude. 162 ha. 503 Plätze. — Allg. Ztschr. f. Psych. Bd. 51, S. 163.

Unterrath bei Düsseldorf, Rheinprovinz.

Anstalt der **Schwestern v. hl. Kreuz** f. kath. weibl. E p i l e p t i s c h e. Ebst. Unterrath (Duisburg-Düsseldorf) 1 Min.

Vorst. Schw. Martha. Arzt Dr. Joh. Cromme in Kaiserswert.

1. 1. 1911: 205 Fr.; verpfl. i. J. 1910: 254 Fr.

35 Schwestern. 1 Pflegklasse (Prov.-Kr.: 1,25 M. tgl.; sonst verschieden).

Eröffnet April 1883. Fast alles Prov.-Pflegl. 1,3 ha. 220 Plätze.

St. Urban, Kanton Luzern.

Kantonale I r r e n - Heil- u. Pflegeanstalt. Ebst. Roggwil 4 km (Postwagen) u. Langenthal 5 km (Olten-Bern).

Dir. J. L i s i b a c h; 2. A. Dr. Jos. E l m i g e r; 3. A. Jos. B. L a n g; 4. A. —.

Bestand 1. 1. 1911: 535 Kr. (241 m., 294 w.).
Verpflegt i. J. 1910: 686 „ (349 „ 337 „).

30 Schwestern v. Jugenbohl, 29 Pfleger. 3 Pflegklassen (Kant.: 4,50; 3; 1; Ausw.: 6 u. m.; 4—5; 2,20—3 fr. tgl.).

Eröffnet Nov. 1873 in umgebautem Zisterzienserkloster. Koloniale Verpflegung in Groß-Sonnhalden. 174 ha. 570 Plätze.

Uster, Kanton Zürich.

Anstalt f. geistesschwache, bildungunfähige Kinder. Eigent. d. gemeinnütz. **Gesellschaft** d. Kantons. Ebst. Uster (Zürich-Rapperswil).

Arzt Bezirksarzt Dr. J. Moor in Uster.

1. 1. 1911: 71 Kr. (46 m., 25 w.); verpfl. i. J. 1910: 82 Kr.

9 Pfleg. 2 Pflegklassen (350—2000 fr. j.).

Eröffnet 1. 12. 1904. 3,6 ha. 71 Plätze. Vergrößerung im Werk.

Valduna bei Rankweil, Kronland Vorarlberg.

Vorarlberger **Landes-**Irrenanstalt. Ebst. Rankweil (Feldkirch-Bregenz).

Dir. Dr. Pfausler; Ass.-Ä. Dr. Paregger, Dr. Längle.

Bestand 1. 1. 1911: 178 Kr. (87 m., 91 w.).
Verpflegt i. J. 1910: 250 „ (118 „ 132 „).

14 Schwestern, 1 Oberpfleger, 12 Pfleger. 3 Pflegklassen (Vorarlb.: 5; 3; 1,60; Ausw.: 6—10; 4; 2,20 K tgl.).

Eröffnet 1870 neben d. seit 1862 bestehenden Wohltätigkeitsanstalt Valduna (unter geistl. Leitung) f. alte, schwache u. verwahrloste Pers., auch unheilb. ruhige Gkr. Seit 1909 koloniale Anlage in Tufers (20 Min. v. d. Anstalt). Erweiterung vorbereitet.

Vechta, Oldenburg.

Abt. f. männl. Geisteskr. bei d. **Strafanstalten.** Ebst. Vechta (Delmenhorst-Bramsche).

Arzt: Amtsarzt Dr. Friedr. Heinz.

1. 1. 1911: 8 M.; verpflegt i. J. 1910: 15 M.

3 Pfleger. 1 Kl. (Oldenb.: 1,50; Ausw.: 2 M. tgl.).

Eröffnet 6. 12. 1909 in e. Flügel d. Männerzuchthauses, nur zur Verwahrung gemeingefährl. geisteskr. Verbrecher, auch über d. Strafzeit hinaus. Doch können auch gemeingefährl. Geisteskr., die nicht aus d. Strafhaft kommen, in die Abt. verwiesen werden, wenn sie Gewohnheitverbrecher sind u. die Sicherungsmaßregeln d. modernen Irrenanst. f. sie nicht genügen. D. Verweisung spricht n. Anhörung mehrerer Sachverständigen d. Großh. Staatsministerium aus. D. Abt. ist als Provisorium gedacht. 12 Plätze.

Volmerdingsen bei Oeynhausen, Prov. Westfalen.

Westf. ev. Blödenanstalt **Wittekindhof** (Erziehung u. Pflege). Milde **Stiftung.** Ebst. Oeynhausen 6,5 km.

Leiter P. Stieghorst. Arzt Dr. Ferd. Dieckmann.

1. 1. 1911: 655 Kr. (351 m., 304 w.); verpfl. i. J. 1910: 688 Kr.

66 Pfleg. (28 m., 38 w.). 1 Pflegklasse (320—475 M. j.).

Gegründet 1887 v. P. H. Krekeler († 1898). 37 ha.

Wädenswil, Kanton Zürich.

Kinderhaus **Bühl. Privat**-Erziehung- u. Pflegeanstalt f. schwachsinnige Kinder. Ebst. Wädenswil (Zürich-Pfäffikon) 15 Min.

Bes. Geschw. Melchert. Vorst. G. u. M. Zürser. Arzt Dr. Ganz.

1. 4. 1911: 58 K. (31 m., 27 w.); verpfl. 1. 4. 10—1. 4. 11: 72 K.

8 Lehr- u. Pflegepers. 2 Pflegklassen (6—10 fr. wöchentl.).

Eröffnet 1870. 4,3 ha. 60 Plätze.

Wahren, Kreis Wohlau, Prov. Schlesien.

Hedwigsruh, Krankenhaus m. e. Abt. f. weibl. Geisteskr. Ebst. Dyhernfurth (Glogau-Breslau) 25 Min.

1. 4. 1911: 12 Fr.; verpflegt 1. 4. 10—1. 4. 11: 12 Fr.

4 Pfleg. 2 Pflegkl. (2; 1 M. tgl.).

Eröffnung d. Abt. f. Gkr. 1895. 0,5 ha. 13 Plätze.

Waidmannslust bei Berlin, Provinz Brandenburg.

Privat-Heilanstalt f. nerven- u. gemütskr. Damen. Ebst. Waidmannslust (Berlin-Hermsdorf vom Stettiner Vorortbhf.).

Bes. u. Arzt: Dr. Fel. Leonhardt.

1. 1. 1911: 92 Fr.; verpflegt i. J. 1910: 126 Fr.

3 Oberpfl., 12 Pfleg. 4 Pflegkl. (300; 200; 150; 100 M. mon.).

Eröffnet 13. 2. 1903. 3 Gebäude u. 1 Haus f. freiwillige Pensionäre. 1,75 ha. 93 Plätze.

Waldau bei Bern, Kanton Bern.

Kantonale Irrenanstalt u. psychiatr. **Univ.**-Klinik. Ebst. Ostermundigen (Bern-Luzern) 20 Min.; Bern 50 Min.

Dir. Prof. Dr. W. v. Speyr; 2. A. Priv.-Doz. Dr. R. Walker; 3. A. Priv.-Doz. Dr. E. Fankhauser; 4. A. Dr. L. de Ruyter; Ass.-A. Dr. L. Schwartz.

Bestand 1. 1. 1911: 669 Kr. (323 m., 346 w.).
Verpflegt i. J. 1910: 805 „ (387 „ 418 „).

109 Pfleg. (51 m., 58 w.). 3 Pflegklassen (Kanton.: 6; 2,50—6; 1—3; Ausw.: 7; 3—7; 2—4 fr. tgl.).

Eröffnet 19. 11. 1855. Seit 1861 Klinik. 1868 Ackerbaufiliale Neuhaus f. 30 Kr.; 1886 Männerkolonie Kreuzweg f. 11 Kr.; 1898 Frauenkolonie Mösli. 1911 Beginn e. Doppelpavillons f. M. u. Fr. m. klinischem Mittelbau. 66,4 ha. 500 Plätze.

Waldbreitbach, Kreis Neuwied, Rheinprovinz.

1. **Marienhaus,** Heil- u. Pflegeanstalt f. geistes- u. nervenkr. Frauen. Eigent. d. **Franziskaner**-Schwestern v. Waldbreitbach. Ebst. Neuwied a. Rh.

Leit. Arzt Dr. Joh. Schulten.

1. 1. 1911: 253 Fr.; verpfl. i. J. 1910: 313 Fr.

80 Schwestern. 3 Pflegklassen (5 u. mehr; 3; 1,50—2 M. tgl.).

Eröffnet 1863. Kur- u. Erholungshaus (offene Abt.) neben d. Kloster; 8 Min. entfernt d. geschlossene Abt. St. Antoniushaus. Zur Hälfte Pensionäre d. 1. u. 2. Kl., sonst Landarme d. Rhpr. 28 ha. 260 Plätze.

2. **St. Josefhaus** zur Erziehung u. Pflege geistesschwacher Knaben u. Erwachsener. Eigent. d. **G. m. b. H.** Charitas. Ebst. Neuwied 18 km.

Vorst. Br. Camillus. Dir. Arzt Dr. Ludw. Enck.

1. 1. 1911: 459 m. Kr.; verpflegt i. J. 1910: 499 m. Kr.

97 Franziskanerbr. 3 Pflegklassen (4; 2,50; 1,30 M. tgl.).

Eröffnet 1873 als Irren-, 1893 als Idiotenanstalt. 472 Plätze.

Waldbröl, Rb. Cöln, Rheinprovinz.

Heil- u. Pflegeanstalt f. Geisteskr., Eigent. d. **G. m. b. H.** Evang. Krankenhaus zu Waldbröl. Ebst. Waldbröl, Zweigb. v. Henneff a. Sieg (Cöln-Gießen).

Dir. Dr. Friedr. Schaumburg; O.-A. Dr. Ed. Weinbrenner; Ass.-A. —.

Bestand 1. 4. 1911: 671 Kr. (335 m., 336 w.), davon 68 in Fam.-Pfl.

Verpflegt 1. 4. 10—1. 4. 11: 787 Kr. (388 m., 399 w.).

3 Oberpfl. (2 m., 1 w.), 80 Pfleg. (40 m., 40 w.). 4 Pflegklassen (10; 6; 3; 2 M. tgl.).

Eröffnet 1897. Evang. Kr. aus d. rhein. Prov.-Anstalten, sonst Kr. aller Konf. Ausgedehnter landwirtsch. Betrieb. M. d. Anst. verbunden e. Pflegerinnenschule d. Ev. Diakonievereins. 42 ha. 600 Plätze.

Waldenburg, Prov. Schlesien.

Abt. f. Geisteskr. im Kreiskrankenhaus. Aufnahme nur f. kurze Zeit. 3 Plätze (meist besetzt).

Waldhaus bei Masans, Kanton Graubünden.

Irren- u. Krankenanstalt. Ebst. Chur 20 Min. Schmalspurbahn: Haldenstein.

Dir. Dr. J. Jörger; Ass.-A. Dr. F. Tuffli.

Bestand 1. 1. 1911: 306 Kr. (166 m., 140 w.).

Verpflegt i. J. 1910: 426 „ (236 „ 190 „).

44 Pfleg. (22 m., 22 w.). 3 Pflegkl. (6; 3—4; 1,20—2,50 fr. tgl.).

Eröffnet 20. 6. 1892. 35 ha. 250 Plätze. M. d. Irrenabt. unter gleicher Direktion u. Verwaltung e. Krankenabt. (10 M., 10 Fr.).

Waldheim, Kr. Leipzig, Kgr. Sachsen.

Landesanstalt f. männl. Geisteskr., die ihres Vorlebens od. ihrer Persönlichkeit halber zur Verpflegung in andren Landesanstalten sich nicht eignen (1. zur Heilung od. Pflege, 2. zur Beobachtung ihres Geisteszustandes). Ebst. Waldheim (Döbeln-Chemnitz).

O.-A. u. Leiter d. Anst. Dr. Theod. Ranniger; Anst.-A. Dr. Alfr. Tauscher.

1. 1. 1911: 218 M.; verpflegt i. J. 1910: 264 M.

5 Oberpfl.; 42 Pfleg. 1 Pflegklasse (1,25 M.; 0,50 M. tgl. f. Arm.-Verb.).

Eröffnet Nov. 1876 als Irrenstation b. d. Landesstrafanstalt Waldheim. Seit 1905 selbständige Anst. u. d. Verwaltung e. Arztes unterstellt, der sie auch n. außen vertritt. 1910 auf 222, 1911 auf 226 Betten erweitert. 0,4 ha. — Knecht: Ztschr. f. Psych. Bd. 37, S. 145.

Warstein, Rb. Arnsberg, Prov. Westfalen.

Provinzial-Heilanstalt. Ebst. Warstein (Lippstadt-Warstein) 3 Min.

Dir. Dr. Herm. Simon; O.-Ä. Dr. Alfr. Schmidt, Dr. Wilh. Holzer; Abt.-Ä. Dr. Rud. Scherenberg, Dr. Ferd. Hegemann, Dr. Ferd. Schulte, —. Ass.-Ä. Dr. Wolfg. Günther, Dr. Heinr. Cordes, —.

Bestand.........1. 4. 1911: 1250 Kr. (659 m., 591 w.).

Verpflegt 1. 4. 10—1. 4. 11: 1616 „ (870 „ 746 „).

6 Oberpfl. (3 m., 3 w.), 181 Pfleg. (88 m., 93 w.). 3 Pflegkl. (wie Aplerbeck).

Eröffnet 15. 8. 1905, Bau bis 1910. Villenstil. Mehr als 2 Abt. zu je 26—40 Betten sind in e. Hause nirgends vereinigt. Fam.-Wohnungen f. 8 Ärzte, 30 Pfleg.-Fam. u. viele andre Angestellte. 125 ha. 1420 Plätze in d. Anst., 60 in Familienpflege b. Angestellten.

Wassenberg, Kreis Heinsberg, Rheinprovinz.

Sanat. **St. Marienhaus** f. trunksüchtige kath. Frauen. 15 Min. v. Wassenberg. Ebst. Dalheim (München-Gladbach-Brüssel) od. Heinsberg (Zweigbahn v. Lindern [Rheydt-Aachen]) (je 1 St. Omnibusfahrt).

Arzt Dr. Alb. Buren in Wassenberg.

1. 1. 1911: 17 Fr.; verpfl. i. J. 1910: 28 Fr.

6 Schwestern v. hl. Vincenz v. Paula. 3 Pflegkl. (5; 3,50; 1,50—2 M. tgl.).

Eröffnet 19. 11. 1908. 6,6 ha. 16 Plätze.

Wehnen bei Bloh, Großherzogt. Oldenburg.

Großherz. Heil- u. Pflegeanstalt f. Geisteskr. aus d. Herzogt. Oldenburg (d. h. d. Großherzogt. ohne Eutin u. Birkenfeld). Ebst. Bloh (Oldenburg-Leer).

Dir. Med.-R. Dr. Friedr. Brümmer; O.-A. —; Ass.-A. Dr. Mönch. 2 Med.-Pr.

Bestand 1. 1. 1911: 307 Kr. (158 m., 149 w.).
Verpflegt i. J. 1910: 410 „ (208 „ 202 „).

54 Pfleg. (25 m., 29 w.). 3 Pflegkl. (Old.: 4,25; 3; 1,50; Ausw.: 5,50; 4; — M. tgl).

Eröffnet April 1858 in Hufeisenform. Dazu Neubauten. 60 ha. 356 Plätze.

Weilmünster, Rb. Wiesbaden, Prov. Hessen-Nassau.

Landes-Heil- u. Pflegeanstalt f. Geisteskr. Ebst. Weilmünster (Weilburg-Laubuseschbach) 20 Min.

Dir. San.-R. Dr. Eb. Lantzius-Beninga; O.-Ä. Dr. Karl Schmelzeis, Dr. Rud. Frotscher, Dr. Leop. Coulon, Dr. Werner Becker; Ass.-Ä. Dr. Ernst Pöllmann, —, —.

Bestand 1. 1. 1911: 981 Kr. (495 m., 486 w.).
Verpflegt i. J. 1910: 1192 „ (601 „ 591 „).

200 Pfleg. 4 Pflegklassen (5—8; 2,50; 1,80; 1 M. tgl.).

Eröffnet Okt. 1897. Hauptsächlich landwirtschaftliche Entwicklung. 70 ha. 1000 Plätze.

Weinfelden, Kanton Thurgau.

Friedheim, Privat-Erziehungsanstalt f. körperl. u. geistig zurückgebliebene Kinder. Ebst. Weinfelden (Winterthur-Romanshorn).

Bes. u. Leiter E. Hasenfratz. Arzt Dr. G. Schildknecht.

1. 1. 1911: 25 Kinder (m. u. w.). 3 Lehr-, 4 w. Hilfskräfte.

Eröffnet 1892. 1 Pflegkl. 2 große Gärten. 24 Plätze.

Weinsberg, Neckarkreis, Kgr. Württemberg.

Kgl. Irren-Heilanstalt. Ebst. Weinsberg (Heilbronn-Crailsheim).

Dir. Med.-R. Dr. Paul Kemmler; O.-Ä. Dr. Jul. Daiber, Dr. Hugo Sayler; Ass.-Ä. Dr. Henry Wolfskehl, Dr. Ludw. Anhalt, —.

Bestand 1. 1. 1911: 519 Kr. (262 m., 257 w.).
Verpflegt i. J. 1910: 689 „ (350 „ 339 „).

100 Pfleg. (50 m., 50 w.). 3 Pflegkl. (3000; 1200; 450—600 M. j.).

Eröffnet 1903. Pavillonstil. 18 Kr.-Häuser u. 2 landwirtsch. Abt. 102 ha. 550 Plätze.

Weißenau, Donaukreis, Kgr. Württemberg.

Kgl. Heilanstalt f. Geisteskr. Ebst. Weißenau (Ulm-Friedrichshafen).

Dir. Med.-R. Dr. Carl Rank; O.-Ä. Dr. Gust. Weinland, Dr. Paul Obermiller; Ass.-Ä. Dr. Emil Schröder, —.

Bestand 1. 1. 1911: 532 Kr. (271 m., 261 w.).
Verpflegt i. J. 1910: 670 „ (341 „ 329 „).

6 Oberpfl. (3 m., 3 w.), 83 Pfleg. (46 m., 37 w.). 3 Pflegkl. (1600—3000; 8—1200; 600 M. j.).

Eröffnet 1. 4. 1892. 1895 Kolonie Rahlen f. 30 M., 1906 Kolonie Mariatal f. Fr. Seit 1898 familiale Verpflegung. 132 ha. 525 Plätze.

Weißenheim bei Bern, Kanton Bern.

Erziehungsanstalt f. schwachsinnige Kinder. Eigent. eines **Vereins**. Ebst. Bern.

Präsident Pfarrer Strahm in Bern; Arzt Dr. K ü r s t e i n e r.
34 Zögl. (13 m., 21 w.) v. 6 bis 17 J.

Eröffnet 4. 5. 1868. 3 Schulkl.; Hand- u. Haushaltarbeiten, Gartenbau, Landwirtsch., eigene Küfereiwerkstatt.

Weißensee bei Berlin, Prov. Brandenburg.

St. Josephs - Heilanstalt d. **Alexianer** - Genossenschaft f. g e i s t e s kr. Männer. Gartenstr. 1—4. Ebst. Weißensee (Ringbahn).

Vorst. P. Tresp. Leit. Arzt Dr. Rud. T o p p.
1. 1. 1911: 100 M.; verpflegt i. J. 1910: 172 M.
25 Brüder. 4 Pflegklassen (8; 4—6; 3; 2,50 M. tgl.).

Eröffnet 1893. 1910 Erweiterungsbau f. freiwill. Eintretende. 15 ha. 105 Plätze.

Werneck, Kreis Unterfranken, Kgr. Bayern.

Kreis-I r r e n anstalt. Ebst. Waigolshausen (Würzburg-Schweinfurt) 25 Min.

Dir. Med.-R. Dr. Severin K a u f m a n n; O.-Ä. Dr. Franz B l a c h i a n, Dr. Hans W e y e r m a n n; Ass.-Ä. Dr. Jos. E n t r e s, Dr. Franz A p p e l, Dr. Alfr. R ö t t.

Bestand 1. 1. 1911: 922 Kr. (481 m., 441 w.).
Verpflegt i. J. 1910: 1074 „ (557 „ 517 „).

132 Pfleg. (70 m., 62 w.). Pens. u. 3 Pflegkl. (Unterfr.: 2700 M. j.; 5; 3; 1,40 M. tgl.; sonst. Bayern 3000 M. j.; 6; 4; 2 M. tgl.; Ausl. 3000 M. j.; 7; 5,50; 3 M. tgl.).

Eröffnet 1855 in e. alten fürstbischöfl. Schloß. V. 1886 ab Neubauten. Landwirtsch. Betrieb m. 100 Kr. 1909—10 Einrichtung v. elektr. Licht, Warmwasserleitung, neuer Abortanlagen m. Spülung, Kläranlage; neues Schlachthaus, Zentralkesselhaus, Hochreservoir; Desinfektions- u. Trockenapparat in d. Waschanstalt usw. 91,8 ha. 800 Plätze.

Wetzelsdorf bei Graz, Steiermark.

Privat-Heilanstalt **Schweizerhof** f. Nerven- u. Psychisch-Kr. Ebst. Wetzelsdorf.

Leit. Arzt u. Bes. Dr. Ig. v. Scarpatetti zu Unterwegen; Prim.-A. Dr. Karl Maresch; Ass.-A. Vict. Blumauer.

1. 1. 1911: 50 Kr. (27 m., 23 w.); verpfl. i. J. 1910: 126 Kr. 30 Pfleg. 1 Pflegkl.

Eröffnet 1902. 5 Villen m. modernem Komfort. Offene u. geschlossene Abt. 14,4 ha. 50 Plätze.

Wien, Nieder-Österreich.

1. Psychiatrische u. Nerven-**Klinik** (in Verbindung m. e. klinischen Ambulatorium). IX, Lazarettgasse 14.

Vorst. Hofrat o. Prof. Jul. Wagner Ritter v. Jauregg; Adjunkt a.-o. Prof. Dr. Emil Raimann; Ass.-Ä. Priv.-Doz. Dr. Otto Pötzl, Dr. Egon Fries, Dr. Const. v. Economo; Ambulatorium: a.-o. Prof. Dr. Jos. Ad. Hirschl, Priv.-Doz. Dr. Alfr. Fuchs, 4 Sek.-Ä.

Bestand 1. 1. 1911: 132 Kr. (68 m., 64 w.).
Verpflegt i. J. 1910: 3781 „ (2449 „ 1332 „).

34 Pfleg. 2 Pflegklassen (6; 3,20 K tgl.).

Eröffnet 1875 im Allg. Krankenhaus. Seit 25. 1. 1910 in die adoptierten Räume der früheren n.-ö. Landesirrenanstalt übergesiedelt. Muß alle aufnehmen, welche auf polizei- od. bezirksärztl. Zeugnis als d. Geistesstörung verdächtig anzusehen sind. Entlassung od. Abgabe an andre Anst. unterliegt keiner Beschränkung. Auch können aufgenommen werden Kr., die d. Beobachtungzimmer aus eigenem Antrieb aufsuchen od. ohne amtliches Dokument dorthin gebracht werden. 167 Plätze.

2. Abt. f. Geistes- u. Nervenkr. im **Garnison**spital Nr. 1.

3. N.-ö. **Landes**-Heil- u. Pflegeanstalten f. Geistes- u. Nervenkr. **Am Steinhof,** Wien XIII, 12. Elektr. Straßenbahn Nr. 46 u. v. deren Endstation Anschlußwagen Nr. 47.

Dir. Reg.-R. Dr. Heinr. Schlöß; Prim.-Ä. Dr. Jos. Berze (Sanat.), Dr. Mathias Burkhardt (Pfl.-A.), Dr. Franz Sikkinger (H.-A., M.), Dr. Karl Richter (H.-A., Fr.); ord. Ä. Dr. Karl Wieg v. Wickenthal, Dr. Edm. Holub, Dr. Gregor Steiner, Dr. Theoph. Kötschet; Sek.-Ä. Dr. Al. Schöpfer, Dr. Konr. Bayer, Dr. Fridolin Jörg, Dr. Jos. Gaßer, Dr. Max Dobrschansky, Dr. Ferd. Bauer, Dr. Osk. Zimmermann, Dr. Alfr. Mauczka, Dr. Thom. Scherrer, Dr. Ant. Palla, Dr. Osk. Kaltenbrunner; Dr. Franz Formanek, Dr. Leop. Pawlicky, Dr. Osk. Sterns, Dr. Hans Höllwartt; Prosektor Priv.-Doz. Dr. J. v. Wiesner.

Bestand 1. 1. 1911: 3277 Kr. (1706 m., 1571 w.).
Verpflegt i. J. 1910: 6178 „ (3416 „ 2762 „).
538 Pfleg. 4 Pflegklassen (20; 10; 6; 2,60 K tgl.).

Eröffnet Okt. 1907 an Stelle der alten Wiener Irrenanst. in d. Lazarettgasse. Bauzeit 2 ½ J. Aufnahmegebiet: Stadtbezirke Wiens, außerdem die auf d. Bahnhöfen aufgegriffenen Gkr. D. Sanat. f. Pens. aus allen Ländern bestimmt. D. Anstalt umfaßt 4 große Abt.: je 1 Heilanst. f. M. u. Fr., 1 Pflegeanst. f. Unheilb. u. Geistessieche, 1 Sanat. f. zahlungkräftigere Kr. m. höheren Ansprüchen. Sie ist im Pavillonstil erbaut u. weist 62 Gebäude auf, die auf ansteigendem Gelände in 4 Reihen derart gruppiert sind, daß sie sich gegenseitig d. Aussicht auf Wien u. ihr Hinterland nicht nehmen. 145 ha. 2419 Plätze.

4. Privat-Heilanstalt f. Nerven- u. Gemütskranke zu Wien XIX Oberdöbling, Billrothstr. 69. Ebst. Wien.

Bes. u. Dir. Hofrat o. Prof. Dr. Heinr. Obersteiner; Prim.-A. Dr. Jul. Krueg; Ass.-A. Dr. Abr. Feuerring.

1. 1. 1911: 50 Kr. (24 m., 26 w.); verpfl. i. J. 1910: 73 Kr. 50 Pfleg. (23 m., 27 w.).

Gegründet 1819 v. Dr. Bruno Görgen, seit 1831 an d. gegenwärtigen Stelle u. durch zahlreiche Neu- u. Umbauten d. Anforderungen d. Neuzeit angepaßt. 12 getrennte Abt. in 7 ha großem Park. 1860—72 unter Leitung v. Prof. Dr. Max Leidesdorf

u. Dr. Obersteiner sen., 1872—89 unter Prof. Leidesdorf u. Prof. Obersteiner jun. 7 ha.

5. Heilanstalt **Svetlin** f. Nerven- u. Gemütskr. Wien III, 1. Leonhardgasse 3. (1911 keine Nachricht. 1906:)

Leit. Arzt Dr. Godfried Hüber; Hausärzte Dr. v. Noé-Nordberg, Dr. F. Angerer. 1 Ass.-A.

Bestand 1906: 70 Kr.

Gegründet 1832 als Irrenpflegeanstalt v. Dr. Pabst u. v. 1878 v. Dr. Svetlin zur Irrenheilanstalt eingerichtet. 1 ha.

6. **Privat**-Heilanstatl f. Nerven-, Gemüts- u. Geisteskr. in Inzersdorf bei Wien. Ebst. Inzersdorf (Wien-Pottendorf; Wien-Schwechat). Elektr. B. Wien-Baden. M. Wagen ½ St. v. Wien.

Dir. u. Mitbes. Dr. Edgar Fries; Prim.-A. Dr. Alfr. Kohn; Ass.-A. Dr. Bruno Runk.

1. 1. 1911: 44 Kr. (18 m., 26 w.); verpfl. i. J. 1910: 95 Kr. 50 Pfleg. (25 m., 25 w.). 1 Pflegkl. (15—25 K tgl.).

Gegründet 1872 v. Dr. Em. Fries († 1898) u. Dr. H. Bresslauer in d. früher fürstl. Lobkowitzschen Sommerresidenz. Seitdem Zubauten u. Erweiterungen. 2,9 ha. 50 Plätze.

7. **Privat**-Heil-Anstalt f. Gemüts- u. Nervenkr. Wien, XIII. Bez. Lainz, Jagdschloßgasse 23—25.

Dir. u. Bes. Dr. Maur. Pokorny; 2 Ass.-Ä.

Bestand 1906: 81 Kr. 1911 keine Nachricht zu erhalten.

Gegründet 1871.

8. **Dr. phil. Theodor Hellers** heilpädagogische Anstalt f. geistig abnorme u. nervöse Kinder. Wien XIX-Grinzing, Langackergasse 12. 5 Min. v. d. Endstation d. Straßenbahn 38.

Ärzte (ausw.) Dr. Gust. Pick, Dr. Franz Hamperl.

1. 1. 1911: 34 Kinder (29 m., 5 w.); verpfl. i. J. 1910: 41 K. 8 Lehrp., 7 Pfleg. 1 Pflegklasse (260 K mon.).

Eröffnet 30. 6. 1897. 1. Kindergarten (Pflegabt.). 2. Schulabt. (a) Volks-, b) Mittelschulabt.). 3. Beschäftigungsabt. (a) Gärtner-, b) Haushaltungschule f. Mädchen). 3,2 ha. 35 Plätze.

9. **Dr. phil. Salomon Krenbergers** Erziehungs- u. Pflegeanstalt f. schwachbefähigte u. schwachsinnige Personen jeden Alters. Wien XIII, 8. Auhofstr. 222.

Ärzte Dr. A. J. Hirschl u. Dr. Kreisling.

Bestand 1. 7. 1911: 14 Kinder (10 m., 4 w.).

Gegründet 1894. 1 Pensionsklasse.

Wiesloch, Großherzogtum Baden.

Großherzl. Heil- u. Pflegeanstalt bei Ebst. Wiesloch (Heidelberg-Karlsruhe). Elektr. Straßenb. Heidelberg-Wiesloch.

Dir. Med.-R. Dr. Max Fischer; O.-A. Dr. Aug. Hegar; Anst.-A. Dr. Herm. Böß, Dr. Vikt. Mathes; Ass.-Ä. Dr. Rob. Hoffer, Dr. Rud. Egner, Dr. Fritz Fliedner, Dr. Mor. Schnidtmann, Rich. Jahrsdörfer, Rich. Förstige.

Bestand 1. 1. 1911: 1094 Kr. (571 m., 523 w.).
Verpflegt i. J. 1910: 1390 „ (734 „ 656 „).

220 Pfleg. (109 m., 111 w.). 3 Pflegkl. (diese wie Illenau).

Eröffnet 20. 10. 1905 zur Entlastung von Heidelberg und Illenau. Bau 1903—11 größtenteils vollendet. Es fehlen nur noch d. offenen Villen f. Kr. höherer Stände, Festsaal u. Kirche. 98 ha. 1020 Plätze.

Wil, Kanton St. Gallen.

Kantonales Asyl f. Geisteskr., chron. körperl. Kr. u. Alterschwache. Ebst. Wil (St. Gallen-Winterthur).

Dir. Dr. H. Schiller; 2. A. Dr. A. Müller; Ass.-A. Dr. Ed. Leuba; 2 Vol.-Ä.

Bestand 1. 1. 1911: 740 Gkr. (353 m., 387 w.).
Verpflegt i. J. 1910: 1130 „ (572 „ 558 „).

43 Schwestern, 71 Pfleg. (37 m., 34 w.). 3 Pflegkl. (Kant.: 5; 3; 0,90—2; Ausw.: 7; 4—5; 2,50—4 fr. tgl.).

Eröffnet 1892. Landwirtschaft u. ausgedehnte Arbeitstherapie. Körperl. Kr. u. Alterschwache immer mehr durch Gkr. verdrängt. 60 ha. 570 Plätze.

Wilhelmsdorf, O.-A. Ravensburg, Kgr. Württemberg.

Ziegler-Stift, Trinkerheilstätte. Ebst. Ravensburg (Ulm-Friedrichshafen) 15 km.

Arzt Dr. v. Lilien-Waldau in Wilhelmsdorf.

1\. 1. 1911: 26 M.; verpflegt i. J. 1910: 64 M.

4 Pfleg. 2 Pflegklassen (2,50; 2 M. tgl.).

Eröffnet 1. 7. 1906 v. Dir. Ziegler in Wilhelmsdorf. 47 ha.

Winnental bei Winnenden, Kgr. Württemberg.

Kgl. Heilanstalt f. Geisteskr. Ebst. Winnenden (Stuttgart-Crailsheim) 10 Min.

Dir. Med.-R. Dr. Heinr. Kreuser; O.-Ä. Dr. Rud. Ehrhardt, Dr. Theod. Buder; Ass.-Ä. Dr. Ernst Werner, Dr. Ad. Mattern.

Bestand 1. 1. 1911: 499 Kr. (240 m., 259 w.).
Verpflegt i. J. 1910: 599 „ (305 „ 294 „).

108 Pfleg. (54 m., 54 w.). 3 Pflegkl. (wie Weißenau).

Eröffnet 1834. Landwirtsch. Kolonie f. M. seit 1899. Erweiterung um 150 Betten 1910. 22 ha. 550 Plätze.

Wissen a. d. Sieg, Rb. Koblenz, Rheinprovinz.

St. Antoniuskrankenhaus d. kath. **Pfarrgemeinde** f. Schwachsinnige u. andere Kr. Ebst. Wissen (Cöln-Gießen) 10 Min.

Vorst. Schw. Aquella. Arzt San.-R. Dr. Karl Hartmann.

1\. 1. 1911: 54 w. Schwachs.; verpfl. 1910: 64 Schw. (1 m.; 63 w.).

14 Schw. v. hl. Franziskus aus Olpe. 4 Pflegklassen (5—6; 3,50; 2; 1—1,50 M. tgl.). Gegründet 1892.

Wittstock a. D., Prov. Brandenburg.

Brandenb. Landarmen- u. Siechenanstalt. Ebst. Wittstock (Priegnitzbahn).

Vorst. Ober-Insp. John. Ärztl. Leiter O.-A. Dr. Herm. Tille.

1\. 1. 1911: 496 Kr. (282 m., 214 w.), davon c. 350 Gkr.

2 Oberpfl. (1 m., 1 w.), 52 Pfleg. (32 m., 20 w.). 1 Pflegkl. (150—600 M.).

Seit 1. 4. 1832 als Siechen- u. Irrenpflegeanstalt benutzt. 36 ha. 500 Plätze.

Wöllershof, Oberpfalz, Kgr. Bayern.

Kreis-Heil- u. Pflegeanstalt f. 350 Geisteskranke.

Dir. O.-A. Dr. Jos. Ellmann.

Eröffnung August 1911 m. c. 160 Kr.

Woltorf bei Peine, Herzogt. Braunschweig.

Privatheilanstalt f. Nerven- u. Gemütskr. Ebst. Woltorf (Hannover-Braunschweig).

Bes. u. leit. Arzt Dr. Aug. Alber.

1. 1. 1911: 31 Kr. (18 m., 13 w.); verpfl. i. J. 1910: 95 Kr.

2 Oberpfl. (1 m., 1 w.), 8 Pfleg. (4 m., 4 w.). 2 Pflegkl. (8; 6 M. tgl.).

Eröffnet 1. 4. 1898. 5 ha. 35 Plätze.

Woporan bei Tabor, Kgr. Böhmen.

Landes-Irrenanstalt-Filiale. Ebst. Jistebnitz-Barzesowitz (Tabor-Pisek).

Dir. Prim.-A. —; Prim.-A. Dr. Ant. Procházka, Sek.-Ä. Dr. K. Funk, Dr. L. Riedl.

Bestand 1. 1. 1910: 573 Kr. (295 m., 278 w.).
Verpflegt i. J. 1909: 624 „ (328 „ 296 „).

80 Pfleg. (40 m., 40 w.). 1 Pflegkl. (2 K. tgl.).

Eröffnet 1887 in e. adaptiertem Schlosse. Erweiterung 1899. 500 Plätze.

Wormditt, Prov. Ostpreußen.

Heilstätte **St. Andreasberg** f. kath. Epilept. u. Idioten aus Ost- u. Westpreußen. **Stiftung.** Ebst. Wormditt (Königsberg-Allenstein) 2 km.

Leit. Arzt Dr. Rud. Ganter.

1. 1. 1911: 211 Kr. (111 m., 100 w.); verpfl. i. J. 1910: 227 Kr.

16 Katharinenschwestern, 10 Pfleger. 3 Pflegklassen.

Eröffnet 14. 4. 1902. Neubau f. 100 m. Id. u. Krüppel 1911 bezogen; 1 Haus f. w. Id. u. Krüppel im Bau. 15 ha. 220 Plätze.

Wülflingen, Kanton Zürich.

Kantonale Pflegeanstalt f. unheilb. körperl. Kr. u. ruhige Geisteskr. Ebst. Wülflingen (Winterthur-Bülach-Basel).

Anstaltarzt Dr. Ad. Schoch.

1. 1. 1911: 297 Kr. (155 m., 142 w.); verpfl. i. J. 1910: 368 Kr.

26 Pfleg. (13 m., 13 w.). 2 Pflegklassen (4—6; 0,70—3 fr. tgl.).

Eröffnet 16. 1. 1894. Etwa 40—50 Geisteskr. 15 ha. 300 Plätze.

Würzburg, Unterfranken, Kgr. Bayern.

1. Psychiatrische Klinik der **Universität.**

Dir. Prof. Dr. Konr. Rieger; O.-A. ao. Prof. Dr. Mart. Reichardt; Ass.-A. Dr. Heinr. Deutsch.

Bestand 1. 1. 1911: 68 Kr. (33 m., 35 w.).
Verpflegt i. J. 1910: 394 „ (212 „ 182 „).

12 Schwestern, 4 Pfleger. Pflegsätze 0 bis etwa 10 M.

Die Klinik hat sich entwickelt aus d. früheren Irrenabt. d. Juliusspitals, in dem Geisteskr. seit seiner Gründung (1576) stets genau unter den gleichen Bedingungen u. Verhältnissen verpflegt worden sind wie d. anderen Kr. Seit 1888 selbständiges Universitätsinstitut. Der klin. Unterricht war bereits 1833 durch den jüngeren Marcus eröffnet worden. 2 ha. 60 Plätze. — Dr. Anton Müller, Die Irrenanst. in d. Juliusspital (Würzburg 1824); Dr. Joseph Oegg, Die Behandlung d. Irren in d. Juliusspital (Sulzbach 1829); Rieger: Allg. Ztschr. f. Psych. Bd. 39, S. 577; Link: ebendort Bd. 40, S. 705; Rieger: D. Psychiatrie in Würzburg in d. letzten 3 Jahrh., Würzburg, Stahel.

2. Im **Garnison**lazarett Einzelräume f. Geisteskr. unter Behandlung spezial. ausgebildeter Militärärzte. — O.-A. Dr. Burkh. Herrmann.

Wunstorf, Prov. Hannovor.

Provinzial-Pflegeabt. f. chron. ruhige männl. Geisteskr. im Anschluß an d. Landarmenhaus. Ebst. Wunstorf (Hannover-Bremen).

Oberarzt Dr. Emil Schmidt.

1. 1. 1911: 159 M.; verpflegt i. J. 1910: 173 M.

1 Oberpfl., 18 Pfleger. 1 Pflegklasse (0,90 M. tgl.).

Eröffnet 3. 2. 1896. Dazu e. 2. Abt. 1902. Aufnahme meist aus d. Prov.-Anstalten. 13 ha. 160 Plätze.

Ybbs a. d. Donau, Niederösterreich.

N.-ö. **Landes-Pflegeanstalt** f. Geisteskr. Ebst. Ybbs-Kemmelbach (Wien-Amstetten).

Dir. Prim.-Arzt Dr. Jos. Quirchtmayer; Sek.-Ä. Dr. Jos. Lutz, Dr. Paul Moser, Dr. Jos. Schicker.

1. 1. 1911: 719 Kr. (373 m., 346 w.); verpfl. i. J. 1910: 821 Kr.

93 Pfleg. (51 m., 42 w.). 3 Pflegkl. (8; 4; 2 K. tgl.).

Seit 1902 Pflegeanstalt. 700 Plätze.

Zehlendorf-Wannseebahn, Kr. Teltow, Prov. Brandenburg.

1. **Schweizerhof, Privat**heilanstalt f. weibl. Nerven- u. Gemütskr. Ebst. Zehlendorf-Wannseebahn 10 Min.

Ärzte: San.-R. Dr. Hans Laehr, San.-R. Dr. Georg Laehr, Dr. Arv. Hohlfeld.

Bestand.........1. 4. 1911: 97 Kr. (15 Nerven-, 82 Psych.-Kr.).
Verpflegt 1. 4. 10—1. 4. 11: 165 „ (44 „ 121 „).

11 Oberinnen, 35 Pfleg. 1 Pflegklasse (300 u. 360 M. mon.).

17. 12. 1853 als Neubau gegründet, seit 1856 nur f. Fr. Eigent.: Erben d. Geh. San.-R. Prof. Dr. Heinr. Laehr († 18. 8. 1905). Zentralanst. (Korridorsystem) u. 6 Pavillons f. Ps.-Kr.; 2 Pav. f. Nervenkr. 100 ha.

2. **Haus Schönow,** Heilstätte f. Nervenkr. **Stiftung.** Ebst. Zehlendorf 20 Min.

Dir. San.-Rat Prof. Dr. Max Laehr; Ass.-Ä. Mil. O.-A. Dr. Carl Petersen, Mil.-Ass.-A. Dr. Max Rohde, Dr. Jul. Hallervorden; 2 Med.-Pr.

Bestand 1. 1. 1911: 100 Kr. (59 m., 41 w.).
Verpflegt i. J. 1910: 872 „ (535 „ 337 „).

12 Pfleg. (6 m., 6 w.). 2 Pflegkl. (8; 4 M. tgl.; Freibetten).

Eröffnet 3. 12. 1899. 8 ha. 120 Plätze. — Zweiganstalt Birkenhof in Stahnsdorf (Kr. Teltow) m. Gärtnereibetrieb, zunächst f. Rekonval. d. Heilstätte; 18 Plätze (2—3 M. tgl.). Aufnahme nur durch Hs. Schönow.

3. Weißes Haus f. krampfkranke Frauen. Bes. Ev. Töchterheim, **G. m. b. H.** Geschäftsführer Prof. D. Dr. Fr. Zimmer. Hausarzt Dr. Hentzelt in Zehlendorf; kons. A. Geh. Med.-R. Prof. Dr. Ziehen in Berlin.

1. 1. 1911: 3 w. Kr.; verpflegt i. J. 1910: 4 w. Kr.

2 Schwestern. 1 Pflegklasse (1800 M. j.).

Gegründet Mai 1902. 0,3 ha. 3 Plätze. Damit verbunden e. Abt. f. 5 schwachsinnige Mädchen im nachschulpflichtigen Alter.

Ziehlschlacht, Kanton Thurgau.

Friedheim, Privat-Heilanstalt f. Nerven-, Gemüts-, Morph.- u. Alkoholkr. Ebst. Omriswil b. Romanshorn.

Bes. u. leit. Arzt Dr. F. Krayenbühl, 2. A. Dr. J. Weil.

1. 1. 1911: 36 Kr. (20 m., 16 w.); verpfl. i. J. 1910: 112 Kr.

Eröffnet 1891. 1 Pflegkl. (250—360 fr. mon.). 42 Plätze.

Zirndorf bei Fürth, Mittelfranken, Kgr. Bayern.

Mediz.-Pädagog. Kinderheim **Sonnenblick. Privat-Heilerziehungsanstalt** f. nervöse, geistig zurückgebliebene, überbürdete, schwer erziehbare Kinder. Ebst. Zirndorf (Fürth-Kadolzburg).

Leiter u. Bes. Gust. Major. Arzt O.-A. Dr. v. Rad in Nürnberg; konsult. A. Prof. Dr. Specht in Erlangen.

1. 4. 1911: 15 Kinder (9 m., 6 w.). 20 Plätze.

6 Pfleg. (2 m., 4 w.). 1 Pflegklasse (1800—2000 M. j.).

Eröffnet 1909. Unterricht u. Berufbildung. Freiluftschule. Familienerziehung. Wasser- u. Sonnenbäder. Gymnastik, Massage, Haus-, Garten-, Werkstattarbeit, Fremdsprachen, Musik. 1,5 ha.

Zschadraß bei Colditz, Kr. Leipzig, Kgr. Sachsen.

Kgl. **Landesanstalt** f. Geisteskr. Ebst. Colditz (Muldebahn).

Dir. Med.-R. Dr. Otto Hösel; O.-Ä. Dr. Otto Arnemann, Dr. Joh. Klemm; Anst.-A. Dr. Erich Wendt; Ass.-A. Dr. Künzel.

Bestand 1. 1. 1911: 548 Kr. (272 m., 276 w.).
Verpflegt i. J. 1910: 637 „ (324 „ 313 „).

7 Oberpfl. (3 m., 4 w.), 113 Pfleg. (60 m., 53 w.). 3 Pflegkl. (4; 2,50; 1,25 M. tgl.).

1894 selbständ. Anst. (1868—94 Kolonie v. Colditz). 108 ha. 600 Plätze.

Zülpich, Kr. Euskirchen, Rheinprovinz.

Klosterhoven, Pflegeanstalt f. weibl. kath. Geisteskr. Eigent. d. Ordens d. **Augustinerinnen** in Cöln. Ebst. Zülpich (Düren-Euskirchen) 30 Min.

Leit. Arzt Dr. Herm. Asthöwer; Ass.-A. —.
1. 1. 1911: 405 Fr.; verpflegt i. J. 1910: 444 Fr.
62 Schwestern. 3 Pflegklassen (4; 2,50; 1,40 M. tgl.).
Eröffnet 10. 10. 1888. 11,7 ha. 412 Plätze.

Zürich, Kanton Zürich.

1. **Kantonale** Heilanstalt **Burghölzli** in Zürich V, zugleich psychiatr. **Universitätklinik.** Ebst. Zürich 30 Min.

Dir. Prof. Dr. Eugen Bleuler; 2. A. Dr. Hans W. Maier; Ass.-Ä. Dr. Jakob Kläsi, Dr. Charlot Straßer, Dr. Harry Schabelitz; 2 Vol.-Ä.

Bestand 1. 1. 1911: 402 Kr. (199 m., 203 w.).
Verpflegt i. J. 1910: 879 „ (474 „ 405 „).

107 Pfleg. 3 Pflegklassen (6—12; 2,50—6; 0,70—4 M. tgl.).

Eröffnet 1. 7. 1870. 28 ha. 400 Plätze. Dir.: Gudden 1868 (zuerst im alten Spital)—1872, Huguenin 1872—74, Hitzig 1875—79, Forel 1879—98. D. Fam.-Pfl. ist seit 1909 im Kanton Zürich unter selbständigem Inspektor (jetzt Dr. Herm. Müller) organisiert (jetzt 40 M., 30 Fr.). S. Dr. Riklin im Jber. v. Rheinau 1909.

2. Schweizerische Anstalt f. Epilept. Öffentl. Wohltätigkeitsanst. e. **Vereins**. Zürich V, Südstr. 120. Ebst. Zürich 40 Min.

Dir. Pfarrer Kölle. Dir. Arzt Dr. A. Ulrich; 1 Ass.-A.

1. 1. 1911: 240 Kr. (140 m., 100 w.); verpfl. i. J. 1910: 351 Kr.

Personal: 67. 6 Pflegklassen (7—15; 6—3; 1—3 fr. tgl.).

Eröffnet 1886. 14 ha. 240 Plätze.

Zug, Kanton Zug.

Sanatorium **Franziskusheim** f. männl. Nerven- u. Gemütskr. Eig. e. **Kommission** unter kantonaler Aufsicht. Ebst. Zug 45 Min.

Arzt Dr. Neidhart.

1. 1. 1911: 78 M.; verpflegt i. J. 1910: 104 M.

20 Pfleger. 3 Pflegklassen (10; 5; 2,50 fr tgl.).

Eröffnet 26. 9. 1909 am Zugersee m. herrlichem Ausblick auf d. ganze Alpenkette. Der Kanton bringt hier s. Gkr. unter. 16,6 ha. 100 Plätze.

Zwiefalten, Donaukreis, Kgr. Württemberg.

Kgl. Heilanstalt f. Geisteskr. Ebst. Zwiefaltendorf (Ulm-Sigmaringen) 5 km.

Dir. Med.-R. Dr. Emil Krimmel; O.-Ä. Dr. Reinhold Hoffmann, Dr. Otto Gutekunst; Ass.-Ä. Dr. Jul. Mögelin, —, —.

Bestand 1. 1. 1911: 568 Kr. (321 m., 247 w.).
Verpflegt i. J. 1910: 646 „ (353 „ 293 „).

6 Oberpfl. (3 m., 3 w.), 91 Pfleg. (51 m., 40 w.). 3 Pflegklassen (wie Weißenau).

Eröffnet 1812 in e. Benediktinerkloster an Stelle des m. d. Zucht- u. Arbeitshaus verbundenen Tollhauses in Ludwigsburg (1749—1812). Seit 1895 koloniale Pflege im Hofgut Loretto (½ St. **entfernt) u. e.** Frauenkolonie, sowie Fam.-Pfl. in d. **benachbarten** Dörfern. 38 ha. 554 Plätze.

Nachtrag.

Beiersdorf, O.-L., Kgr. Sachsen.

Tannenhof, Heil- u. Zufluchtstätte d. Prov.-Vereins f. **Innere Mission** in Bautzen f. alkoholkr. Männer. Ebst. Beiersdorf O.-L. (Taubenheim[Bischofswerda-Zittau]-Dürrhennersdorf) 15 Min.

Hausvater H. Schleinitz. Arzt Dr. Schwaneberger in Schönbach.

1. 4. 1911: 26 M.; verpfl. 1. 4. 1910—1. 4. 1911: 65 M.

2 Pflegklassen (90; 60 M. mon.).

Eröffnet 9. 11. 1909. 5,1 ha. 30 Plätze.

B. Verzeichnis der Anstalten
nach
Ländern und Provinzen.

Im folgenden Verzeichnis bedeuten die Zahlen am Ende jeder Gruppe von Anstalten das Verhältnis der Anstaltärzte (ohne Volontärärzte und Praktikanten) zur Zahl der Kranken, die sich am 1. Jan. (oder 1. April) 1911 in den Anstalten befanden, und zur Zahl der Kranken, die während des letzten Rechnungjahres in den Anstalten verpflegt wurden. Zunächst werden die wirklichen Zahlen angegeben, dann in Klammern die Krankenzahlen, die auf 1 Arzt kommen. „29 : 532 : 4861 (1 : 18 : 168)" bedeutet also: „29 Ärzte; ein Krankenbestand (am 1. Jan. oder 1. April 1911) von 532 Kr.; verpflegt im letzten Jahre 4861 Kr. Also kommt auf 1 Arzt ein Bestand von 18 Kr. und eine Jahresverpflegungzahl von 168 Kr." Hierbei ist die Zahl der Ärzte als voll angenommen, während in Wirklichkeit eine Reihe von Stellen nicht besetzt war.

Diese **nicht besetzten Stellen** verteilen sich folgendermaßen (in Klammern stehen die entsprechenden Zahlen vom J. 1906 für die Prov.-(Kreis-, Landes-) u. für die städt. Anstalten):

	Prov.-Anst. (Kreis-, Landes-)	Städt. Anst.	Priv.-Anst.
Preußen	15 (19)	—	8
Bayern	4 (5)	—	—
Kgr. Sachsen	—	2 (1)	—
Württemberg	5 (0)	—	1
Baden	0 (1)	—	1

	Prov.-Anst. (Kreis-, Landes)	Städt. Anst.	Priv.-Anst.
Großherzogtum Hessen	5 (2)		—
Mecklenburg-Schwerin	2 (0)		—
Oldenburg	1 (0)		
S.-Weimar	0 (1)		—
Hamburg	0 (1)		1
Elsaß-Lothringen	1 (0)		—
Deutschland	**33 (29)**	**2 (1)**	**11**
Steiermark	2 (0)		—
Tirol	0 (1)		—
Küstenland	—	1 (0)	
Böhmen	1 (0)	—	
Mähren	1 (5)	—	
Galizien	1		—
Österreich	**5 (6)**	**1 (0)**	—
Schweiz	**2 (1)**		—
Balt. Prov.	**1 (0)**		—

Deutsches Reich (64 914 000 Einwohner).

16 **Universitäts**kliniken (ohne Erlangen, Jena, Marburg, Rostock, die zu den „öffentlichen Anstalten" gezählt sind). 98 : 1702 : 15 156 (1 : 17 : 155).

5 Abteilungen f. Geisteskranke an **Militär**lazaretten. 7 : 64 : 366 (1 : 9 : 52).

187 **öffentliche** Anstalten f. Geisteskranke, Geistesschwache u. Epileptische (wobei nur die staatlichen, Provinzial-, Kreis- u. städtischen Anstalten, nicht aber die Kliniken der Universitäten, soweit sie nicht zugleich Kreis- oder Provinzialanstalten sind, mitzählen). 894 : 102 300 : 147 421 (1 : 114 : 165).

11 Abteilungen f. Geisteskranke an **Strafanstalten** (mit Brandenburg u. Brauweiler, aber ohne Bautzen u. Waldheim, die den öffentlichen Anstalten zugezählt sind). 13 : 377 : 1002 (1 : 29 : 77).

225 **Privatanstalten** f. Geisteskranke, Geistesschwache u. Epileptische (eingeschlossen die Anstalten,

welche Eigentum von Vereinen, religiösen Genossenschaften oder wohltätigen Stiftungen sind). **364 : 38 967 : 48 197 (1 : 107 : 132).**

49 Heilstätten f. **Alkoholkranke.**

6 Anstalten f. **Heilerziehung.**

30 **offene Kuranstalten** (in diesem Buche aufgeführt). Davon f. Minderbemittelte: Rasemühle (Prov.), Roderbirken (Landesversicherung), Zehlendorf-Haus Schönow (Stiftung).

Armee und **Marine:** Geisteskranke Militärpersonen werden in der Regel sogleich, jedenfalls aber bei längerer Dauer der Krankheit, den Irrenanstalten überwiesen. Zur Beobachtung zweifelhafter Fälle u. zur vorübergehenden Unterbringung geistig Erkrankter sind — zunächst in Posen u. Straßburg, sowie in Dresden, Landau u. München — besondere Geisteskrankenstationen im Anschluß an die dortigen Militärlazarette errichtet. Ferner sind in den Garnisonlazaretten zu Nürnberg u. Würzburg Einzelräume für Geisteskranke unter spezialistisch ausgebildeten Mil.-Ärzten vorgesehen.

Sanitätsoffiziere der Armee werden zu ihrer psychiatrischen Ausbildung abkommandiert a) in Preußen zu den psychiatrischen Kliniken u. Anstalten Allenberg, Berlin (psychiatr. Klinik d. Charité), Breslau, Cöln (Lindenburg), Gießen, Göttingen, Greifswald, Jena, Kortau, Owinsk, Rostock (Gehlsheim), Straßburg, Uchtspringe, sowie zur Heilstätte Schönow in Zehlendorf, b) in Bayern zur psychiatrischen Klinik in Erlangen, c) in Sachsen zur psychiatrischen Klinik in Leipzig, d) in Württemberg zur psychiatrischen Klinik in Tübingen.

Zur Gewinnung eines geeigneten Pflegepersonals für den Friedens- u. Kriegsdienst wird jährlich eine Anzahl Sanitätsmannschaften der Armee zu den Geisteskrankenstationen der Militärlazarette kommandiert.

Für geisteskranke Marinemannschaften ist zur Beobachtung und vorübergehenden Unterbringung in den Marinelazaretten Kiel-Wik und Wilhelmshaven je eine Beobachtungsabteilung für Geisteskranke eingerichtet, deren Leitung einem psychiatrisch besonders ausgebildeten Sanitätsoffizier übertragen ist. In allen Fällen, in denen diese Abteilung nicht ausreicht, erfolgt im Bereiche der Ostseestation (Standorte Kiel, Friedrichsort, Mürwik und Sonderburg) Überweisung Geisteskranker an die psychiatrische Klinik zu Kiel, im Bereiche der Nordseestation (Standorte Wilhelmshaven und Lehe) an die hannoverschen Provinzial-Anstalten bzw. (Standorte Cuxhaven und Helgoland) an die Anstalt in Hamburg (Friedrichsberg).

Es besteht 1 Kommando zur psychiatrischen Ausbildung (auf 2 Jahre) für einen Marine-Stabsarzt zur Psychiatrischen Klinik zu Kiel.

Unter den **Privatanstalten** sind auch die Anstalten mitgezählt, die Eigentum von **Vereinen, religiösen Genossenschaften** oder **wohltätigen Stiftungen** sind. Darunter sind

A. 68 **katholische** Anstalten. 91 : 14084 : 16142 (1 : 155 : 177).

I. 22 für Geisteskranke. 42 : 5441 : 6394 (1 : 130 : 150).

Davon 21 in Preußen. 39 : 5117 : 5961 (1 : 131 : 153).

1 in Brandenburg: Weißensee. 1 : 100 : 172.

5 in Schlesien: Branitz, Hultschin, Laubnitz, Scheibe, Trebnitz. 11 : 1108 : 1367 (1 : 101 : 124).

2 in Westfalen: Amelsbüren, Telgte. 4 : 579 : 638 (1 : 145 : 159).

13 in der Rheinprovinz: Aachen, Crefeld (2), Ebernach, Ensen, Eupen, München-Gladbach, Neuß (2), Saffig, Trier, Waldbreitbach, Zülpich. 23 : 3330 : 3784 (1 : 145 : 164).

1 in Württemberg: Rottenmünster. 3 : 324 : 433 (1 : 108 : 144).

II. 46 für Geistesschwache u. Epileptische. 49 : 8643 : 9748 (1 : 175 : 199).

Davon 26 in Preußen. 29 : 4241 : 4723 (1 : 146 : 163).

1 in Ostpreußen: Wormditt. 1 : 211 : 227.

1 in Posen: Storchnest. 1 : 22 : 25.

5 in Hessen-Nassau: Aulhausen, Fulda, Hadamar, Kiedrich, Montabaur. 5 : 888 : 974 (1 : 178 : 195).

2 in Westfalen: Dorsten, Havixbeck. 2 : 524 : 586 (1 : 262 : 293).

17 in der Rheinprovinz: Bütgenbach, Capellen, Cöln-Ehrenfeld, Essen, Gangelt, Hardt, Immerath, Kerpen, Linz (2), Morsbach, Niederfell, Nieukerk, Schönecken, Unterrath, Waldbreitbach, Wissen. 20 : 2596 : 2911 (1 : 130 : 146).

14 in Bayern: Absberg, Attl, Burgkundstadt, Deybach, Ecksberg, Gremsdorf, Herxheim, Holnstein, Lauterhofen, Neuötting, Reichenbach, Schönbrunn, Schweinspoint, Straubing. 14 : 2954 : 3262 (1 : 211 : 233). Dazu 1911 Holzhausen.

4 in Württemberg: Heggbach, Liebenau, Mergentheim, Neresheim. 4 : 918 : 1133 (1 : 229 : 283).

1 in Baden: Herten. 1 : 425 : 514.

1 in Oldenburg: Cloppenburg. 1 : 105 : 116.

Von diesen Anstalten sind 38 Eigentum **religiöser Orden.**

Die Alexianer besitzen 7 Anstalten f. Gkr.: Aachen (Mutterhaus), Amelsbüren, Crefeld, Ensen, München-Gladbach, Neuß, Weißensee. 13:1689:1976 (1:130:152). Dazu Cöln-Lindenthal (an d. Provinz verpachtet).

Die Franziskaner besitzen 1 Anst. f. Gkr.: Ebernach, u. 2 f. Geschw.: Linz, Waldbreitbach (Mutterhaus). 4 : 1021 : 1106 (1 : 255 : 276).

Die Barmherz. Brüder besitzen 2 Anst. f. Gkr.: Saffig, Trier (Mutterhaus), und 5 f. Gschw. u. Epil.: Attl, Gremsdorf, Reichenbach, Schweinspoint, Straubing. 8:1729:1953 (1:216:244). Dazu pflegen sie in Dorsten, Hadamar, Montabaur.

Die Augustinerinnen besitzen 3 Anst. f. Gkr.: Crefeld, Neuß, Zülpich. 6 : 941 : 1061 = 1 : 157 : 177.

Die Franziskanerinnen besitzen 1 Anst. f. Gkr.: Waldbreitbach (Mutterhaus), u. 4 Anst. f. Gschw. (u. Epil.): Alsberg, Deybach, Linz, Telgte. 6 : 837 : 943 (1 : 139 : 157). Sie pflegen auch in Burgkundstadt,

Capellen, Ecksberg, Havixbeck, Holnstein, Lauterhofen, Liebenau, Morsbach, Schönbrunn, Wissen.

Die Dienerinnen des hl. Herzens Jesu (Mutterhaus Wien) besitzen 1 Anst. f. Epil.: Niederfell. 1 : 1 52 : 160.

Die Vinzentinerinnen (Mutterhaus Cöln-Nippes) besitzen 5 Anstalten f. Gschw. (u. Epil.): Bütgenbach, Cöln-Ehrenfels, Hardt, Mergentheim, Schönecken. 5 : 346 : 358 + x (1 : 69 : 71 + x).

Die Töchter v. hl. Kreuz besitzen 2 Anstalten f. Epil.: Immerath, Unterrath, 2 : 325 : 382 (1 : 162 : 191). Außerdem pflegen sie in Herten.

Die Dienstmägde Christi besitzen 1 Anst. f. Gschw.: Gangelt. 1 : 185 : 196. Sie pflegen auch in Aulhausen u. Kerpen.

Die Barmherzigen Schwestern besitzen 1 Anstalt f. Gkr.: Rottenmünster, u. 2 f. Gschw.: Heggbach u. Neresheim 5 : 711 : 897 (1 : 142 : 179). Sie pflegen auch in Eupen.

Endlich bestehen 6 kathol. Anstalten f. Trunksüchtige: Egmating (Kreuzbündnis), Heidhausen u. Tarnowitz (Kamillianer), Maria-Veen (Trappisten), Mündt u. Wassenberg (Vinzentinerinnen).

B. 36 **evangelische** Anstalten. 67 : 13208 : 15010 (1 : 197 : 224).

I. 7 für Geisteskranke, alle in Preußen: 16 : 1771 : 2317 (1 : 111 : 145).

2 in Schlesien: Kreuzburg, Steinau. 2 : 53 : 56 + x.

1 in Schleswig-Holstein: Kropp. 2 : 234 : 297.

1 in Westfalen: Bethel. 3 : 240 : 351.

3 in der Rheinprovinz: Kaiserswerth, Lüttringhausen, Waldbröl. 9 : 1244 : 1613 (1 : 138 : 179).

II. 29 für Geistesschwache u. Epileptische. 51 : 11 437 : 12 693 (1 : 224 : 249).

17 in Preußen. 34 : 7952 : 8786 (1 : 234 : 255).

1 in Brandenburg: Ketschendorf. 1 : 151 : 173.

1 in Ostpreußen: Rastenburg. 3 : 807 : 905.

1 in Pommern: Stettin-Kückenmühle. 5 : 1114 : 1252.

2 in Schlesien: Kraschnitz, Rothenburg. 3 : 633 : 695.

2 in Sachsen: Hasserode, Neinstedt. 3 : 674 : 677 + x.

1 in Hannover: Rotenburg: 2 : 351 : 407.

2 in Hessen-Nassau: Scheuern, Treysa: 2 : 647 : 714.

2 in Westfalen: Bethel, Volmerdingsen 10 : 2706 : 2981.

5 in der Rheinprovinz: Kreuznach (mit 3 Zweiganstalten), München-Gladbach. 5 : 869 : 982 (1 : 174 : 196).

4 in Bayern: Neuendettelsau mit 3 Zweiganstalten. 4 : 932 : 1153.

1 im Kgr. Sachsen: Klein-Wachau. 1 : 107 : 115.

3 in Württemberg: Schw.-Hall, Pfingstweide, Stetten. 6 : 706 : 793 (1 : 118 : 132).

1 in Braunschweig: Neu-Erkerode. 1 : 462 : 462 + x.

1 in Lippe: Lemgo. 2 : 195 : 207.

1 in Hamburg: Hamburg-Alsterdorf. 2 : 880 : 962.

1 in Elsaß-Lothringen: Bischweiler. 1 : 203 : 215.

Dazu kommen 13 evang. Anstalten f. Alkoholkranke: Belgard (2), Bethel, Borsdorf, Elberfeld, Gifhorn, Hamburg (Siloah), Heidhausen, Jauer (2), Leipe, Lintorf, Rogasen, u. 1 f. Nervenkranke: Bethel.

C. 15 Anstalten **ohne** ausgesprochen **konfessionellen** Charakter, 18 : 2973 : 3256 (1 : 165 : 181).

I. 2 für Geisteskranke, beide in Preußen. 4 : 589 : 640.

1 in Schlesien: Habelschwerdt. 1 : 3 : 3.

1 in der Rheinprovinz: Andernach (St. Thomas). 3 : 586 : 637.

II. 13 für Geistesschwache u. Epileptische. 14 : 2384 : 2616 (1 : 170 : 187).

4 in Preußen. 5 : 1284 : 1393 (1 : 257 : 279).

3 in Schlesien: Leschnitz, Liegnitz, Schreiberhau. 4 : 1039 : 1132.

1 in Hessen-Nassau: Idstein. 1 : 245 : 261.
1 im Kgr. Sachsen: Sohland. 1 : 90 : 94.
1 in Württemberg: Mariaberg. 1 : 165 : 183.
2 in Baden: Kork, Mosbach. 2 : 399 : 460.
1 in Hessen: Nieder-Ramstadt. 1 : 200 : 215.
1 in Braunschweig: Braunschweig. 1 : 12 : 19.
1 in Sachsen-Koburg-Gotha: Gotha. 1 : 110 : 110 + x.
1 in Bremen (Haus Reddersen). 1 : 88 : 101.
1 in Lübeck. 1 : 36 : 41.

Dazu 13 Anstalten f. Alkoholkranke: Bojanowo, Bonn. Fürstenwalde, Himmelstür, Hutschdorf, Klein-Drenzig, Nieder-Ramstadt, Reinbek, Renchen, Sagorsch, Seefrieden, Uchtspringe, Wilhelmsdorf u. 1 f. Nervenkranke: Zehlendorf-Haus Schönow.

Psychiatrische Vereine: Deutscher Verein f. Psychiatrie (1860), Psychiatrischer Verein zu Berlin (1867), Berliner Gesellschaft f. Psychiatrie u. Nervenkrankheiten (1867), Wanderversammlung südwestdeutscher Irrenärzte (1867), Psychiatrischer Verein d. Rheinprovinz (1867), Verein der Irrenärzte Niedersachsens u. Westfalens (1868), Verein der ostdeutschen Irrenärzte (1872), Wanderversammlung d. südwestdeutschen Neurologen u. Irrenärzte (1875, tagt abwechselnd mit d. Wanderversammlung südwestdeutscher Irrenärzte), Nordostdeutscher Verein f. Psychiatrie u. Neurologie (1889), Forensisch-psychiatrische Vereinigung zu Dresden (1894), Wanderversammlung hessischer Irrenärzte (1895), Versammlung mitteldeutscher Psychiater u. Neurologen (1897), Verein norddeutscher Psychiater u. Neurologen (1899), Württembergischer psychiatrisch-neurologischer Verein (1900, seit 1902 auch regelmäßige Tagungen mit Juristen), Verein bayrischer Psychiater (1903), Psychologisch-forensische Vereinigung zu Göttingen (1903), Juristisch-psychiatrischer Verein zu Gießen (1905), Mittelfränkische Gesellschaft f. Neurologie u. Psychiatrie (1905), Gesellschaft f. pädagogisch-psychiatrische Forschung zu Dresden (1906),

Vereinigung von Juristen u. Ärzten in Lublinitz (1907), Verein Württembergischer Ärzte f. Nerven- u. Gemütskranke (1910), Forensisch-psychologische Gesellschaft in Hamburg (1910), Psychiatrisch-neurologische Gesellschaft in Breslau (1910).

Hülfsvereine für Geisteskranke bestehen in Hamburg (1869), Niederbayern (1871), Westfalen (St. Johannisverein, 1872), Baden (1872), Berlin (1872), Prov. Brandenburg (1873), München (1873), Großhzgt. Hessen (1874), Schlesien (1875), Klingenmünster (1880), Eichberg (1884), Herzogtum Sachsen-Meiningen (1889), Württemberg (1895), Weilmünster (1897), Rheinprovinz (1900), Fürth (1905), Herborn (1911).

Psychiatrische Zeitschriften:

Allgemeine Zeitschrift für Psychiatrie und psychisch-gerichtliche Medizin, herausgegeben von Deutschlands Irrenärzten unter der Mitredaktion von Bonhöffer, Cramer, v. Grashey, Kreuser, Pelman, Schüle durch Hans Laehr. Berlin, G. Reimer. Jährlich 6 Hefte, dazu ein Literaturbericht unter Redaktion von O. Snell. Jahrgang 30 M. Gegründet 1844 (jetzt 68. Bd.).

Archiv für Psychiatrie und Nervenkrankheiten. Herausgegeben von G. Anton, K. Bonhöffer, A. Hoche, E. Meyer, K. Moeli, J. Raecke, E. Siemerling, A. Westphal, R. Wollenberg. Redigiert von E. Siemerling. Berlin, Hirschwald. In zwanglosen Heften. Bd. v. 3 Heften 40—50 M. Gegründet 1868 (jetzt 43. Bd.).

Neurologisches Zentralblatt. Übersicht der Leistungen auf dem Gebiete der Anatomie, Physiologie, Pathologie und Therapie des Nervensystems einschließlich der Geisteskrankheiten. Begründet von Prof. E. Mendel. Herausgegeben von Dr. Kurt Mendel. Leipzig, Veit u. Comp. Jahrgang 28 M. Seit 1882 (jetzt 30. Jahrgang).

Monatschrift für Psychiatrie u. Neurologie. Herausgegeben von Prof. Dr. Th. Ziehen. Berlin, S. Karger.

Jahrgang (12 Hefte = 2 Bände) 38 M. Seit 1897 (jetzt 30. Bd.).

Jahresbericht über die Leistungen u. Fortschritte auf dem Gebiete der Neurologie u. Psychiatrie, unter Mitwirkung v. Dr. Ed. Flatau u. Dr. S. Bendix redigiert von Prof. L. Jacobsohn in Berlin. Berlin, S. Karger. 1 Bd. c. 45 M. Seit 1898 (jetzt 14. Bd.).

Psychiatrisch-Neurologische Wochenschrit. Sammelblatt zur Besprechung aller Fragen des Irrenwesens u. der praktischen Psychiatrie einschließlich der gerichtlichen, sowie der praktischen Nervenheilkunde. Internationales Correspondenzblatt für Irrenärzte u. Nervenärzte. Unter Mitwirkung zahlreicher hervorragender Fachmänner des In- u. Auslandes herausgegeben von Alt, Anton, Beyer, Bleuler, Deiters, van Deventer, Edinger, Falkenberg, Fischer, Friedländer, Herting, Ilberg, Kluge, Kreuser, Lehmann, Merklin, Mingazzini, Morel, v. Olah, A. Pilcz, Ritti, Schlöß, E. Schultze, Sommer, Starlinger, Urquhart, Vocke, H. Vogt, Weygandt. Unter Benützung amtlichen Materials redigiert von Oberarzt Dr. Joh. Bresler, Lüben (Schlesien). Halle, C. Marhold. Jahrgang 16 M. Seit 1899 (jetzt 13. Jahrgang).

Klinik für psychische u. nervöse Krankheiten. Herausgegeben von Rob. Sommer. Halle, C. Marhold. 1 Bd. v. 4 Heften 12 M. Seit 1906 (jetzt 6. Bd.).

Zeitschrift für die gesamte Neurologie und Psychiatrie, herausgegeben von A. Alzheimer, R. Gaupp, M. Lewandowsky, K. Wilmanns. Redaktion des psychiatr. Teiles A. Alzheimer, des neurol. Teils M. Lewandowsky. 2 von einander unabhängige u. getrennte Teile: A. Originalien, B. Referate u. Ergebnisse. In zwangloser Folge. Berlin, Jul. Springer. 1 Bd. 24 M. Seit 1910 (jetzt 8. Bd. d. Originalien u. 4. Bd. d. Ref. u. Ergebnisse).

Die Irrenpflege, Monatschrift f. Irrenpflege u. Krankenpflege, zur Belehrung u. Fortbildung des Pflegepersonals an Heil- u. Pflegeanstalten u. zur Vertretung seiner Standesinteressen. Red. von C. Wickel. Halle, Marhold. Jahrgang 6 M. Seit 1897 (15. Jahrgang).

Zeitschrift für Psychologie u. Physiologie der Sinnesorgane, begründet von Ebbinghaus u. König, herausgegeben von F. Schumann u. J. Rich. Ewald. 2 Abteilungen: I. Zeitschrift für Psychologie. II. Zeitschrift für Physiologie der Sinnesorgane. Jährlich mehrere Bände zu 6 Heften. 1 Bd. 15 M. Seit 1890 (jetzt 59. Bd. d. Ztschr. f. Psych. u. 46. Bd. d. Ztschr. f. Psych. d. Sinnesorg.).

Journal für Psychologie u. Neurologie. Herausgegeben von August Forel u. Oskar Vogt, redigiert von K. Brodmann. In zwanglosen Heften. 1 Bd. (6 Hefte) 20 M. Hierzu Ergänzungshefte zu verschiedenen Preisen. Leipzig, J. A. Barth. Seit 1892 (jetzt 18. Bd.).

Psychologische Arbeiten. Herausgegeben von Emil Kräpelin. In zwanglosen Heften. Leipzig, Engelmann. Seit 1896.

Zentralblatt für Psychoanalyse. Medizinische Monatschrift für Seelenkunde. Herausgeber: S. Freud. Schriftleiter: W. Stekel. 1 Jahrgang 15 M. Wiesbaden, Bergmann. Seit 1910.

Zeitschrift für Pathopsychologie, unter Mitwirkung von Ach, Bergson, Heymans, Janet, Krüger, Külpe, Liepmann, Meumann, E. Müller, Münsterberg, Pick, Sommer, Störring herausgegeben von Wilh. Specht. Jährlich 1 Bd. von 3—4 Heften (1. Heft 4,60 M.). Leipzig, W. Engelmann. Seit 1911.

Zeitschrift für die Behandlung Schwachsinniger. Herausgegeben von Hermes. Dresden, G. Burdach. Jährlich 6 M. Seit 1885.

Zeitschrift für die Erforschung und Behandlung des jugendlichen Schwachsinns auf wissenschaftlicher Grundlage. Unter Mitwirkung von Alt, Anton, Binswanger, Cramer, Heubner,

Hoche, Keller, Rauschburg, Roubinovitch, Shuttleworth, Siemerling, Sommer, Tuczek, Ziehen herausgegeben und redigiert von A. Vogt und W. Weygandt. Jährlich 6 Hefte. Jena, Gustav Fischer. Jahrgang 15 M. Seit 1907 (jetzt 5. Bd.).

Sammlung zwangloser Abhandlungen aus dem Gebiete der Nerven- und Geisteskrankheiten. Herausgegeben von A. Hoche. Halle, Marhold. Seit 1896.

Grenzfragen des Nerven- und Seelenlebens. Einzeldarstellungen für Gebildete aller Stände. Herausgegeben von L. Löwenfeld und H. Kurella. Wiesbaden, Bergmann. Seit 1900.

Juristisch - psychiatrische Grenzfragen. Zwanglose Abhandlungen. Herausgegeben von A. Finger, A. Hoche, Joh. Bresler. Halle, Marhold. Seit 1905.

Kgr. Preußen (40 163 000 Einwohner).

8 eigene **Universitätskliniken** zu Berlin, Bonn, Breslau, Göttingen, Greifswald, Halle, Kiel, Königsberg (in Marburg ist bis jetzt die Klinik mit der Prov.-Anstalt verbunden). 47 : 791 : 7731 (1 : 17 : 164).

1 Abt. f. Geisteskr. am **Garnison**lazarett in Posen. 2:7:140.

6 Irrenabteilungen an **Strafanstalten** zu Berlin-Moabit, Breslau, Cöln, Graudenz, Halle, Münster. 7 : 223 : 759 (1 : 32 : 108). Dazu Brandenburg mit e. Abt. f. 40 geistig minderwertige Gefangene.

90 Anstalten der **Selbstverwaltung** (Provinzen, Kreise, Städte). 504 : 58 899 : 88 212 (1 : 117 : 175). Dazu d. Bewahrhaus an der Arbeitsanstalt Brauweiler (2 : 63 : 89).

154 **Privatanstalten.** 263 : 27 760 : 34 673 (1 : 104 : 129).

37 Anstalten für **Alkohol**kranke.

4 Heilerziehungsanstalten in Bonn, Gremsmühlen, Groß-Lichterfelde, Neubabelsberg.

17 **offene** Kuranstalten (hier angeführt), darunter 3 f. minderbemittelte Nervenkranke: Rasemühle (Prov.), Roderbirken (Landesversicherungsanstalt), Zehlendorf (Haus Schönow, Stiftung).

Stadt **Berlin** (2 071 000 Einwohner):

Kgl. Klinik in der Charité. 8 : 208 : 2438 (1 : 26 : 305).

Irrenabt. d. **Kgl. Strafanstalt** Moabit. 2 : 50 : 179 (1 : 25 : 89).

4 **städtische** Anstalten Buch, Dalldorf (auch Id.), Herzberge, Wuhlgarten (Epil.). 56 : 5914 : 12747 (1 : 106 : 228).

Provinz **Brandenburg** (4 093 000 Einwohner):

Kgl. Strafanstalt Brandenburg, Abt. f. 40 geistig minderwertige Gefangene.

9 **Provinzialanstalten** in Eberswalde, Landsberg, Neuruppin, Sorau, Teupitz, Wittstock (Sieche), Lübben (Pflege u. bildungunfähige Id.), Potsdam (1 Epil., 2. Id.). 59 : 8014 : 9924 (1 : 136 : 168). Dazu 1913 Brandenburg. — In Eilanghof bei Reppen besteht seit 1906 ein Siechenheim f. 268 m. Pflegl. (bisher meist körperlich Sieche).

1 **städtische** Anstalt in Potsdam. 1 : 4 : 84.

28 **Privatanstalten** in Bernau, Fr. Buchholz, Charlottenburg (4), Conradshöhe, Hoppegarten, Lankwitz (2), Lichtenrade, Neubabelsberg (2), Nikolassee, Nordend, Pankow, Schlachtensee, Schöneberg, Stahnsdorf, Tegel, Waidmannslust, Weißensee, Zehlendorf, Freienwalde (Id.), Groß-Lichterfelde (Id.), Ketschendorf (Id. u. Epil.), Steglitz (Id.), Zehlendorf (Epil.). 64 : 3162 : 5765 (1 : 49 : 90 + x). Außerdem noch verschiedene Privatanstalten um Berlin, welche ihre Kranken aus den städtischen Anstalten erhalten.

2 Anstalten f. **Alkoholkranke** in Fürstenwalde u. Klein-Drenzig. 3 : 153 : 366 (1 : 51 : 122).

2 Anstalten f. **Heilerziehung** in Groß-Lichterfelde, Neubabelsberg. Dazu später Templin.

4 **offene** Kuranstalten in Charlottenburg-Westend, Groß-Lichterfelde, Zehlendorf (2).

Provinz **Pommern** (1 716 000 Einwohner):

Kgl. Klinik in Greifswald. 5 : 106 : 497 (1 : 21 : 99).

3 **Provinzial**anstalten zu Lauenburg, Treptow a. R., Ückermünde. 19 : 2259 : 2771 (1 : 119 : 146). Dazu 1912 Stralsund.

2 **Privatanstalten** Bergquell, Stettin-Kückenmühle (Epil. u. Id.). 6 : 1156 : 1371 (1 : 193 : 228).

2 Anstalten f. **Alkoholkranke** in Belgard (die eine Juni 1911 eröffnet). 1 : 21 : 55.

2 **offene** Kuranstalten Finkenwalde (auch Entziehungskuren), Stettin.

Provinz **Ostpreußen** (2 064 000 Einwohner):

Kgl. Klinik in Königsberg. 3 : 35 : 595 (1 : 12 : 198).

5 **Provinzial**anstalten Allenberg, Kortau, Tapiau (1. f. gewalttätige männl., 2. f. unheilbare Gkr.), Rastenburg (Schwachsinnige). 24 : 3587 : 4618 (1 : 149 : 192).

4 **Privat**anstalten in Paterswalde, Speichersdorf, Rastenburg (ev. Epil.), Wormditt (kath. Epil. u. Id.). 7 : 1078 : 1348 (1 : 154 : 193).

Provinz **Westpreußen** (1 703 000 Einwohner):

Irrenabt. d. **Kgl. Strafanstalt** Graudenz. 1 : 37 : 96.

3 **Provinzial**anstalten Conradstein, Neustadt, Schwetz. 20 : 2809 : 3364 (1 : 140 : 168). Der Bau einer neuen Anstalt wird beabsichtigt.

1 **städtische** Anstalt zu Danzig. 2 : 25 : 306 (1 : 12 : 153).

1 Anstalt f. **Alkoholkranke** in Sagorsch.

Provinz **Posen** (2 100 000 Einwohner):

1 Abt. f. Geisteskr. im **Kgl. Garnisonlazarett** Posen. 2 : 7 : 140.

4 **Provinzialanstalten** Dziekanka, Obrawalde, Owinsk, Kosten (auch f. Epil. u. Id.). 23 : 3092 : 3623 (1 : 134 : 158).

1 **städtische** Anstalt in Posen. 1 : 10 : 214.

2 **Privatanstalten** in Kowanowko, Storchnest (Id.). 2 : 38 : 47.

2 Anstalten f. **Alkoholkranke** zu Bojanowo, Rogasen.

1 **offene** Anstalt zu Hohensalza.

Provinz **Schlesien** (5 266 000 Einwohner):

Kgl. Klinik zu Breslau. 8 : 109 : 856 (1 : 14 : 107).

Irrenabt. an der **Kgl. Strafanstalt** Breslau. 1 : 38 : 114.

10 **Provinzialanstalten** zu Brieg, Bunzlau, Kreuzburg, Leubus, Lüben, Plagwitz, Rybnik, Tost, Freiburg (auch Epil., Blinde, Taubstumme), Lublinitz (auch Epil. u. Id.). 58 : 5531 : 9124 (1 : 95 : 157).

1 **Kreiskrankenhaus** mit Irrenabt. in Waldenburg. 1 : 3 : 3 + x.

3 **städtische** Anstalten in Breslau, Görlitz, Liegnitz. 8 : 239 : 1335 (1 : 30 : 167).

22 **Privatanstalten** in Branitz, Görlitz, Greiffenberg, Habelschwerdt, Hultschin, Kreuzburg, Laubnitz, Lissa, Neiße, Obernigk (2), Scheibe, Schmiedeberg, Schweidnitz, Steinau, Trebnitz, Wahren, Kraschnitz (Epil. u. Id.), Leschnitz (Id.), Liegnitz (Id.).

Rothenburg (alles), Schreiberhau (Id.). 39 : 3126 : 3941 + x (1 : 80 : 101 + x).

6 Anstalten f. **Alkoholkranke** in Dahmen, Jauer (2), Leipe, Nimbsch, Tarnowitz.

2 **offene** Anstalten in Greiffenberg, Lissa.

Provinz **Sachsen** (3 089 000 Einwohner):

Kgl. Klinik in Halle. 7 : 146 : 1189 (1 : 21 : 170).

Irrenabt. an d. **Kgl. Strafanstalt** in Halle. 1 : 31 : 131.

4 **Provinzialanstalten** Alt-Scherbitz, Nietleben, Uchtspringe, Jerichow (auch Id. u. Epil.). 35 : 4247 : 5363 (1 : 121 : 153). Dazu 1914 Mühlhausen.

1 **städtische** Anstalt in Magdeburg. 2 : 21 : 348.

7 **Privatanstalten** in Gardelegen, Großwusterwitz, Karlsfeld, Halberstadt (Id.), Hasserode (Id.), Neinstedt (Epil. u. Id.), Nordhausen (Id.). 9 : 1038 : 1080 + x (1 : 115 : 120 + x), Gardelegen nicht eingerechnet.

1 Anstalt f. **Alkoholkranke** Uchtspringe-Wilhelmshof.

Provinz **Schleswig-Holstein** (1 620 000 Einwohner):

Kgl. Klinik zu Kiel. 8 : 127 : 1111 (1 : 16 : 139).

3 **Provinzialanstalten** zu Neustadt, Schleswig (1 f. Gkr., 1 f. Id.). 17 : 2404 : 2992 (1 : 141 : 176).

1 **Kreisanstalt** zu Pinneberg. 1 : 80 : 83.

3 **städtische** Anstalten in Altona. 3 : 251 : 1048 (1 : 84 : 349).

5 **Privatanstalten** in Friedrichsfeld, Kropp, Preetz, Rellingen, Ülsby. 6 : 299 : 404 (1 : 50 : 67). Außerdem 9 Privatpflegeanstalten in u. um Schleswig, die von Ärzten der dortigen Prov.-Irrenanstalt geleitet werden u. hauptsächlich Kranke von dieser übernehmen, mit zus. 400 Plätzen.

3 Anstalten f. **Alkoholkranke** in Reinbek, Rickling, Stellingen.

1 **heilpädagogisches** Erziehungsheim in Gremsmühlen.

Herzogtum **Lauenburg** gehört dem Prov.-Verband nicht an, hat keine eigene Anstalt und schickt seine Kranken teils in Privatanstalten, teils als Ausländer in die Landesanstalten.

Provinz **Hannover** (2 943 000 Einwohner):

Kgl. Klinik zu Göttingen. 4 : 24 : 622 (1 : 6 : 155).

6 **Provinzialanstalten** in Göttingen, Hildesheim, Lüneburg, Osnabrück, Wunstorf, Langenhagen (Id. u. Beobachtungsabt. f. Gkr. d. Stadt Hannover). 35 : 3824 : 5487 (1 : 109 : 157).

5 **Privatanstalten** in Goslar, Hedemünden, Ilten, Liebenburg, Rotenburg (Epil. u. Id.). 14 : 1934 : 2374 (1 : 138 : 170).

3 Anstalten f. **Alkoholkranke** Gifhorn, Himmelstür, Nesse.

2 **offene** Anstalten Rasemühle (**Provinzialsanat.**), Hedemünden.

Provinz **Hessen-Nassau** (2 221 000 Einwohner):

Hier liegt die Fürsorge für das Irrenwesen nicht der Provinz, sondern den Regierungsbezirken ob.

I. Reg.-Bez. **Kassel**

3 **Provinzialanstalten** in Marburg (zugleich **Univ.-Klinik**), Haina, Merxhausen. 14 : 2230 : 2782 (1 : 159 : 199).

6 **Privatanstalten** in Langendiebach, Niederzwehren, Rinteln, Aue (Id.), Fulda (Id.), Treysa (Id. u. andere). 7 : 600 : 710 (1 : 86 : 101).

II. Reg.-Bez. **Wiesbaden:**

3 **Landesanstalten** Eichberg, Hadamar, Weilmünster. 18 : 1924 : 2391 (1 : 107 : 133). Dazu vom Juni 1911 ab Herborn.

1 **städtische** Anstalt zu Frankfurt a. M. 6 : 489 : 1974 (1 : 81 : 329).

9 **Privatanstalten** Hohe Mark, Katzenelnbogen, Aulhausen (Id.), Hadamar (Epil. u. Id.), Hofheim (Id.), Idstein (Id.), Kiedrich (Epil.), Montabaur (Id.), Scheuern (Id.). 12 : 1454 : 1583 + x (1 : 121 : 132 + x).

2 Anstalten für **Alkoholkranke** in Grenzhausen u. Köppern (**Stadt** Frankfurt).

1 **offenes** Sanatorium in Hofheim.

Provinz **Westfalen** (4 126 000 Einwohner):

Irrenabt. an d. **Kgl. Strafanstalt** zu Münster. 1 : 43 : 155.

7 **Provinzialanstalten** zu Aplerbeck, Lengerich, Marsberg, Münster, Warstein (1. f. Gkr., 2. f. Id.), Eickelborn (für gemeingefährliche und chronische Kr.). 36 : 5102 : 6299 (1 : 142 : 178). Aplerbeck und Lengerich sind für nicht-katholische Kr., Marsberg und Münster für nicht-evangelische Kr., Warstein und Eickelborn paritätisch. Dazu 1913 Gütersloh.

7 **Privatanstalten** zu Amelsbüren, Schwelm, Telgte, Bethel (auch Epil.), Dorsten (auch Epil.), Havixbeck (Epil.), Volmerdingsen (Id.). 17 + x : 4053 : 4560.

7 Anstalten für **Alkoholkranke** in Bethel (3), Dinkel, Herford (2), Maria-Veen.

1 **offene** Anstalt in Bethel.

Rheinprovinz (7 121 000 Einwohner):

Kgl. Klinik zu Bonn. 4 : 36 : 423 (1 : 9 : 106).

Irrenabt. am **Kgl. Strafgefängnis** zu Cöln. 1 : 24 : 84.

8 **Provinzialanstalten** zu Andernach, Bonn, Cöln-Lindenthal, Düren, Galkhausen, Grafenberg, Merzig, Süchteln (auch Epil.). 54 : 6117 : 9257 (1 : 113 : 171). Dazu vom 1. Okt. 1911 ab Bedburg bei Cleve (Dir. Dr. Flügge).

1 Irrenabt. an d. **Provinzial**-Arbeitsanstalt Brauweiler. 2 : 63 : 89.

1 **Kreispflegeanstalt** in Eschweiler. 1 : 233 : 305.

4 **städtische** Anstalten in Aachen, Bonn, Cöln (zugleich **Klinik**), Essen. 8 : 329 : 1573 + x (1 : 41 : 197).

48 **Privatanstalten** in Aachen, Ahrweiler, Andernach, Bendorf (2), Bonn, Cöln-Ehrenfeld, Crefeld (2), Ebernach, Ensen, Endenich, Eupen, Godesberg, Kaiserswerth, Lüttringhausen, München-Gladbach (2), Neuß (2), Pützchen, Saffig, Sayn, Trier, Waldbreitbach (1 f. Gkr., 1 f. Id.), Waldbröl, Zülpich, Asbacher Hütte (Id., s. Kreuznach), Bütgenbach (Id. u. a.), Capellen (Id.), Essen (Id.), Fischbach (Id., s. Kreuznach), Gangelt (Id.), Hardt (Id. u. Epil.), Hüttenberg (Id., s. Kreuznach), Immerath (Epil.), Kerpen (Id.), Kreuznach (2 f. Id.), Linz (2 f. Id.), Morsbach (Id. u. a.), Niederfell (Id.), Nieukerk (Id.), Schönecken (Id.), Unterrat (Epil.), Wissen (Id. u. a.). 85 : 9422 : 11090 (1 : 111 : 130).

7 Anstalten f. **Alkoholkranke** in Bonn, Elberfeld, Heidhausen (2), Lintorf, Mündt, Wassenberg.

1 **heilpädagogische** Anstalt in Bonn.

4 **offene** Anstalten in Bendorf, Bonn (auch Entziehungskuren), Essen (**städtisch**), Roderbirken (Landesversicherungsanstalt).

Hohenzollern (71 000 Einwohner):

1 **Landes**anstalt zu Sigmaringen. 2 : 161 : 197.

Kgr. **Bayern** (6 887 000 Einwohner).

2 **Kgl. Kliniken** zu München u. Würzburg (die dritte in Verbindung mit der Kreisanstalt Erlangen). 13 : 195 : 2442 (1 : 15 : 188).

2 psychiatr. Abt. an **Militärlazaretten** in München und Landau. 2 : 32. Außerdem Einzelräume f. Gkr. unter Be-

handlung spezialistisch ausgebildeter Militärärzte in Nürnberg und Würzburg.

13 **Kreisanstalten** Eglfing u. Gabersee (Oberbayern), Deggendorf (Niederbayern), Kaufbeuren (Schwaben), Regensburg (Oberpfalz), Bayreuth u. Kutzenberg (Oberfranken), Erlangen (mit **Klinik**) u. Ansbach (Mittelfranken), Werneck (Unterfranken), Frankenthal, Homburg u. Klingenmünster (Pfalz). 82 : 9430 : 12 081 (1 : 115 : 147). Dazu 1911 Günzburg (Schwaben), Mainkofen (Niederbayern) u. Wöllershof (Oberpfalz), 1912 Haar (Oberbayern) u. Lohr (Unterfranken).

3 **städtische** Anstalten in Bamberg, Nürnberg, Deggendorf (auch Epil. u. Id.). 5 : 310 : 1039 (1 : 62 : 208).

23 **Privatanstalten** Bayreuth, Eschau, München, Obersendling, Absberg (Id.), Attl (Id. u. Epil.), Bruckberg (Id. u. Epil., s. Neuendettelsau), Burgkundstadt (Id. u. Epil.), Deybach (Id. u. Epil.), Ecksberg (Id. u. Epil.), Gemünden (Id.), Gremsdorf (Id. u. Epil.), Herxheim (Id.), Himmelkron (Id. u. Epil.; s. Neuendettelsau), Holnstein (Id.), Lauterhofen (Id. u. Epil.), Neuendettelsau (Id. u. Epil.), Neu-Ötting (Id.), Polsingen (Id. u. Epil.; s. Neuendettelsau), Reichenbach (Id., Epil. u. a.), Schönbrunn (Id.), Schweinspoint (Id.), Straubing (Id.). 28 : 4290 : 5073 + x (1 : 153: 181), Eschau nicht mitgerechnet.

2 Heilstätten f. **Alkoholkranke** in Egmatingen und Hutschdorf. 2 : 15 : 41 + x.

1 **mediz.-pädagog.** Kinderheim Zirndorf.

Kgr. **Sachsen** (4 802 000 Einwohner).

1 **Kgl. Klinik** in Leipzig. 6 : 149 : 1105 (1 : 25 : 184).

1 Abt. f. Gkr. im **Kgl. Garnisonlazarett** in Dresden. 2 : 7 : 76.

8 **Kgl. Landesanstalten** Colditz, Großschweidnitz, Hubertusburg, Sonnenstein, Untergöltzsch, Zschadraß, Chemnitz (bildungfähige

Schwachsinnige u. Blinde), Hochweitzschen (Epil.). 48 : 5750 : 6502 (1 : 120 : 135). Dazu 1911 Arnsdorf (f. unruhige Gkr.) u. Groß-Hennersdorf (f. bildungunfähige Id.).

2 Anstalten in Verbindung mit **Kgl. Strafanstalten** in Bautzen u. Waldheim. 3 : 288 : 352 (1 : 96 : 117).

6 **städtische** Anstalten in Chemnitz, Dresden (2), Leipzig (2), Plauen. 31 : 3024 : 5386 (1 : 98 : 174).

8 **Privat**anstalten in Coswig, Erdmannshain, Gaschwitz, Leipzig-Möckern (auch Id. u. Epil.), Dresden (Id.), Klein-Wachau (Epil.), Leipzig-Anger (Id.), Sohland (Id.). 11 : 402 + x : 604 + x.

4 Heilstätten f. **Alkoholkranke** Beiersdorf (s. S. 210), Borsdorf, Dresden-Klingenberg (**städtisch**), Seefrieden.

1 **offene** Anstalt Elsterberg (auch Entziehungskuren).

Kgr. **Württemberg** (2 436 000 Einwohner).

1 **Kgl. Klinik** in Tübingen. 7 : 118 : 689 (1 : 17 : 98).

5 **Kgl. Landes**anstalten Schussenried, Weinsberg, Weissenau, Winnental, Zwiefalten. 27 : 2624 : 3250 (1 : 97 : 120).

1 Irrenabt. f. **Strafgefangene** auf Hohenasperg. 1 : 20 : 58.

4 Abt. f. Schwachsinnige an d. **Land**armenanstalten Markgröningen, Rabenhof, Riedhof u. d. **Kreispflege**anstalt Reutlingen. 4 : 424 : 467 (1 : 106 : 117).

1 **städtische** Anstalt zu Stuttgart. 3 : 62 : 502 (1 : 21 : 167).

16 Privatanstalten in Göppingen, Grunbach, Kennenburg, Ludwigsburg, Pfullingen, Rottenmünster, Beutelsbach (Epil. u. Schwachs.), Schwäb. Hall (Id.), Heggbach (Id., Epil. u. a.), Liebenau (Id., Epil. u. a.), Mariaberg (Id.), Mergentheim (Id. u. Epil.), Neckartailfingen (Id.), Neresheim (Id.), Pfingst-

weide (Epil.), Stetten (Id. u. Epil.). 28 : 3136 : 3854 (1 : 112 : 131).

1 Heilstätte f. **Alkoholkranke** in Wilhelmsdorf.

Großherzogtum **Baden** (2 142 000 Einwohner).

2 **großherzogl. Kliniken** zu Freiburg u. Heidelberg. 13 : 239 : 1486 (1 : 18 : 114).

4 **Landesanstalten** Emmendingen, Illenau, Pforzheim, Wiesloch (auch Epil.). 35 : 3711 : 5087 (1 : 106 : 145). Dazu 1913 Konstanz.

1 Irrenabt. am **großherzogl. Gefängnis** zu Bruchsal. 1 : 23 : 41.

9 **Kreispflegeanstalten** zu Geisingen, Jestetten, Freiburg, Wiechs, Fußbach, Hub, Weinheim, Sinsheim, Krautheim (in A nur Hub angeführt). In ihnen wurden am Schluß des Jahres 1910 unter 2729 Pfleglingen 1381 erwachsene Geisteskranke, Geistesschwache u. Epileptische verpflegt, die besondrer psychiatrischer Behandlung nicht bedurften.

4 **Privat**anstalten Neckargemünd, Herten (Id. u. Epil.), Kork (Epil.), Mosbach (Id.). 5 : 851 : 1059 (1 : 170 : 212).

1 Heilstätte f. **Alkoholkranke** Renchen.

2 **offene** Anstalten zu Baden-Baden (auch Entziehungskuren) u. Eberbach (auch Entziehungskuren).

Großherzogtum **Hessen** (1 282 000 Einwohner).

1 **großherzogl. Klinik** zu Gießen. 6 : 68 : 435 (1 : 11 : 72).

4 **Landes**anstalten zu Alzey, Goddelau, Heppenheim, Darmstadt (Id.). 20 : 2409 : 2887 (1 : 120 : 144). Dazu vom August 1911 ab Gießen.

3 **Provinzialpflegeanstalten** zu Eberstadt (Starkenburg), Gießen (Oberhessen), Heidesheim (Rheinhessen). 3 : 425 : 668 (1 : 142 : 223).

2 **Privatanstalten** in Laubenheim u. Nieder-Ramstadt (Epil.). 2 : 200 : 215.

1 Heilstätte f. **Alkoholkranke** bei Nieder-Ramstadt.
1 **offenes** Sanatorium zu Alsbach.

Großherzogtum **Mecklenburg-Schwerin** (640 000 Einwohner).

3 **Landes**anstalten Rostock-Gehlsheim (zugleich Univ.-**Klinik**), Schwerin-Sachsenberg, Schwerin-Lewenberg (Id.). 12 : 1167 : 1567 (1 : 97 : 131).
1 **städtische** Anstalt zu Rostock. 1 : 124 : 195.
1 **offene** Anstalt zu Kleinen.

Großherzogtum **Mecklenburg-Strelitz** (106 000 Einwohner).

1 **Landesanstalt** in Strelitz. 2 : 196 : 249.
1 **Privat**anstalt in Neubrandenburg (Id.). 1 : 14 : 14.

Großherzogtum **Oldenburg** (482 000 Einwohner).

3 **Landes**anstalten zu Wehnen, Blankenburg (auch Epil. u. Sieche), Oldenburg (Id.). 5 : 652 : 769 (1 : 130 : 154).
1 Irrenabt. an d. **Landesstrafanstalt** Vechta. 1 : 8 : 15.
2 **Privat**anstalt zu Holzkamp u. Cloppenburg (Id.). Cloppenburg 1 : 105 : 116 (von Holzkamp keine Nachricht).

Großherzogtum **Sachsen-Weimar** (417 000 Einwohner), Fürstentum **Schwarzburg-Sondershausen** (90 000 Einwohner) und Fürstentum **Reuß ältere Linie** (73 000 Einwohner).

2 **Landes**anstalten in Blankenhain und Jena (zugleich Univ.-**Klinik**). 10 : 842 : 1915 (1 : 84 : 191). S. auch Roda (Id.).
2 **Privat**anstalten zu Buttelstedt u. Blankenhain. 2 : 11 : 12.
1 **Heilerziehungs**anstalt zu Jena.
1 **offenes** Sanatorium zu Ilmenau.

Herzogtum **Sachsen-Meiningen** (279 000 Einwohner).
Herzogtum **Sachsen-Koburg-Gotha** (257 000 Einwohner).
und Fürstentum **Schwarzburg-Rudolstadt** (101 000 Einwohner).

1 **Landesanstalt** zu Hildburghausen. 6 : 787 : 1023 (1 : 131 : 170).

1 **Privatanstalt** (Id. u. Epil.) in Gotha. 1 : 110 : 110 + x.

1 Anstalt für **Alkoholkranke** zu Thal.

3 **offene** Anstalten zu Blankenburg i. T., Friedrichroda, Liebenstein.

Herzogtum **Sachsen-Altenburg** (216 000 Einwohner) und Fürstentum **Reuß jüngere Linie** (153 000 Einwohner).

2 **Landesanstalten** in Roda (1. f. Gkr., 2. f. Id., diese auch f. Sachsen-Weimar). 4 : 527 : 684 (1 : 132 : 171).

1 **Privatanstalt** zu Nöbdenitz. 2 : 54 : 153.

Herzogtum **Anhalt** (331 000 Einwohner).

3 **Landesanstalten** Bernburg[1], Dessau (Id.), Hoym (Sieche u. Id.). 5 : 867 : 1034 (1 : 173 : 207).

1 **offenes** Sanatorium in Ballenstedt.

Herzogtum **Braunschweig** (494 000 Einwohner).

1 **Landesanstalt** zu Königslutter. 6 : 688 : 848 (1 : 115 : 141).

1 **städtische** Anstalt zu Braunschweig. 1 : 18.

4 **Privatanstalten** Gandersheim, Woltorf, Braunschweig (Epil.), Neu-Erkerode (Id.). 4 : 533 : 604 (1 : 133 : 151).

3 **offene** Sanatorien in Blankenburg a. H.

Fürstentum **Lippe** (151 000 Einwohner).

1 **Landesanstalt** Lindenhaus bei Lemgo. 3 : 380 : 493 (1 : 127 : 164).

1 **Privatanstalt** (Epil. u. Id.) zu Lemgo. 2 : 195 : 207.

Fürstentum **Schaumburg-Lippe** (47 000 Einwohner) und Fürstentum **Waldeck** (62 000 Einwohner).

haben keine eigenen Anstalten. Schaumburg-Lippe bringt seine Kranken in den hannoverschen Anstalten u. in Bethel, Waldeck seit 1907 auf Grund eines Überweisungsvertrages in der lippischen Landesanstalt unter.

Freie Stadt **Hamburg** (1 016 000 Einwohner).

3 **staatliche** Anstalten Friedrichsberg, Langenhorn u. eine Abt. f. polizeilich eingewiesene Gkr. im Hafenkrankenhaus. 29 : 2764 : 4441 (1 : 95 : 153).

2 **Privatanstalten** Eichenhain, Alsterdorf (Epil., Id. u. a.). 4 : 917 : 1068 (1 : 229 : 267).

1 Heilstätte f. **Alkoholkranke** Siloah.

Freie Stadt **Bremen** (299 000 Einwohner).

1 **staatliche** Anstalt Ellen. 6 : 554 : 1016 (1 : 92 : 169). Dazu die Beobachtungstation im allg. Krankenhause. 1 : 11 : 380.

3 **Privatanstalten** Rockwinkel, Bremen (2, f. Id.). 3 : 150 : 179 (1 : 50 : 60).

Freie Stadt **Lübeck** (117 000 Einwohner).

1 **staatliche** Anstalt. 3 : 279 : 353 (1 : 93 : 118).

1 **Privatanstalt** (Id.). 1 : 36 : 41.

Reichsland **Elsaß-Lothringen** (1 872 000 Einwohner).

Univ.-Klinik zu Straßburg. 6 : 142 : 1268 (1 : 24 : 211).

Abt. f. Gkr. am **Militär-Lazarett** zu Straßburg. 1 : 18 : 118.

4 **Bezirksanstalten** Lörchingen u. Saargemünd (Lothringen), Rufach (Oberelsaß), Stephansfeld (Unterelsaß) u. 1 gemeinsame Pflegeanstalt Hördt (s. Stephansfeld). 20 : 2723 : 3580 (1 : 136 : 179).

3 **Bezirksiechenanstalten** Bischweiler (U.-E.), Colmar (O.-E.), Gorze (L.) (Epil., Id. u. A.). 4 : 946 : 1133 + x (1 : 236 : 283).

2 **städtische** Abt. f. Gkr. in Metz u. Neu-Breisach. 2 : 38 : 109.

1 **Privatanstalt** Bischweiler (Id.). 1 : 203 : 215.

1 Anstalt f. **Alkoholkranke** in Straßburg-Neudorf.

Österreich (28 568 000 Einwohner).

5 **Universitäts**kliniken in Graz, Innsbruck, Prag (2), Wien. 35 : 705 : 7255 (1 : 20 : 207). Im Bau die Klinik in Krakau, beabsichtigt die in Lemberg.

4 Abt. f. Gkr. in **Militär**lazaretten: Graz, Krakau, Lemberg, Wien. 5 : 39 : 344 (1 : 8 : 69), wobei Wien nicht eingerechnet ist.

2 Abt. f. Gkr. an **Strafanstalten:** Krakau, Lemberg. 2 : 10 : 67.

37 **Landes**anstalten. 202 : 26 277 : 40 726 (1 : 130 : 202).

4 **städtische** Anstalten. 10 : 655 : 780 (1 : 65 : 78).

18 **Privatanstalten.** 35 : 1202 : 1609 (1 : 34 : 46).

1 **Heilerziehungs**anstalt in Wien.

2 offene Anstalten (hier angeführt).

Psychiatrische Vereine: Verein f. Psychiatrie u. Neurologie in Wien; Verband österreichischer Psychiater (seit 1911).

Unterstützungsvereine f. entlassene Geisteskranke in Graz (seit 1875) u. Wien (seit 1851). E. Hülfsverein f. Salzburg im Entstehen.

Psychiatrische Zeitschriften:

Jahrbücher für Psychiatrie und Neurologie, Organ des Vereins f. Psychiatrie u. Neurologie in Wien. Herausgegeben von F. Hartmann, K. Mayer, H. Obersteiner, A. Pick, J. Wagner v. Jauregg. Redigiert von O. Marburg u. E. Raimann. Leipzig u. Wien, Fr. Deuticke. Bd. c. 25 M. Seit 1879 (jetzt 32. Bd.).

Revue bohême de Neurologie, Psychiatrie et de la Thérapie physicale et diététique, herausgegeben von Haškovec. Prag. Seit 1905.

Eos, Vierteljahrsschrift für die Erkenntnis u. Behandlung jugendlicher Abnormer, herausgegeben von Brunner, Krenberger, Mell u. Schlöß. Wien, A. Pichlers Witwe. Jahrg. 10 M. Seit 1905.

Niederösterreich (3 531 000 Einwohner).

1 **Universitätsklinik** in Wien. 11 : 132 : 3781 (1 : 12 : 344).

1 Abt.* f. Geisteskr. am **Militärspital** Nr. I in Wien.

7 **Landesanstalten** Gugging (2; 1 f. Schwachs.), Klosterneuburg, Mauer-Öhling, Wien (am Steinhof), Ybbs (Pflege), Oberhollabrunn (Schwachs.). 51 : 7710 : 11 480 (1 : 151 : 225).

1 **städtische** Anstalt in Mödling (Schwachs.). 1 : 50.

7 **Privatanstalten** in Rekawinkel, Tulln, Wien (3, davon 1 f. Schwachs.), Biedermannsdorf (Schwachs.), Perchtoldsdorf (Schwachs.). 16 : 354 : 537 (1 : 22 : 34).

1 **Heilerziehungsanstalt** in Wien.

Oberösterreich (853 000 Einwohner).

2 **Landesanstalten** Niedernhart u. Gschwendt (Pflege). 6 : 889 : 1216 (1 : 148 : 203).

2 **Privatanstalten** Gallneukirchen (Pflege, auch Schwachs.) u. Hartheim (Schwachs.). 2 : 165 : 182.

Salzburg (215 000 Einwohner).

2 **Landesanstalten** in Salzburg und Eugendorf (Schwachs.). 5 : 509 : 739 (1 : 102 : 148).

1 **Privatanstalt** Schwarzach (Pflege). 1 : 90 : 90 + x.

Steiermark (1 442 000 Einwohner).

1 **Universitätsklinik** in Graz. 9 : 59 : 1178.

1 Abt. f. Gkr. am **Militärspital** Nr. VII in Graz. 2 : 18 : 136.

2 **Landesanstalten** in Graz (Feldhof mit d. Filialen Lankowitz, Kainbach u. Hartberg) u. Schwanberg (Sieche). 12 : 1897 : 2672 (1 : 158 : 223).

3 **Privatanstalten** Laßnitzhöhe, Wetzelsdorf, Bruck (Schwachs. u. Taubstumme). 6 : 357 : 466 (1 : 59 : 77).

1 **offene** Anstalt in Graz (hier aufgeführt).

Kärnten (395 000 Einwohner).

1 **Landesanstalt** zu Klagenfurt. 5 : 644 : 736 (1 : 129 : 147).

1 Beobachtungsabt. f. Gkr. am **städtischen** Krankenhaus zu Klagenfurt mit 60 Betten.

1 Privatanstalt zu St. Martin (Schwachs.). 2 : 51 : 67.

1 **offene** Anstalt zu Spittal (Entziehungskuren).

Krain (525 000 Einwohner).

1 **Landesanstalt** Studenec u. 1 Abt. am **Landesspital** in Laibach. 2 : 234 : 472.

Küstenland (894 000 Einwohner).

1 **Landesanstalt** Görz. 4 : 400.

1 **städtische** Anstalt Triest. 7 : 420 : 545 (1 : 60 : 78).

Tirol u. **Vorarlberg** (1 092 000 Einwohner).

1 **Universitätsklinik** in Innsbruck. 4 : 72 : 829 (1 : 18 : 207).

3 **Landesanstalten** zu Hall, Pergine, Valduna. 12 : 1251 : 1778 (1 : 104 : 148).

Böhmen (6 774 000 Einwohner).

2 **Universitätskliniken** zu Prag. 11 : 442 : 1467 (1 : 40 : 133).

6 **Landesanstalten** Bonitz, Dobrzan, Kosmanos, Ober-Berkowitz, Prag, Woporan. 43 : 6225 : 9174 (1 : 145 : 213).

2 **Privatanstalten** in Prag (davon 1 f. Schwachs.). 4 : 157 180 (1 : 39 : 45).

Mähren (2 621 000 Einwohner).

5 **Landesanstalten** Brünn (2, davon 1 Beobachtungsabt. im Landeskrankenhaus), Kremsier, Sternberg, Iglau

(Pflege). 31 : 3039 : 4908 (1 : 98 : 158). Dazu 2 Landessiechenanstalten f. körperl. u. geist. Sieche in Brünn u. Drnowitz.

1 **städtische** Versorgungsanstalt zu Brünn. 1 : 125.

Schlesien (757 000 Einwohner).

1 **Landes**anstalt Troppau. 6 : 980 : 1294 (1 : 163 : 216).

Galizien mit Krakau (8 022 000 Einwohner).

2 Abt. f. Gkr. am **Militär**spital zu Krakau u. zu Lemberg. 3 : 21 : 208.

2 Abt. f. Gkr. an den **Strafanstalten** zu Krakau u. Lemberg. 2 : 10 : 67.

3 **Landes**anstalten zu Krakau, Kulparkow, Lemberg. 17 : 1773 : 4573 (1 : 104 : 269). Dazu 1913 Kobierzyn bei Krakau f. 500 Kr. (Dir. Dr. Mazurkiewicz).

3 **Privat**anstalten zu Krakau (2, davon 1 f. Schwachs.) u. Lemberg. 4 : 28 : 87 (1 : 7 : 22).

Bukowina (801 000 Einwohner).

1 **Landes**anstalt zu Czernowitz. 4 : 512 : 885 (1 : 128 : 221).

Dalmatien (646 000 Einwohner).

1 **Landes**anstalt in Sebenico. 1 : 214 : 279.

Schweiz (3 765 000 Einwohner).

26 **kantonale** Anstalten, von denen Basel-Friedmatt, Bern-Waldau, Genf-Bel-air, Bois de Cery-Lausanne u. Zürich-Burghölzli zugleich als **Universitätskliniken** dienen. 77 : 9719 : 13 444 (1 : 126 : 175).

38 **Privat**anstalten. 52 : 2493 : 3692 (1 : 48 : 71).

7 Anstalten f. **Alkoholkranke**.

1 **offene** Anstalt (in diesem Buche erwähnt).

Psychiatrische Vereine: Verein der schweizerischen Irrenärzte (seit 1864), Psychiatrisch-neurologische Gesellschaft in Zürich (1898, seit 1902 unter dem jetzigen Namen), Juristisch-psychiatrischer Verein in Zürich (1903), Ortsgruppe Zürich der internationalen psycho-analytischen Vereinigung (1909).

Vereine zur Fürsorge f. entlassene Gkr. bestehen in den Kantonen St. Gallen (seit 1866), Thurgau (1869), Luzern (1873), Zürich (1875), Appenzell Außer-Rhoden (1877), Graubünden (1877), Aargau (1878), Bern (1880), Basel-Stadt (1886), Waadt (1900), Solothurn (1902), Genf (1906), Schwyz (1906), Schaffhausen (1907).

Zeitschrift: Jahrbuch für psychoanalytische u. psychopathologische Forschungen. Herausgegeben von Bleuler-Zürich u. Freud-Wien. Redigiert von Jung-Zürich. Leipzig u. Wien, Fr. Deuticke. 1 Bd. 30 M. Seit 1909.

Kanton **Luzern** (168 000 Einwohner).

2 **kantonale** Anstalten St. Urban u. Hohenrain (Schwachs.). 5 : 686 : 837 (1 : 137 : 167).

Kanton **Unterwalden ob dem Wald** (18 000 Einwohner).

1 Anstalt f. **Alkoholkranke** zu Sarnen.

Kanton **Zug** (28 000 Einwohner).

1 **Privatanstalt** in Zug. 1 : 78 : 104.

Kanton **St. Gallen** (303 000 Einwohner).

2 **kantonale** Anstalten St. Pirminsberg u. Wil (Pflege, auch f. körperl. Kr.). 5 : 994 : 1458 (1 : 199 : 292).

1 Anstalt f. Alkoholkranke zu Weesen.

1 **offene** Anstalt Haus Meienberg.

Kanton **Appenzell-Außer-Rhoden** (58 000 Einwohner).

1 **kantonale** Anstalt Herisau. 2 : 251 : 368.

Kanton **Thurgau** (135 000 Einwohner).

2 **kantonale** Anstalten Münsterlingen u. Katharinenthal (Pflege, auch f. körperl. Kr.). 4 : 538 : 668 (1 : 134 : 167).

5 **Privatanstalten** Kreuzlingen, Zihlschlacht, Littenheid (Pflege), Mauren (Schwachs.), Weinfelden (Schwachs.). 9 : 403 : 657 (1 : 45 : 73).

Kanton **Schaffhausen** (46 000 Einwohner).

1 **kantonale** Anstalt Breitenau. 3 : 242 : 376.

1 **Privatanstalt** zu Neuhausen (Schwachs.). 1 : 8.

Kanton **Zürich** (504 000 Einwohner).

3 **kantonale** Anstalten Zürich - Burghölzli, Rheinau (Pflege), Wülflingen (Pflege). 11 : 1381 : 1998 (1 : 125 : 182).

12 **Privatanstalten** Egg, Kilchberg, Küsnacht, Oberstammheim, Ötwil, Erlenbach (Schwachs.), Goldbach (Schwachs.), Pfäffikon (Schwachs.), Regensberg (Schwachs.), Uster (Schwachs.), Wädenswil (Schwachs.), Zürich (Epil.). 16 : 786 : 1231 (1 : 49 : 77).

1 Anstalt f. **Alkoholkr.** Ellikon.

Kanton **Aargau** (231 000 Einwohner).

2 **kantonale** Anstalten Königsfelden u. Muri (Pflege). 6 : 1025 : 1491 (1 : 171 : 248).

2 **Privatanstalten** Biberstein (Schwachs.) u. Bremgarten (Schwachs. u. a.). 3 : 299 : 356 (1 : 100 : 119).

Kanton **Basel-Land** (77 000 Einwohner).

1 **kantonale** Anstalt Liestal. 3 : 166 : 234 (1 : 55 : 78).

Kanton **Basel-Stadt** (136 000 Einwohner).

1 **kantonale** Anstalt Basel-Friedmatt (zugleich **Universitätsklinik**). 4 : 285 : 511 (1 : 71 : 128).

2 **Privatanstalten** zu Riehen (1 davon f. Schwachs.). 4 : 73 : 178.

1 Anstalt f. **Alkoholkranke** Chrischona.

Kanton **Solothurn** (117 000 Einwohner).

1 **kantonale** Anstalt Rosegg. 2 : 341 : 383.

1 **Privatanstalt** (Schwachs.) Kriegstetten. 1 : 66.

Kanton **Bern** (648 000 Einwohner).

3 **kantonale** Anstalten Münsingen, Bern - Waldau (zugleich **Universitätsklinik**), Bellelay (Pflege, Schwachs., Epil.). 12 : 1801 : 2071 (1 : 150 : 173).

4 **Privatanstalten** zu Münchenbuchsee, Spiez, Tschugg (Epil.), Weißenheim (Schwachs.). 4 : 259 : 327 (1 : 65 : 82).

2 Anstalten f. **Alkoholkranke** zu Herzogenbuchsee u. Kirchlindach.

Kanton **Freiburg** (139 000 Einwohner).

1 **kantonale** Anstalt zu Marsens. 3 : 237 : 310 (1 : 79 : 103).

Kanton **Neuenburg** (133 000 Einwohner).

1 **kantonale** Anstalt Perreux (körperl. u. geistig Kr.). 2 : 263 : 305.

2 **Privatanstalten** Neuenstadt u. Préfargier. 4 : 159 : 300 (1 : 40 : 75).

1 Anstalt f. **Alkoholkranke** Pontareux.

Kanton **Waadt** (324 000 Einwohner).

1 **staatliche** Anstalt Bois de Cery (zugleich **Univ.**-Klinik). 5 : 513 : 866 (1 : 103 : 173).

5 **Privatanstalten** La Métairie, Prilly, Sully, Etoy (Schwachs.), Lavigny (Epil.). 6 : 252 : 278 (1 : 42 : 46).

Kanton **Genf** (156 000 Einwohner).

1 **kantonale** Anstalt Genf - Bel-Air (zugleich **Universitäts-**klinik). 3 : 342 : 605 (1 : 114 : 202).

1 **Privatanstalt** Chêne-Bougeries. 1 : 25 : 69.

Kanton **Wallis** (128 000 Einwohner).

1 **Privatanstalt** Monthey. 1 : 58 : 90.

Kanton **Tessin** (155 000 Einwohner).

1 **kantonale** Anstalt Casvegno. 3 : 323 : 494 (1 : 108 : 165).

Kanton **Graubünden** (120 000 Einwohner).

2 **kantonale** Anstalten Waldhaus (auch körperl. Kr.) u. Realta (Pflege- u. Strafanstalt). 4 : 331 : 469 (1 : 83 : 117).

1 **Privatanstalt** Masans. 1 : 27 : 28.

Die Kantone **Appenzell-Inner-Rhoden** (15 000 Einw.), **Glarus** (33 000 Einw.), **Schwyz** (58 000 Einw.), **Unterwalden nid dem Wald** (14 000 Einw.) und **Uri** (22 000 Einw.) haben bisher keine derartigen Anstalten.

Baltische Provinzen Rußlands (2 642 000 Einwohner):

Kurland (734 000 Einw.), **Livland** (1 444 000 Einw.) und **Estland** (464 000 Einw.).

1 K. **Universitätsklinik** in Dorpart (Jurjew) (Livland). 5 : 87 : 407 (1 : 17 : 81).

2 **staatliche** Anstalten (Anstalten der Kollegien der Allgemeinen Fürsorge) Mitau - Stallplatz (Kurland) u. Riga - Alexanderhöhe (Livland). Diese haben auch Abt. f. gkr. **Gefangene.**

3 **Provinzialanstalten** M i t a u - Günthershof (Kurland), R e - v a l - Seewald (Estland), S t a c k e l n (Livland). 8 : 547 : 1080 (1 : 68 : 135).

3 **städtische** Anstalten L i b a u (Kurland), R i g a - Rothenberg u. -Theresia (Livland). 6 : 464 : 800 (1 : 77 : 133).

4 **Privatanstalten** in R i g a - Atgasen (Livland), R e v a l (Pflege, auch Schwachs.) (Estland), F e l l i n (Epil. u. Schwachs.) (Estland), M i t a u (Epil. u. Schwachs.) (Kurland). 3 : 371 : 441 (1 : 124 : 147), nicht eingerechnet Riga-Atgasen.

Keine Anstalt für **Alkoholkranke**.

Kein **Hülfsverein** f. entlassene Gkr.

Verhältnis der Zahl der Kranken in den Anstalten für Psychisch-Kranke, Schwachsinnige und Epileptische zur Einwohnerzahl der einzelnen Länder in den Jahren 1852[1]), 1864[2]), 1874[3]), 1881[4]), 1890[5]), 1898[6]), 1906[7]) und 1911.

Für 1852 und 1864 ist die Zahl der Kranken in den öffentl. Anstalten berechnet, von da ab die Zahl der Kranken in den öffentl. und privaten Anstalten

1 Kranker in der Anstalt kommt auf Seelen der Bevölkerung:

	1852	1864	1874	1881	1890	1898	1906	1911
A. Deutsches Reich.	—	1 934	1 561	1 308	843	796	524	452
Kgr. Preußen	5 350	2 419	1 803	1 406	905	744	519	458
Berlin	3 245	1 758	1 218	1 070	600	506	439	336
Prov. Brandenburg ...						696	391	365
„ Pommern	10 235	6 396	4 589	1 846	1 188	719	567	487
„ Ostpreußen.....	16 021	4 403	4 152	3 316	1 775	731	480	440
„ Westpreußen ...				3 813	1 461	1 076	713	593
„ Posen	12 182	9 791	7 843	4 263	2 437	1 218	757	667
„ Schlesien.......	6 593	3 298	2 605	1 887	1 121	707	620	583
„ Sachsen........	5 365	3 462	2 596	1 754	1 220	823	666	563
„ Schlesw.-Holst. .	1 895	1 373	1 039	1 051	876	729	586	455
„ Hannover	3 185	1 542	1 201	1 029	718	672	564	509
„ Hessen-Nassau .	2 829	1 374	1 330	994	683	496	381	332
„ Westfalen	5 385	2 152	1 894	1 072	737	517	470	449
Rheinprovinz	3 216	2 713	1 245	1 104	754	701	494	439
Hohenzollern	6 000	1 219	1 219	1 185	940	707	523	441
Kgr. Bayern	6 019	1 856	1 663	1 285	966	817	609	483
„ Sachsen..........	2 519	1 053	983	883	740	613	609	499
„ Württemberg	6 527	2 427	1 393	946	719	538	436	382
Großhzgt. Baden	2 316	1 540	1 540	1 407	663	526	374	345

[1]) Heinr. Laehr, Über Irrsinn und Irrenanstalten, Halle, Pfeffer, 1852 S. 239.

[2]) Ders., Die Irrenanstalten Deutschlands am 1. Jan. 1865, Berlin, Hirschwald, S. 109.

[3]) Ders., Die Heil- und Pflegeanstalten für Psychisch-Kr. in Deutschland, der Schweiz und den benachbarten Ländern, Berlin, G. Reimer 1875, S. 173.

[4]) Ders., Die Heil- und Pflegeanstalten für Psychisch-Kr. des Deutschen Sprachgebietes, Berlin, G. Reimer 1882, S. 231.

[5]) Dasselbe, 1890.

[6]) Dasselbe (Herausgeber: Heinr. Laehr und Max Lewald), 1899.

[7]) Hans Laehr, Die Anstalten f. Psych.-Kr. in Deutschland, Deutsch-Österreich, d. Schweiz u. d. baltischen Ländern. Berlin, G. Reimer, 1907.

	1852	1864	1874	1881	1890	1898	1906	1911
Großh. Hessen	2 361	1 280	1 211	1 064	920	693	513	413
„ Meckl.-Schw. ..	2 017	1 074	1 075	876	704	656	557	496
„ „ -Strel. ...	10 480	1 253	1 267	1 453	974	883	582	505
„ Oldenburg	3 375	1 146	1 146	1 429	1 064	757	779	630
„ S.-Weimar	4 266	1 682	1 536	1 373	887	743		
Fürst. Schwarzb.-Sond.	4 833						705	680
„ Reuß ä. L.								
„ Reuß j. L.	1 828	1 309	1 308	1 077	1 038	1 228		
Herzt. S.-Altenburg ...							708	635
„ S.-Meiningen ...	5 104							
„ S.-Kob.-Gotha..	7 764	2 363	2 198	1 579	1 126	1 000	847	710
Fürst. Schwarzb.-Rud.	2 413							
Herzt. Anhalt.........	3 083	1 407	1 407	965	[1]) 501	754	[1]) 441	[1]) 382
„ Braunschweig ..	4 427	1 857	1 187	801	622	579	458	399
Fürst. Lippe	1 472	915	910	1 045	578	517	407	263
Hamburg	339	511	427	348	310	318	300	276
Bremen	2 576	1 110	930	1 291	546	677	462	418
Lübeck	1 376	532	532	662	525	596	500	370
Elsaß-Lothringen	—	1 825	1 299	850	683	628	583	459
B. Österreich.	**6 855**	**3 500**	**3 315**	**2 687**	**1 853**	**2 002**	**1 014**	**989**
Nieder-Österreich	2 163	1 492	1 304	1 244	1 191	989	560	428
Ober-Österreich	6 316	2 750	2 750	2 211	1 665	1 721	919	809
Salzburg	9 500	3 291	3 291	3 591	4 306	1 911	551	359
Steiermark	5 815	4 198	4 198	2 113	1 241	905	714	619
Kärnten	10 625	8 786	8 786	2 117	1 469	1 328	671	523
Krain	—	—	—	—	—	—	2 593	2 244
Österr. Küstenland.....	4 166	4 166	4 166	6 785	6 360	6 658	7 541	1 090
Tirol u. Vorarlberg	6 250	3 104	3 103	2 423	1 423	1 440	1 152	825
Böhmen	9 311	4 356	4 183	3 597	2 137	1 653	1 484	993
Mähren	19 584	4 748	4 748	4 612	2 963	1 809	1 150	822
Schlesien...............	—	9 682	9 682	9 016	4 773	1 614	1 011	772
Galizien m. Krakau ...	—	—	—	—	—	—	—	4 379
Bukowina	—	—	—	—	—	—	—	1 564
Dalmatien	—	—	—	—	—	—	—	3 019
C. Die Schweiz.	—	**985**	**901**	**719**	**585**	**361**	**320**	**308**
Kanton Luzern	—	—	—	474	353	330	311	245
„ Zug	—	—	—	—	—	—	—	359
„ St. Gallen	—	798	750	704	679	367	256	305
„ Appenzell-A-R.	—	—	—	—	—	—	—	231
„ Thurgau	—	341	294	275	272	186	[2]) 116	[2]) 143
„ Schaffhausen ..	—	—	—	—	—	243	222	184
„ Zürich	—	476	465	344	270	192	230	233
„ Aargau	—	795	795	464	349	234	218	174
„ Basel-Land ...	—	567	568	516	545	442	432	464

[1]) Hier sind die körperlich Kranken in Schloß Hoym mitgerechnet.

[2]) Der Krankenbestand von St. Katharinenthal, der auch körperlich Kranke und Greise umfaßt, ist mitgezählt.

	1852	1864	1874	1881	1890	1898	1906	1911
Kanton Basel-Stadt ...	—	604	472	623	295	273	356	380
„ Solothurn	—	374	374	434	389	226	278	287
„ Bern	—	1 354	1 019	1 172	977	503	353	315
„ Freiburg	—	—	—	1 030	781	687	621	587
„ Neuenburg	—	788	789	810	886	378	320	315
„ Waadt	—	906	804	643	556	468	465	424
„ Genf	—	678	686	949	667	512	460	425
„ Wallis	—	—	—	—	—	—	2 089	2 207
„ Tessin	—	—	—	—	—	—	586	480
„ Graubünden ...	6 315	2 803	2 834	2 878	2 092	374	326	335
D. Baltischen Provinzen Rußlands.	—	**8 108**	**7 483**	**7 664**	**8 406**	**2 917**	**2 856**	**1 539**

Übersicht

über die Gehalts- und Anstellungsverhältnisse der Ärzte an den deutschen Heil- und Pflegeanstalten für Psychischkranke

von

Dr. med. Kurt Schroeder

Arzt an der Landes-Heil- und Pflegeanstalt Alt-Scherbitz.

Die folgende Zusammenstellung beruht auf einer Umfrage, die der Verfasser im Juli 1911 im Auftrage des Deutschen Vereins für Psychiatrie veranstaltet hat. Es sollen hier nur die wichtigsten Punkte zusammengestellt werden, während eine genauere Übersicht in der psychiatrisch-neurologischen Wochenschrift veröffentlicht werden soll.

	Gehalt der Assistenzärzte	Anstellungsbedingungen und Anrechnung früherer ärztlicher Tätigkeit
A. Landes-anstalten.		
Provinz Brandenburg	1800—2400 Mk., steigend zweimal nach je 1 Jahr um 100 Mk. zweimal nach je 2 Jahren um 200 Mk. Daneben freie Station.	Seit 1908 bestehen Ausnahmebestimmungen, die zurzeit noch gelten. Danach wird jeder Assistenzarzt nach einer mindestens 1 Jahr umfassenden psychiatrischen Tätigkeit, von der 6 Monate im Brandenburgischen Provinzialanstaltdienste zurückgelegt sein müssen, zum Anstaltsarzt befördert.
Provinz Hannover	2000—2400 Mk., jährlich steigend um 200 Mk. Daneben freie Station.	Nach dreijähriger Tätigkeit in Hannoverschen Anstalten Anstellung als Abteilungsarzt. Auf diese 3 Jahre kann eine an anderen Krankenanstalten zugebrachte Dienstzeit bis zu 1½ Jahren angerechnet werden.
Provinz Hessen-Nassau (Regierungsbezirk Kassel).	1500—2000 Mk., steigend alle Jahre um 250 Mk. Daneben freie Station.	Assistenzärzte werden nach 3 Jahren als Abteilungsärzte angestellt.
Provinz Hessen-Nassau (Regierungsbezirk Wiesbaden).	2000—2900 Mk., steigend alle 3 Jahre. Daneben freie Station.	Abteilungsärzte gibt es nicht. Die Assistenzärzte werden zu Oberärzten nach Maßgabe freiwerdender Stellen befördert.
Provinz Ostpreußen.	1800—2200 Mk., steigend jährlich um 200 Mk. Außerdem freie Station.	Nach 3 Jahren Beförderung zum Anstaltsarzt. Nach weiteren 3 Jahren lebenslängliche Anstellung. Frühere psychiatrische Tätigkeit wird voll, andere teilweise angerechnet.
Provinz Pommern.	1800—3000 Mk., jährlich steigend um 200 Mk. Freie Station.	In der Regel nach 3 Jahren Anstellung als Oberarzt. Frühere ärztliche Tätigkeit kann hierbei angerechnet werden.

Gehalt der Abteilungsärzte	Gehalt der Oberärzte	Gehalt der Direktoren
3600—4800 Mk., steigend alle 3 Jahre um 400 Mk. Daneben freie Wohnung. Beförderung zum Oberarzt nach Maßgabe frei werdender Stellen, jetzt meist nach 3—5 Jahren. Wenn der Inhaber einer Anstaltsarztstelle länger als 6 Jahre darin verbleibt, so ist der Provinzialausschuß ermächtigt, die Arztstelle in eine Oberarztstelle umzuwandeln.	4600—6600 Mk., steigend alle 3 Jahre um 500 Mk. Die beiden ersten Oberärzte jeder Anstalt haben je 600 Mk. Zulage.	5200—10 000 Mk., steigend alle 3 Jahre um 800 Mk. Daneben freie Wohnung. Es wird jedoch das Besoldungsdienstalter des Direktors zurückdatiert auf die Anstellung als Oberarzt
3600—6600 Mk., steigend alle 3 Jahre siebenmal um 400 Mk., einmal um 200 Mk. Freie wohnung, Heizung, Licht. Beförderung. zum Oberarzt nur bei Eintritt einer Vakanz	4600—7200 Mk., steigend alle 3 Jahre sechsmal um 400 Mk einmal um 200 Mk. Freie Wohnung, Heizung, Licht.	6500—9000 Mk., steigend alle 3 Jahre viermal um 600 Mk., einmal um 100 Mk. Freie Wohnung, Heizung, Licht.
3200—7200 Mk., steigend alle 3 Jahre dreimal um 400 Mk., dreimal um 600 Mk., zweimal um 500 Mk. Daneben freie Wohnung. Die Abteilungsärzte erhalten nach 9jähriger Dienstzeit, der eine dreijährige Assistentendienstzeit vorangegangen sein muß, den Titel Oberarzt.		5000—8000 Mk., steigend alle 3 Jahre dreimal um 600 Mk., dreimal um 400 Mk.
	3800—6400 Mk., steigend alle 3 Jahre zweimal um 500 Mk., viermal um 400 Mk. Der erste Oberarzt erhält 4200—7000 Mk., steigend alle 3 Jahre viermal um 500 Mk., zweimal um 400 Mk. Daneben Wohnung, Beleuchtung.	6000—9000 Mk., steigend alle 3 Jahre um 500 Mk. Daneben freie Wohnung, Licht, Wagenbenutzung.
3600—6600 Mk., steigend alle 3 Jahre um 600 Mk. Freie Dienstwohnung und Arznei. Für Feuerung und Beleuchtung 200 Mk. Abzug, für Garten 20—30 Mk. Anstaltsärzte, die 18 Jahre im Dienste sind, können 7200 Mk. erhalten.	4200—7200 Mk., steigend alle 3 Jahre um 600 Mk. Sonst wie Anstaltsärzte.	6000—9000 Mk., steigend alle 3 Jahre um 750 Mk. Freie Wohnung. Für Feuerung und Beleuchtung 300 Mk., für Garten 30 Mk. Abzug.
	3600—7200 Mk., steigend alle 3 Jahre einmal um 600 Mk., sechsmal um 500 Mk Außerdem freie Wohnung, Feuerung, Licht, Garten, Arznei, auch für die Familie.	6000—9000 Mk., steigend alle 3 Jahre um 500 Mk. Sonst wie Oberärzte.

	Gehalt der Assistenzärzte	Anstellungsbedingungen und Anrechnung früherer ärztlicher Tätigkeit
Provinz Posen.	2000—2500 Mk., jährlich steigend um 250 Mk. Freie Station.	Nach 3 Jahren Anstellung als Anstaltsarzt. Die in einer andern als gleichwertig zu erachtenden Stellung zurückgelegte Dienstzeit außerhalb der Posenschen Verwaltung kann hierbei ganz oder teilweise angerechnet werden.
Rheinprovinz	1800—4000 Mk., steigend alle 2 Jahre zweimal um 250 Mk., dann um 200 Mk. Außerdem freie Station oder 1000 Mk.	In der Regel nach 3 Jahren Beförderung zum Anstaltsarzt. Frühere ärztliche Tätigkeit kann angerechnet werden.
Provinz Sachsen	1800—2600 Mk., steigend alle Jahre um 200 Mk. Freie Station. Bei Vorbildung ev. höheres Anfangsgehalt.	Nach 3 Jahren Anstellung als ordentlicher Arzt.
Provinz Schlesien.	1800—2000 Mk., jährlich steigend um 100 Mk. Freie Station.	Nach 3 Jahren Anstellung als Abteilungsarzt. Frühere ärztliche Tätigkeit kann angerechnet werden.
Provinz Schleswig-Holstein.	2500 Mk. und freie Station.	Keine Trennung in Abteilungs- und Oberärzte. Beförderung zum Oberarzt erfolgt nur bei Vakanz.
Provinz Westfalen.	1800—2200 Mk., steigend jährlich um 200 Mk. und freie Station.	Nach 3 Jahren Anstellung als Abteilungsarzt. Frühere ärztliche Tätigkeit kann hierbei bis zu 2½ Jahren angerechnet werden. Bei psychiatrischer Vorbildung ev. sofort Anstellung als Abteilungsarzt.
Provinz Westpreußen	1800—2400 Mk., steigend jährlich um 100 Mk., doch kann sofort das Höchstgehalt gewährt werden. Außerdem freie Station.	Nach 3 Jahren Beförderung zum Anstaltsarzt.

Gehalt der Abteilungsärzte	Gehalt der Oberärzte	Gehalt der Direktoren
3600—6000 Mk., steigend alle 3 Jahre viermal um 500 Mk., einmal um 400 Mk. Außerdem freie Wohnung, Garten, Arznei.	4200—7200 Mk., steigend alle 3 Jahre um 600 Mk. Sonst wie Anstaltsärzte.	5400—9400 Mk., steigend alle 3 Jahre sechsmal um 600 Mk. einmal um 400 Mk. Freie Wohnung, Garten, Arznei, Fuhrwerk.
3500—5000 Mk., steigend alle 2 Jahre um 250 Mk. Freie Wohnung, Garten, Heizung, Beleuchtung, Arznei.	4500—7000 Mk., steigend alle 2 Jahre achtmal um 300 Mk., einmal um 100 Mk. Freie Wohnung usw.	6000—9500 Mk., steigend alle 2 Jahre um 500 Mk. Freie Wohnung usw.
3600—6000 Mk., steigend alle 3 Jahre um 400 Mk. Außerdem erhalten Verheiratete freie Wohnung oder 1080 Mk., Unverheiratete Junggesellenwohnung. Für Beleuchtung und Heizung wird Verheirateten 200 Mk., Unverheirateten 80 Mk. abgezogen.	4500—7200 Mk., steigend alle 3 Jahre zweimal um 600 Mk., dreimal um 500 Mk. Freie Wohnung und Garten. Für Heizung und Beleuchtung Abzug von 200 Mk.	Keine festen Grundsätze. Gegenwärtig 10 000 Mk. Freie Wohnung, Heizung, Beleuchtung.
3000—6600 Mk., steigend alle 3 Jahre um 600 Mk. Freie Wohnung, Garten, Heizung, Arznei.	Wie Abteilungsärzte. Dazu Zulage von 600 Mk.	6000—9000 Mk., steigend alle 3 Jahre um 600 Mk. Freie Wohnung, Garten, Heizung.
	3600—7200 Mk., steigend alle 3 Jahre einmal um 600 Mk., sechsmal um 500 Mk. Erster Oberarzt Zulage von 500 Mk. Freie Wohnung, Beleuchtung, Garten.	6000—9000 Mk., steigend alle 3 Jahre zweimal um 500 Mk., fünfmal um 400 Mk.
3600—6300 Mk., steigend alle 2 Jahre um 300 Mk. Freie Wohnung und Garten.	4500—7500 Mk., steigend alle 2 Jahre dreimal 400 Mk., sechsmal 300 Mk. Freie Wohnung und Garten.	6300—9300 Mk., steigend alle 2 Jahre einmal um 600 Mk., sechsmal um 400 Mk. Freie Wohnung und Garten.
3700—5700 Mk., steigend alle 3 Jahre um 500 Mk. Außerdem freie Beköstigung und Wäschereinigung (oder dafür 600 Mk.), freie Wohnung, Garten, Heizung, Beleuchtung (oder dafür 800 Mk.), freie Arznei.	3800—6600 Mk., steigend alle 3 Jahre dreimal um 600 Mk., zweimal um 500 Mk. Stellvertreter des Direktors 600 Mk. Freie Wohnung, Garten, Heizung, Beleuchtung, Arznei.	5400—9000 Mk., steigend alle 3 Jahre um 600 Mk. Freie Wohnung, Garten, Heizung, Beleuchtung.

	Gehalt der Assistenzärzte	Anstellungsbedingungen und Anrechnung früherer ärztlicher Tätigkeit
Oberbayern (Eglfing).	1800—2400 Mk. und freie Station.	Nach 2 Jahren Anstellung als Anstaltsarzt. Nach weiteren 2 Jahren „Unwiderruflichkeit". Frühere ärztliche Tätigkeit wird angerechnet.
Niederbayern, Oberfranken, Unterfranken, Pfalz, Oberpfalz, Schwaben.	1800—3600 Mk., steigend alle 3 Jahre um 300 Mk. Freie Station.	In der Regel nach 5 Jahren Anstellung als Anstaltsarzt. Voraussetzung: bayrisches Physikatsexamen.
Königreich Sachsen.	2700—3600 Mk. Wohnung, Beköstigung, Feuerung, Beleuchtung sind bestimmungsgemäß zu vergüten.	Bei Bewährung erfolgt nach spätestens 2 Jahren Anstellung als Anstaltsarzt mit Staatsdienereigenschaft. Anrechnung früherer Dienstzeit von Fall zu Fall entschieden.
Württemberg.	2400—3600 Mk. und freie Wohnung, Heizung, Beleuchtung. Für Beköstigung wird 500 Mk. abgezogen.	Anstellung als Oberarzt erfolgt nach Maßgabe freiwerdender Stellen. Anrechnung früherer Tätigkeit wird von Fall zu Fall entschieden.
Baden.	2000 Mk.,steigend jährlich einmal um 200 Mk., dann um 100 Mk. Kein Höchstgehalt. Außerdem freie Station. Bei psychiatrischer Vorbildung ev. höheres Anfangsgehalt.	Anstellung als Anstaltsarzt nur bei Eintritt einer Vakanz, im allgemeinen nach 3—5 Jahren, 5 Jahre nach der Anstellung tritt Unwiderruflichkeit ein. Anrechnung früherer Dienstzeit wird von Fall zu Fall entschieden.

Gehalt der Abteilungsärzte	Gehalt der Oberärzte	Gehalt der Direktoren
3000—6000 Mk., steigend alle 3 Jahre um 500 Mk., erste Zulage aber schon nach 2 Jahren. Daneben Verheiratete: freie Wohnung, Garten, Heizung, Beleuchtung; Unverheiratete: freie Station exkl. Kost.	Die drei dienstältesten Anstaltsärzte können zu Titularoberärzten befördert werden: 4800—7200 Mk, steigend alle 3 Jahre viermal um 500 Mk., einmal um 400 Mk. Nebenabzüge wie Anstaltsärzte. Dirigierende Oberärzte: 5400—7800 Mk., steigend alle 3 Jahre viermal um 500 Mk., einmal um 400 Mk., freie Wohnung, Garten, Heizung, Beleuchtung.	8400—11 400 Mk., steigend alle 3 Jahre um 600 Mk., Freie Wohnung, Garten Heizung, Beleuchtung.
3000—6000 Mk., steigend alle 3 Jahre um 500 Mk. Freie Wohnung, Heizung, Beleuchtung.	4800—7200 Mk., steigend alle 3 Jahre viermal um 500 Mk., einmal um 400 Mk. Freie Wohnung, Heizung, Beleuchtung.	6000—8400 Mk., steigend alle 3 Jahre viermal um 500 Mk., einmal um 400 Mk. Freie Wohnung, Heizung, Beleuchtung.
3600—7200 Mk., steigend alle 3 Jahre um 600 Mk. Außerdem nicht pensionsfähiger Wohnungsgeldzuschuß. Dienstwohnungen im Anstaltsbereiche sind nach Prozentsätzen des pensionsfähigen Diensteinkommens zu vergüten.	Der Titel Oberarzt wird denjenigen Ärzten verliehen, welche die staatsärztliche Prüfung bestanden haben. Die Zeit der Verleihung steht im Ermessen der Anstellungsbehörde.	7800—9600 Mk., steigend alle 3 Jahre um 600 Mk.
	3000—5800 Mk., steigend alle 3 Jahre um 400 Mk. Außerdem freie Wohnung.	5200—7600 Mk., steigend alle 3 Jahre viermal um 500 Mk., einmal um 400 Mk. Außerdem freie Wohnung.
Gehaltsklasse II: 2500—5400 Mk., steigend alle 2 Jahre um 350 Mk., außerdem Wohnung mit Garten oder Wohnungsgeld (540 Mk.). Aufrücken in die I. Gehaltsklasse nur nach Maßgabe freiwerdender Stellen. Die etatmäßigen Anstaltsärzte verteilen sich auf die beiden Klassen nach der Anciennität, sodaß in jeder die Hälfte ist.	Gehaltsklasse I: 3500 bis 6400 Mk., steigend alle 2 Jahre um 375 Mk. Außerdem freie Wohnung mit Garten oder Wohnungsgeld. Der Titel Oberarzt wird nur für bewährte etatmäßige Ärzte etwa 4—6 Jahre nach der Anstellung verliehen.	4500—7800 Mk., steigend alle 2 Jahre um 500 Mk. Außerdem freie Wohnung oder Wohnungsgeld.

	Gehalt der Assistenzärzte	Anstellungsbedingungen und Anrechnung früherer ärztlicher Tätigkeit
Großherzogtum Hessen	1800—2200 Mk., steigend alle Jahre um 200 Mk. Außerdem freie Station. Dazu eine jährliche Zulage von 200 Mk.	Nach 3 Jahren und Ablegung des Physikatsexamens erfolgt Anstellung mit 2200 Mk. und freier Station. Das Gehalt dieser angestellten Assistenzärzte steigt nicht. Beförderung zum Oberarzt nur bei Vakanz. Frühere Dienstzeit wird auf die Pension angerechnet.
Mecklenburg-Schwerin	2900—3500 Mk., steigend zuerst nach einem, dann von 3 zu 3 Jahren um 200 Mk. Abgezogen werden 1100 Mk. (für Wohnung 180 Mk., Verpflegung 720 Mk., Heizung, Beleuchtung, Bedienung 200 Mk.).	Beförderung zum Anstaltsarzt und Anrechnung früherer ärztlicher Tätigkeit wird von Fall zu Fall entschieden.
Mecklenburg-Strelitz	1500—2500 Mk., steigend jährlich zweimal um 200, zweimal um 300 Mk. Außerdem freie Station.	Nach 5 Jahren Anstellung als ordentlicher Arzt. Anrechnung früherer Dienstzeit von Fall zu Fall.
Sachsen-Weimar	2600 Mk., steigend um je 200 Mk. in 3 Jahren bis 3000 Mk. Für freie Station werden 840 Mk. abgezogen.	Beförderung nach Maßgabe freiwerdender Stellen. Anrechnung früherer Dienstzeit wird von Fall zu Fall entschieden.
Oldenburg	2300 Mk. Alle 2 Jahre 300 Mk. Zulage. Dazu seit 1910 Zulage von 210 Mk. Außerdem freie Station.	Frühere spezialärztliche Dienstzeit wird angerechnet.
Braunschweig	1800—2400 Mk., jährlich steigend um 300 Mk. Freie Station. Bei entsprechender Vorbildung höheres Anfangsgehalt.	Nach 3 Jahren Anstellung als Abteilungsarzt. Frühere ärztliche Tätigkeit kann angerechnet werden.
Sachsen-Meiningen	2400—2600 Mk., steigend jährlich um 100 Mk. Freie Station.	Beförderung nur bei Vakanz. Anrechnung früherer ärztlicher Tätigkeit wird von Fall zu Fall entschieden.

Gehalt der Abteilungsärzte	Gehalt der Oberärzte	Gehalt der Direktoren
	2800—6000 Mk., steigend alle 3 Jahre abwechselnd um 500 und 400 Mk. Höchstgehalt in 21 Jahren. Abzüge für Wohnung, elektr. Licht, Wasser. Seit 1909 Zulagen von 400 bis 500 Mk.	Anfangsgehalt richtet sich nach dem Gehalte als Oberarzt und steigt alle 3 Jahre um 4—500 M. bis 7000 Mk. Abzüge für Wohnung, Licht, Wasser.
3900—3100—3300—3500—3800 Mk., steigend zuerst nach einem, dann von 3 zu 3 Jahren. Abzüge für Wohnung usw. wie bei Assistenzärzten.	3500—5500 Mk., steigend um je 500 Mk. zuerst zweimal nach 3 Jahren, dann nach 4 und 6 Jahren. Abzüge für Wohnung.	5000—6000—7000—7500—8000 Mk., steigend zweimal nach 3 Jahren, dann zweimal nach 4 Jahren. Abzüge für Wohnung.
3500—6500 Mk., steigend alle 3 Jahre um 500 Mk. Freie Familienwohnung, Garten, Heizung, Beleuchtung, Arznei.		4000—6500 Mk., steigend alle 3 Jahre um 500 Mk.
	4200—4500 Mk. Freie Heizung und Beleuchtung. Für Familienwohnung mit Garten werden 510 Mk. abgezogen.	5000—6000 Mk. Für Familienwohnung, Garten, Heizung, Beleuchtung werden 750 Mk. abgezogen.
3150—5250 Mk., steigend alle 2 Jahre um 300 Mk. Freie Wohnung und Verpflegung.		5550—8150 Mk., steigend alle 2 Jahre um 350 Mk.
3600—6000 Mk., steigend alle 3 Jahre zweimal um 300 Mk., dreimal um 600 Mk. Freie Familienwohnung und Garten. Für Heizung, Beleuchtung, Arznei 210 Mk. Abzug.	3600—6600 Mk. (erster Oberarzt bis 7200 M), steigend alle 3 Jahre um 600 Mk. Sonst wie Abteilungsärzte.	6000—9000 Mk. in 12 Jahren.
3600—5400 Mk., steigend alle 3 Jahre um 300 Mk. Freie Wohnung, Heizung, Beleuchtung oder 800 Mk.	Erster Oberarzt 3600 bis 5400 Mk. Zulage von 600 Mk. Freie Wohnung, Garten, Heizung, Beleuchtung. Zweiter Oberarzt z. Z. 3450 Mk. und freie Station.	Nicht geregelt, z. Z. 7800 Mk. Freie Wohnung, Garten, Heizung, Beleuchtung.

	Gehalt der Assistenzärzte	Anstellungsbedingungen und Anrechnung früherer ärztlicher Tätigkeit
Sachsen-Altenburg	1800 Mk. und freie Station.	Anstellung als Anstaltsarzt nur bei Vakanz.
Anhalt	2400—2700 Mk. Freie Wohnung, Heizung, Beleuchtung.	Nach 3 Jahren Beförderung zum Anstaltsarzt. Frühere Dienstzeit kann angerechnet werden.
Lippe-Detmold		Frühere spezialärztliche Tätigkeit kann voll angerechnet werden.
Hamburg	1900—2800 Mk., steigend bis 2500 Mk., mit jährlichen Zulagen von 300 Mk., nach weiteren 2 Jahren bis 2800 Mk. Freie Station.	Anstellung nur bei Eintritt einer Vakanz. Anrechnung früherer ärztlicher Tätigkeit wird von Fall zu Fall entschieden.
Bremen	1800—2000 Mk. Nach einem Jahre 200 Mk. Zulage. Freie Station.	Beförderung nur bei Vakanz.
Lübeck	I. Assistenzarzt 2600 bis 3500 Mk., steigend jährlich um 300 Mk. II. Assistenzarzt 2000 bis 3000 Mk., steigend jährlich um 200 Mk. Freie Station.	Beförderung nur bei Vakanz. Frühere Tätigkeit an Krankenhäusern wird in der Regel angerechnet.
Elsaß-Lothringen a) Oberelsaß	2400 Mk. im ersten, 2600 Mk. im zweiten Jahre und freie Station.	Nach 2 Jahren Anstellung als Anstaltsarzt. Frühere ärztliche Tätigkeit wird im allgemeinen nicht angerechnet.

Gehalt der Abteilungsärzte	Gehalt der Oberärzte	Gehalt der Direktoren
Anfangsgehalt 3000 Mk. Zulagen sind nicht normiert. Freie Familienwohnung, Garten, Heizung, Beleuchtung.	Anfangsgehalt 3500 M. Zulagen sind nicht normiert.	Gehalt nicht normiert (etwa 6—7000 Mk.)
2900—6900 Mk., steigend alle 3 Jahre dreimal um 400, viermal um 600, einmal um 400 Mk. Freie Wohnung, Heizung, Beleuchtung.	Der älteste Anstaltsarzt (Oberarzt) erhält Zulage von 400 Mk.	5300—7800 Mk., steigend alle 3 Jahre dreimal um 600 Mk., einmal um 500 Mk., einmal um 200 Mk. Freie Wohnung, Garten, Heizung, Beleuchtung, Fuhrwerk.
2400—3000 Mk. Höchstgehalt in 6 Jahren. Freie Station oder ev. 720 Mk. Freie Wohnung, Garten, Heizung, Beleuchtung, Arznei für die eigne Person.	2400 bis 4200 Mk. Höchstgehalt in 18 Jahren. 300 Mk. Zulage. Freie Station usw. wie nebenstehend.	4500—6600 Mk., steigend alle 3 Jahre um 350 Mk.
5200—7000 Mk., steigend alle 3 Jahre um 600 Mk. Für Dienstwohnung werden 750 Mk abgezogen, für Beleuchtung 2%.	5600—7400 Mk., steigend alle 3 Jahre um 600 Mk., sonst wie Abteilungsärzte. I. Oberarzt 9000 bis 11 000 Mk., steigend zweimal nach 4 Jahren um 1000 Mk. Für Dienstwohnung Abzug von 1400 Mk.	13 000 Mk. Für Dienstwohnung Abzug von 2000 Mk., für Beleuchtung 2%.
Sekundärarzt 2500—3000 Mk., eine Zulage von 500 Mk. nach einem Jahre. Freie Station.	4500—7000 Mk., steigend alle 5 Jahre um 625 Mk. Freie Wohnung, Garten, Arznei. Abzüge für Heizung und Beleuchtung.	8000—10 400 Mk., steigend alle 5 Jahre um 800 Mk. Freie Wohnung.
	Zweiter Arzt 5000 bis 8500 Mk., steigend alle 3 Jahre dreimal um 700 Mk., einmal um 500 Mk., dreimal um 300 Mk. Für Wohnung, Garten, Heizung, Beleuchtung Abzug von 1200 Mk.	7500—10 500 Mk., steigend alle 3 Jahre um 750 Mk. Abzüge für Wohnung, Garten, Heizung, Beleuchtung.
3200—6200 Mk., steigend alle 3 Jahre um 500 Mk. Freie Wohnung, Garten, Heizung, Beleuchtung. Nach 3jähriger Tätigkeit als Anstaltsarzt Beförderung zum Oberarzt.	3700—6200 Mk., sonst wie Anstaltsärzte	6000—9000 Mk., steigend alle 3 Jahre um 500 Mk. Freie Wohnung, Garten, Heizung, Beleuchtung.

	Gehalt der Assistenzärzte	Anstellungsbedingungen und Anrechnung früherer ärztlicher Tätigkeit
b) Unterelsaß	1800—2200 Mk., steigend alle Jahre um 200 Mk. Freie Station.	Nach 3 Jahren Anstellung als Abteilungsarzt. Anrechnung früherer Dienstzeit nach Vereinbarung bis zum Betrage von 2 Jahren.
c) Lothringen		
B. Städtische Anstalten.		
Berlin	1800—3000 Mk., steigend alle 2 Jahre um 300 Mk. Freie Station. Assistenten in der Anstalt für Epileptiker erhalten jährliche Zulage von 300 Mk.	Beförderung zum Anstaltsarzt nur bei Vakanz. Bei jeder Anstalt bestehen 3 Anstaltsarztstellen, zu deren Erlangung eine 6jährige Dienstzeit bei der Stadt B. erforderlich ist. Doch können auch Ärzte von außerhalb gewählt werden, wenn sie eine längere Ausbildung nachweisen.
Dresden	1800—2200 Mk., steigend alle Jahre um 200 Mk. Freie Station.	Auswärts verbrachte Dienstzeit kann bis zu 2 Jahren auf das Gehalt des Hilfsarztes angerechnet werden. Hilfsärzte werden im allgemeinen nach 3 Dienstjahren zum Anstaltsarzt befördert. Bei entsprechender Vorbildung kann frühere Anstellung als Anstaltsarzt erfolgen.
Leipzig	1800 Mk. im ersten, 2100 im zweiten und dritten Jahre. Freie Station.	Nach 3 Jahren Beförderung zum Anstaltsarzt. Anrechnung früherer ärztlicher Tätigkeit wird von Fall zu Fall entschieden.
Breslau	2200—3400 Mk., steigend alle 2 Jahre um 300 Mk. Freie Station.	Beförderung nur bei Vakanz. Keine Anrechnung früherer ärztlicher Tätigkeit.

Gehalt der Abteilungsärzte	Gehalt der Oberärzte	Gehalt der Direktoren
3200—4200 Mk., steigend alle 3 Jahre um 500 Mk. Freie Wohnung, Heizung, Beleuchtung, Arznei.	Wie Oberelsaß. Stellvertreter des Direktors Zulage von 500 Mk.	Wie Oberelsaß.
2400 Mk. und freie Station.	3500—6000 Mk. bei freier Wohnung usw., steigend alle 3 Jahre um 300 Mk.	6000—7700 Mk., steigend alle 3 Jahre um 400 Mk., zuletzt 500 Mk. Freie Wohnung, Heizung, Beleuchtung.
3600 Mk. und freie Station.	5000—7000 Mk., steigend alle 3 Jahre um 500 Mk. Erster Oberarzt 1000 Mk. Funktionszulage. Außerdem Wohnung Garten, Heizung, Arznei.	8000—12 000 Mk., steigend alle 2 Jahre um 500 Mk. Außerdem Wohnung, Garten, Heizung, Arznei.
4300—6400 Mk., steigend alle 3 Jahre einmal um 500, einmal um 600, zweimal um 500 Mk.	Gegenwärtig wie Anstaltsärzte, doch neue Regulierung bevorstehend. Vorgeschlagen: 5000 bis 7300 Mk., steigend alle 3 Jahre zweimal um 400, dreimal um 500 Mk.	3 dirigierende Ärzte: a) Abteilung I 6000 bis 8500 Mk., steigend alle 3 Jahre zweimal 600 Mk., zweimal 400 Mk., einmal 500 Mk.; b) Abteilung II: 5400 bis 7400 Mk., steigend alle 3 Jahre um 400 Mk.; c) Abteilung III: 4800 bis 6500 Mk., steigend in 12 Jahren, doch sollen die Bezüge zu c denen zu b gleichgestellt werden.
3600—7200 Mk., steigend viermal nach je 2, fünfmal nach je 3 Jahren um 400 Mk. Freie Wohnung, Heizung, Beleuchtung, Arznei. Oberarzttitel wird in der Regel nach 7 jähriger praktischer psychiatrischer Tätigkeit unter der Voraussetzung des Bestehens der staatsärztlichen Prüfung verliehen.	Wie Anstaltsärzte. Der erste Oberarzt erhält Zulage von 600 Mk.	8400—10800 Mk., steigend viermal nach je 2 und zweimal nach je 3 Jahren um 400 Mk. (Gegenwärtig auf Grund besonderen Vertrages 12000—15600 Mk.) Freie Wohnung, Garten, Heizung, Beleuchtung.
	5100—7600 Mk., steigend alle 3 Jahre um 500 Mk. Für Wohnung werden 700 Mk abgezogen.	Primärarzt: 7000 bis 10000 Mk., steigend alle 3 Jahre um 500 Mk. Für Wohnung werden 900 Mk. abgezogen.

	Gehalt der Assistenzärzte	Anstellungsbedingungen und Anrechnung früherer ärztlicher Tätigkeit
Frankfurt a. M.	1800—3300 Mk., steigend dreimal jährlich, dann zweimal alle 3 Jahre um je 300 Mk. Freie Station.	Beförderung nur bei Eintritt einer Vakanz. Frühere psychiatrische Tätigkeit wird angerechnet.
Chemnitz	Ohne psychiatrische Vorbildung: 1700 bis 2400 Mk., jährlich steigend einmal um 300, zweimal um 200 Mk. Bei psychiatrischer Vorbildung: 2000 bis 2600 Mk., jährlich steigend um 200 Mk. und 150 Mk. Entschädigung für Getränke. Freie Station.	Beförderung nach Maßgabe freiwerdender Stellen, zweijährige Dienstzeit vorausgesetzt.

Gehalt der Abteilungsärzte	Gehalt der Oberärzte	Gehalt der Direktoren
3000—5400 Mk., steigend alle 3 Jahre um 400 Mk. Freie Station oder 1600 Mk.	6000—9500 Mk., steigend alle 3 Jahre um 700 Mk. Davon gehen für Wohnung, Garten, Heizung, Beleuchtung 1000 Mk. ab.	7000—10000 Mk. Freie Wohnung, Garten, Heizung, Beleuchtung.
4000—7000 Mk., steigend alle 3 Jahre um 500 Mk.		6000—8500 Mk., steigend alle 3 Jahre um 500 Mk. Freie Wohnung, Heizung, Beleuchtung. Außerdem 500 Mk. für die Direktorialgeschäfte.

Alphabetisches Verzeichnis der Anstaltärzte.

Berichtigungen.

S. 19. **Blankenburg a. H.**, Villa Daheim. Hausarzt Dr. Lüddecke (nicht Lüddeke).
S. 126. **Mitau**, Stallplatz. 1898 (nicht 1988): 97 Kr.
S. 153. **Prag**, Ernestinum. Hradschin 57 (nicht Gradschin).
S. 166. **Salzburg**, Landesheilanstalt. Salzburg Maxglan (nicht Maxgla).
S. 207. **Zihlschlacht** (nicht Ziehlschlacht).

FSC
www.fsc.org
MIX
Papier | Fördert gute Waldnutzung
FSC® C083411

Zeitfracht Medien GmbH
Ferdinand-Jühlke-Straße 7
99095 Erfurt, Deutschland
produktsicherheit@kolibri360.de